Brücken von der Psychosomatik zur Allgemeinmedizin

Reihenherausgeber:
E. Petzold, Hj. Mattern, G. Bergmann, H. A. Zappe

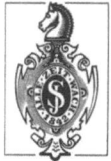

Wolfgang Eich (Hrsg.)

Psychosomatische Rheumatologie

Geleitwort von A. Weintraub
Vorwort von P. Hahn

Springer-Verlag
Berlin Heidelberg New York
London Paris Tokyo
Hong Kong Barcelona
Budapest

Dr. med. *Wolfgang Eich*
Leiter der Rheuma-Ambulanz
Medizinische Klinik
Abteilung Innere Medizin II
Bergheimer Straße 58
W-6900 Heidelberg, BRD

Umschlagzeichnung: *F. Dicke*, W-5632 Wermelskirchen, BRD

Die Deutsche Bibliothek – CIP-Einheitsaufnahme
Psychosomatische Rheumatologie / W. Eich (Hrsg.).
– Berlin ; Heidelberg ; New York ; London ; Paris ; Tokyo ;
Hong Kong ; Barcelona ; Budapest : Springer, 1991
(Brücken von der Psychosomatik zur Allgemeinmedizin)
ISBN-13: 978-3-540-53915-5   e-ISBN-13: 978-3-642-76565-0
DOI: 10.1007/978-3-642-76565-0
NE: Eich, Wolfgang [Hrsg.]; GT

Dieses Werk ist urheberrechtlich geschützt. Die dadurch begründeten Rechte, insbesondere die der Übersetzung, des Nachdrucks, des Vortrags, der Entnahme von Abbildungen und Tabellen, der Funksendung, der Mikroverfilmung oder der Vervielfältigung auf anderen Wegen und der Speicherung in Datenverarbeitungsanlagen, bleiben, auch bei nur auszugsweiser Verwertung, vorbehalten. Eine Vervielfältigung dieses Werkes oder von Teilen dieses Werkes ist auch im Einzelfall nur in den Grenzen der gesetzlichen Bestimmungen des Urheberrechtsgesetzes der Bundesrepublik Deutschland vom 9. September 1965 in der jeweils geltenden Fassung zulässig. Sie ist grundsätzlich vergütungspflichtig. Zuwiderhandlungen unterliegen den Strafbestimmungen des Urheberrechtsgesetzes.

© Springer-Verlag Berlin Heidelberg 1991

Die Wiedergabe von Gebrauchsnamen, Handelsnamen, Warenbezeichnungen usw. in diesem Werk berechtigt auch ohne besondere Kennzeichnung nicht zu der Annahme, daß solche Namen im Sinne der Warenzeichen- und Markenschutz-Gesetzgebung als frei zu betrachten wären und daher von jedermann benutzt werden dürften.

Produkthaftung: Für Angaben über Dosierungsanweisungen und Applikationsformen kann vom Verlag keine Gewähr übernommen werden. Derartige Angaben müssen vom jeweiligen Anwender im Einzelfall anhand anderer Literaturstellen auf ihre Richtigkeit überprüft werden.

Gesamtherstellung: Graphischer Betrieb Konrad Triltsch, W-8700 Würzburg, BRD
19/3130-543210 – Gedruckt auf säurefreiem Papier

Geleitwort

Es ist mir eine große Ehre und Freude, zu diesem Band über psychosomatische Rheumatologie ein Geleitwort schreiben zu können. Als praktizierender Rheumatologe wurde mir im Laufe der Jahrzehnte immer mehr bewußt, daß die rein somatische Rheumatologie weder der Klinik noch vor allem der Praxis gerecht wird. Allzuoft sah ich mich hilflos vielen organischen Rheumapatienten mit ihren psychischen und sozialen Problemen gegenüber, beinahe noch mehr den „funktionellen" Rheumapatienten mit ihren psychosomatischen Schmerzsyndromen.

Aus dieser Not und angeregt durch die Begegnung mit Michael Balint habe ich die Gesellschaft für Psychosomatik in der Rheumatologie gegründet, die sich seit 1972 in Arbeitstagungen und Symposien den verschiedensten Aspekten der Psychorheumatologie gewidmet hat.

In diesen Jahren hat die ganzheitliche Betrachtungsweise aber Fortschritte gemacht. Während vor 25 Jahren der Psychosomatiker in klinischen Schmerzkolloquien kaum ernst genommen, beinahe belächelt wurde, so hat sich die Situation glücklicherweise gewandelt. Psychosomatik wird zunehmend ein wichtiger Bestandteil der Rheumatologie, sowohl der Grundlagenforschung wie der Behandlung.

Sinn und Zweck unserer Arbeit ist die Überwindung des allzu mechanistischen Modells der Medizin. Denn dieses ist reduktionistisch, weil es das Ganze durch die Erforschung der kleinsten Bausteine des Organismus zu erklären versucht. Es ist deterministisch, weil es annimmt, gleiche Ursachen hätten stets die gleichen Folgen. Es ist unpersönlich, weil es die körperlichen Funktionen nicht individuell und ohne Seele zu verstehen glaubt. Und es ist ungeschichtlich, weil Erfahrungen darin keine Rolle spielen.

Unsere Hoffnung liegt auf Ärzten, die durch ihr psychosomatisches Verständnis dem Patienten besser und ökonomischer zu helfen wissen und, was ebenso wichtig ist, in ihrem Arztsein eine tiefere Befriedigung finden.

Ich wünsche deshalb dem vorliegenden Buch eine möglichst breite Leserschaft.

Zürich, im Februar 1991 *Arnold Weintraub*

Vorwort

Dieses Buch versucht, psychosomatische Ansätze mit den Ergebnissen rheumatologischer Forschung zu verbinden. Wie kam es dazu?
Der äußere Anlaß war das 5. Arbeitstreffen „Brücken von der Psychosomatik zur Allgemeinmedizin" mit dem Leitthema „Psychosomatische Rheumatologie", das im Mai 1990 in Heidelberg stattfand. Im Rahmen dieser Begegnungen mit Kollegen aus der Allgemeinmedizin, Fachärzten, Psychologen und Psychotherapeuten zeigte sich immer wieder, wie eng die klinische Symptomatik, also Schmerz und Bewegungseinschränkung, mit psychosozialen Faktoren verbunden ist. Die Unsicherheiten über das Gewicht der prädisponierenden und der krankheitsreaktiven Momente sind allerdings sehr groß. Aus solchen Gesprächen entstand der Wunsch nach einer übersichtlichen Gliederung der Beiträge und orientierenden Ergänzungen.
Für Heidelberg ist die Rheumatologie eher randständig gewesen. Trotz eines sehr breiten theoretischen Interesses, das z. B. Viktor von Weizsäcker als Neurologe und Herbert Plügge als Internist zeigten, ist es lange Zeit zu keiner praktischen Verständigung mit der Rheumatologie gekommen. Aus dem Kreis um Viktor von Weizsäcker war es Wilhelm Kütemeyer, der über die psychotherapeutische Behandlung einer Patientin mit chronischer Polyarthritis berichtete. Paul Christian und Paul Vogel haben sich im Rahmen seiner Gestaltkreislehre theoretisch mit den Problemen von „Wahrnehmen und Bewegen" beschäftigt. Die schießlich von Wolfgang Rapp gegründete Arbeitsgruppe Rheumatologie an der Medizinischen Universitätsklinik Heidelberg wurde von ihm immunologisch und klinisch-psychosomatisch ausgerichtet. Hans-Joachim Gebest festigte die Arbeitsgruppe klinisch und institutionell. Wolfgang Eich als Internist und Psychotherapeut hat diese Arbeit aufgenommen und unter psychosomatischen Gesichtspunkten wissenschaftlich weiterentwickelt. Sein enger Kontakt mit der ent-

sprechenden Sektion der Medizinischen Poliklinik und den verschiedenen Fachgesellschaften für Rheumatologie und Psychosomatik sowie der Gesellschaft für Psychosomatik in der Rheumatologie haben ein breites Feld psychosomatisch orientierter Rheumatologie eröffnet. Als Ergebnis dieser Bemühungen liegt nun dieser erste Sammelband zur „Psychosomatischen Rheumatologie" vor.

Das Problem der rheumatologischen Erkrankungen erscheint mir allerdings ähnlich wie bei vielen anderen psychosomatischen Erkrankungen darin zu liegen, daß die akademische Forschung und Lehre bei der Beschäftigung mit chronischen Krankheiten eher zurückhaltend ist. Für die praktische sowie die wissenschaftliche Geltung scheint es weniger eindrucksvoll, sich mit großem Zeitaufwand und Geduld an die Aufklärung und Behandlung komplexer Fragen bei chronischen Erkrankungen zu begeben, als eindrucksvolle und schnellwirkende Verfahren, wie z. B. in der Kardiologie oder der Notfallmedizin, zu entwickeln. Auch die großen Leistungen der Transplantationsmedizin mobilisieren wesentlich mehr Aufmerksamkeit und finanzielle Ressourcen als die eher zeitaufwendige Beschäftigung mit Leiden chronisch kranker Patienten. Nur Fritz Hartmann hat als besonderes Thema seiner wissenschaftlichen Arbeit immer wieder die Bedeutung chronischer Erkrankungen in den Vordergrund gerückt und uns daher nicht nur als Rheumatologen, sondern auch als Psychosomatikern und akademischen Forschern Impulse und Mut gegeben. So sollten wir weder durch die Komplexität der sich stellenden Probleme noch durch die Chronizität der Krankheitsentwicklung abgeschreckt werden, die Beiträge, die die psychosomatische Diagnostik und Therapie leisten kann, deutlicher zu beschreiben und klarer zu analysieren. Insofern ist der vorgelegte Beitrag ein weiterer Schritt zur Vertiefung und Differenzierung der von uns angestrebten internistischen Psychosomatik.

Heidelberg, im Februar 1991 *Peter Hahn*

Einführende Bemerkungen

Die psychosomatische Rheumatologie ist eine junge medizinische Disziplin. Sie ist Teil der Integration der sich immer mehr differenzierenden Psychosomatik in die moderne Rheumatologie. Inhaltlich geht es dabei um die systematische Integration neuer Erkenntnisse aus Psychoanalyse, Gestalttherapie, Psychologie, Familientherapie und Anthropologie in die Rheumatologie. Dabei greift der vorliegende Band einen grundsätzlichen Aspekt der Rheumatologie auf. Es geht um den implizit psychosomatischen Aspekt jeder rheumatischen Erkrankung. Schmerz und Bewegungseinschränkung als die Kardinalsymptome der rheumatischen Erkrankungen stehen hierbei im Vordergrund und werden auf ihre jeweilige subjektive Bedeutungsmöglichkeit hin untersucht.

Teil I (Anamnese – „Erinnern") beginnt mit einer Vorlesung, die Viktor von Weizsäcker 1938 im Hörsaal der Ludolf Krehl-Klinik in Heidelberg gehalten hat. Trotz des historischen Abstands ist diese Vorlesung aktuell, weil sie eines der grundlegenden Probleme nicht nur der psychosomatischen Rheumatologie, sondern der Medizin thematisiert, nämlich die Mitarbeit des Patienten an der Gestaltung der Krankheit. Es folgt ein Beitrag von Fritz Hartmann, der sich in kritischer Auseinandersetzung mit Weizsäcker immer wieder mit der ärztlichen Anthropologie beschäftigt hat. Sein Beitrag über die Anthropologie des Schmerzes war der Festvortrag zu Eröffnung der 24. Tagung der Deutschen Gesellschaft für Rheumatologie zusammen mit der 15. Jahrestagung der Gesellschaft zum Studium des Schmerzes für Deutschland, Österreich und die Schweiz am 25. September 1990 in Hannover. Er versucht in diesem Vortrag Zugang zur gesamten Breite des Schmerzphänomens zu gewinnen – vom Schmerz als Merkmal der pathischen Existenz des Menschen über die Beschreibung der Isopathie als der Bedingung der Möglichkeit, Schmerz mit- und nachzuempfinden, bis zur Analyse der Verwendung des Wortes Schmerz als eines Sprachspiels, das den Versuch darstellt, über eine bestimmte Empfindung Auskunft zu geben und mit einem anderen Menschen darüber in einen Dialog einzutreten. Dann folgt der kulturhistorische Beitrag von August Nitschke, der daran erinnert, daß Bewegungseinschränkungen und Bewegungsmöglichkeiten nicht nur im historischen Rahmen wahrgenommen werden können, sondern auch ihre geographischen Besonderheiten haben und kulturell überformt sind. Sein Ansatz einer historischen Verhaltenswissenschaft ist gleichzeitig höchst originell und intellektuell anregend. Den Abschluß des ersten Teils bildet ein Artikel unter Federführung von Rolf Adler, der sich schon seit langem mit den individuellen Voraussetzungen der Schmerzempfindung beschäftigt und in diesem Zusammenhang versucht, Georg Engels These vom „schmerzgeneigten" Patienten wissenschaftlich zu untermauern.

In Teil II (Diagnose – „Erkennen") geht es um das erkennende Beschreiben von Schmerz und Bewegungseinschränkung und ihre Einordnung in die traditionellen Wissenssysteme der Rheumatologie und der Physiologie, der Praxis und der Klinik. Henning Zeidler und ich geben als Einführung in die Rheumatologie einen kurzen Aufriß der aktuellen Bemühungen um Definition, Terminologie, Klassifikation und Nosologie rheumatischer Erkrankungen. Karl Meßlinger und Robert F. Schmidt referieren aus ihren neueren Forschungen über die neurobiologischen Grundlagen der Schmerzentstehung und -verarbeitung im Gelenk. Rieke Alten berichtet anhand von Kasuistiken aus der praktischen Rheumatologie und gibt Hinweise auf die Psychoneuroimmunologie. Mein anschließender Beitrag beschäftigt sich mit den Möglichkeiten und Schwierigkeiten einer psychosomatisch orientierten klinischen Rheumatologie in einer Universitätsklinik. Er enthält praktische Hinweise für den Behandlungsverlauf.

Teil III (Therapie – „Behandeln") ist der Therapie verpflichtet. Hier werden unterschiedliche Behandlungskonzepte vorgestellt, die aus verschiedenen Blickwinkeln jeweils spezifische Aspekte der Therapie rheumatischer Erkrankungen beleuchten. Kay Brune als Pharmakologe berichtet Grundsätzliches über den Umgang mit Antiphlogistika und teilt die Ergebnisse seiner Studien mit. Hildegund Heinl, langjährige niedergelassene Orthopädin und Gestalttherapeutin, berichtet rückblickend über ihren großen Erfahrungsschatz von Patienten mit psychosomatischen Schmerzsyndromen am Bewegungsapparat. Peter Canzler – von der Psychoanalyse herkommend – versucht, Körpererfahrungen als eine Conditio sine qua non in eine neue, psychoanalytisch begründete Therapie für Patienten mit chronischen Rückenschmerzen zu integrieren. Den Abschluß bildet der Aufsatz von Rosmarie Welter-Enderlin, die von einem ganz anderen Standpunkt aus, nämlich dem der systemischen Familientherapie, den familiären Kontext von Patienten mit chronischer Polyarthritis beschreibt. Gelegenheit dazu hatte sie durch ein Forschungsprojekt mit der rheumatologischen Universitätsklinik Zürich und dem Institut für Familientherapie. Ihr Beitrag endet mit einer Reihe von Ratschlägen an den niedergelassenen Arzt und zeigt damit auch die praktische Relevanz ihrer Arbeit auf.

Die einzelnen Beiträge, insbesondere die klinischen und therapeutischen, versuchen ihren Zugangsweg jeweils durch Kasuistiken zu erläutern. So finden sich in diesem Band eine Fülle von Kasuistiken zur psychosomatischen Rheumatologie. Damit wird aus methodischer Sicht deutlich, daß neben der gruppenstatistischen Analyse die Einzelfallstudie ein wesentliches Element der psychosomatischen Forschung ist.

Das Buch wendet sich an unterschiedliche Interessengruppen. Der Student wird wohl am ehesten durch die Kasuistiken angesprochen sein und die Nähe zur praktischen Medizin. Der Praktiker soll einen Überblick über die wesentlichen Methoden einer psychosomatisch orientierten Rheumatologie erhalten und einige praktische Ratschläge mitnehmen können. Dem Kliniker und dem medizinischen Psychologen kann deutlich werden, wie Ergebnisse der Grundlagenforschung der psychosomatischen und psychosozialen Medizin zunehmend in der Rheumatologie Fuß fassen. Dem Wissenschaftler soll die Fülle der Ansätze vor Augen geführt werden, die ihm als Ansporn dazu dienen sollen, auch seine Ergebnisse in die alltägliche Rheumatologie zu integrieren. Denen aber, die meist am nächsten mit den Rheumapatienten zu tun haben, den Krankenschwestern, Krankenpflegern, den Sozialarbeitern, den Masseuren und Krankengymnasten, den Laienhelfern sowie den interessierten Laien soll zu ihrer eigenen Bereicherung der weite Bedeutungshintergrund schmerzhafter Bewegungseinschränkung deutlich werden. So wünsche ich dem Buch möglichst viele interessierte und neugierige Leser.

Heidelberg, im Februar 1991 *Wolfgang Eich*

Inhaltsverzeichnis

Teil I: Anamnese – „Erinnern"

Klinische Fallvorstellung: Krankheitsarbeit Ischias
Viktor von Weizsäcker 3

Teil und Ganzes: Zur Anthropologie des Schmerzes
Fritz Hartmann 7

Bewegung als Dialog.
Der Wandel historischer Bewegungsweisen
und ihre Wirkung
August Nitschke 32

Schmerzerleben und frühe Traumata
*Rolf Adler, Stefan Zlot, Christoph Hürny,
Christoph Minder* 44

Teil II: Diagnose – „Erkennen"

Definition, Terminologie, Klassifikation
und Nosologie rheumatischer Erkrankungen
Wolfgang Eich, Henning Zeidler 67

Schmerzentstehung und Schmerzverarbeitung
im Bewegungssystem
Karl Meßlinger, Robert F. Schmidt 83

Rheumatologie in der Praxis.
Von der Immunologie zur Biographie
Rieke Alten 115

Klinische Rheumatologie.
Der allgemeine und der psychosomatische Zugang
Wolfgang Eich 121

Teil III: Therapie – „Behandeln"

Grundsätzliches zur Therapie rheumatischer
Erkrankungen mit nichtsteroidalen Antiphlogistika.
Der Zugang des Pharmakologen
Kay Brune 135

Psychosomatische Schmerzsyndrome
der Bewegungsorgane.
Der Zugang der Gestalttherapie
Hildegund Heinl 145

Über die Notwendigkeit der Ergänzung
psychoanalytischer Therapie durch Körpererfahrung
bei Patienten mit chronischen Rückenschmerzen
Peter Canzler 158

Streß und Coping im familiären Kontext von Patienten
mit chronischer Polyarthritis
Rosmarie Welter-Enderlin 175

Mitarbeiterverzeichnis

Adler, Rolf, Prof. Dr. med.
Chefarzt der Medizinischen Abteilung, C. L.-Lory-Haus,
Inselspital, CH-3010 Bern

Alten, Rieke, Dr. med.
Leiterin der Abteilung Rheumatologie, Schloßpark-Klinik,
Heubner Weg 2, W-1000 Berlin 19, BRD

Brune, Kay, Prof. Dr. med.
Direktor des Instituts für Pharmakologie und Toxikologie
der Universität Erlangen-Nürnberg,
Universitätsstraße 22, W-8520 Erlangen, BRD

Canzler, Peter, Dr. med. Dr. phil.
Lehranalytiker, stellv. Vorsitzender des DGPT-Institutes
Heidelberg–Mannheim,
In der Aue 10c, W-6900 Heidelberg, BRD

Eich, Wolfgang, Dr. med.
Leiter der Rheuma-Ambulanz, Abteilung Innere Medizin II
(Allgemeine klinische und psychosomatische Medizin),
Bergheimer Straße 58, W-6900 Heidelberg, BRD

Hahn, Peter, Prof. Dr. med.
Ärztlicher Direktor der Abteilung Innere Medizin II
(Allgemeine klinische und psychosomatische Medizin),
Bergheimer Straße 58, W-6900 Heidelberg, BRD

Hartmann, Fritz, Prof. Dr. med.
Em. ord. Prof. für Innere Medizin und Ärztlicher Direktor
der Abteilung für Krankheiten der Bewegungsorgane
der Medizinischen Hochschule Hannover,
Birkenweg 48, W-3000 Hannover 51, BRD

Heinl, Hildegund, Dr. med.
Ärztin für Orthopädie, Psychotherapie,
Lehrtherapeutin am Fritz-Perls-Institut,
Mühlstraße 28a, W-6501 Wackernheim, BRD

Hürny, Christoph, Dr. med.
Medizinische Abteilung,
Inselspital, CH-3010 Bern

Meßlinger, Karl, Dr. med.
Physiologisches Institut der Universität,
Röntgenring 9, W-8700 Würzburg, BRD

Minder, Christoph, Dr. phil.
Institut für Sozial- und Präventivmedizin der Universität,
CH-3010 Bern

Nitschke, August, Prof. Dr. med.
Institut für Sozialforschung,
Abteilung Historische Verhaltensforschung,
Breitscheidstraße 2c, W-7000 Stuttgart 1, BRD

Schmidt, Robert F., Prof. Dr. med., Ph.D. (Canberra)
Lehrstuhl II am Physiologischen Institut der Universität,
Röntgenring 9, W-8700 Würzburg, BRD

Weintraub, Arnold, Dr. med.
Spezialarzt FMH Innere Medizin und Rheumatologie
Präsident der Gesellschaft für Psychosomatik in der Rheumatologie,
Werdstraße 34, CH-8004 Zürich

Weizsäcker, Viktor von, Prof. Dr. med. (1886–1957)
1945–1952 ord. Prof. für Allgemeine klinische Medizin
an der Medizinischen Klinik der Universität Heidelberg
(Ludolf-Krehl-Klinik)

Welter-Enderlin, Rosmarie
Master of Social Work, Institut für Systemische Therapie
und Beratung,
Dorfstraße 94, CH-8706 Meilen (Zürich)

Zeidler, Henning, Prof. Dr. med.
Ärztlicher Direktor der Abteilung Rheumatologie
der Medizinischen Hochschule Hannover,
Postfach 61 01 80, W-3000 Hannover 61, BRD

Zlot, Stefan, Dr. med.
Medizinische Abteilung,
Inselspital, CH-3010 Bern

Teil I: Anamnese – „Erinnern"

Klinische Fallvorstellung: Krankheitsarbeit Ischias*

Viktor von Weizsäcker

W: Spazieren Sie mal ein bißchen. Seit wann haben Sie den schlechten Gang?
K: Seit dem 15. Dezember.
W: Also 6 Wochen. Womit hat es angefangen?
K: Mit Schmerzen in der linken Ferse.
W: Der Gang wurde auch noch schlecht?
K: Ja. Ich war beim Doktor, der hat gesagt, ich soll ein Sitzbad nehmen, und seither habe ich die Schmerzen.
W: Es ist ganz wichtig, wenn die Krankheit vom Arzt kommt. Welches Bein ist das schmerzhafte?
K: Das linke; rechts habe ich nie Schmerzen gehabt.
W: Wir sehen: im Liegen ist der linke Fuß etwas weiter heruntergesunken. Die Muskeln, besonders die Wadenmuskeln, sind links ganz deutlich weicher anzufühlen. Auch besteht ein geringer Maßunterschied, der freilich verschiedene Gründe haben kann. Z. B. nimmt bei Varizen der Umfang zu, und die Varizen brauchen äußerlich nicht sichtbar zu sein. Aber hier ist das kranke Bein um 1½ cm dünner. Man kann das auch ohne Bandmaß ziemlich gut schätzen, wenn man das Glied mit den Händen umspannt. Der Achillessehnenreflex ist ganz gut auslösbar; aber er ist links doch schwächer als rechts.

Die Kranke gibt am ganzen linken Unterschenkel auch eine Herabsetzung der Berührungs- und der Schmerzempfindung an. Aber die Sensibilitätsstörung überwiegt auf der Außenseite des linken Unterschenkels. Hebt man das gestreckte linke Bein an, so äußert die Kranke starke Schmerzen.
W: Wo sind die Schmerzen?
K: Hinten herunter. Seit dem Sitzbad sind sie im ganzen Bein und bis ins Herz herauf.
W: Haben Sie sich erkältet?
K: Ja, auf dem Schiff.

---

* Erstveröffentlichung 1938 in *Hippokrates* 9: 302–304; Wiederabdruck in: Weizsäcker V. v. (1990) Gesammelte Schriften, Bd 3. Suhrkamp, Frankfurt am Main, S 13–16.

W: Wo fahren Sie denn?
K: Auf dem Rhein.
W: Sind Sie da oft durchnäßt?
K: Nein, das nicht; die Seeluft!
W: Haben Sie schon einmal diese Erkrankung gehabt?
K: Ja, vor 13 Jahren.
W: Die meisten Erscheinungen sind bei der Kranken durchaus charakteristisch für eine Ischias, ja, wir dürfen sagen: für eine Neuritis ischiadica. Denn sie hat nicht nur die neuralgischen Schmerzen, sondern auch die objektiven Zeichen, die eine organisch bedingte Funktionsstörung beweisen: Atrophie, Hypotonie, Reflex- und Sensibilitätsstörung. Auch die Wiederholung der Krankheit, der Einfluß der Witterung paßt zu dieser Diagnose. Finden Sie aber, daß alles dazu paßt? Fragt man so, dann fällt auf, daß auch an der Innenseite des Unterschenkels eine Hypästhesie besteht, obwohl diese Gegend gar nicht von einem Ast des Ischiadicus, sondern vom Nervus saphenus versorgt wird, der aus dem N. femoralis stammt. Aber in dessen Bereich finden wir sonst keine Störung. Ebenso haben die Schmerzen sich über das Ischiadicusgebiet hinaus und bis zum Herzen ausgebreitet.

Das ist doch verdächtig. Auch fällt uns wieder ein, daß die Kranke über die Ursache des Leidens ein wenig unklar und widerspruchsvoll sprach. Die Erkältung, die Seeluft nicht nur, auch die ärztliche Verordnung sollen schuld sein. Sah man sie öfter, dann fand man sie ein wenig lästig: bald war sie übertrieben klagsam, bald sonderbar wechselvoll in der Art der Angaben. Der Gang sieht oft ganz übertrieben aus.

Noch mehr: Es hat auch Streit zwischen ihr und der Krankenschwester um eine Kleinigkeit gegeben. Sie war sehr erbost und hatte am folgenden Tag einen schweren Rückfall der Gehstörung. Damals konnte sie auch plötzlich nicht urinieren. Allerdings war eine leichte Cystitis vorangegangen, doch war dies schon abgeheilt. Wenn man sie die Hände in Wasser tauchen ließ, konnte sie jedesmal gleich urinieren. Sieht das nicht hysterisch aus? Sollte doch keine Ischias vorliegen?

M.H.! Wir unterliegen jetzt einer großen Schwäche, wenn wir uns nicht ebenso fest auf die neurologische Untersuchung wie auf unser psychologisches Urteil verlassen. *Beide* haben ebenbürtiges Recht. Die Ischias gehört zu den Krankheiten, die vorzüglich zu der „funktionellen Überlagerung" neigen. Darunter ist Folgendes zu verstehen: Sie sahen, daß die sensible Störung vom Cutaneus surae auf den Saphenus gleichsam überzufließen schien. Auch die Schmerzen strahlen weit über die Grenzen aus. Das gleiche sieht man bei vielen Lähmungen, so z. B., daß bei Radialislähmung auch der Medianus schwächer wird. Das beruht aber nicht auf Anastomosen, sondern das ist die Neigung der Symptome zu sozusagen *gleichartiger Ausbreitung* im Organ – im Sinnesfeld oder in der Muskelgruppe der Nachbarschaft. Wir sehen solches in der ganzen Medizin. Welche Bedeutung, welche Entstehung aber hat dies? Dies liegt nicht in der Krankheit, sondern im Kranksein;

nicht im örtlichen Prozeß, sondern in dem allgemein wichtigen Geschäft der Natur, krank zu sein, man darf sagen: *Krankheitsarbeit zu verrichten.* Viele Menschen werden davon ganz hingenommen, und je mehr sich die Entzündung der Nerven zurückzieht, um so selbständiger kann das Geschäft des Krankseins werden. Natürlich ist das ein falscher Weg, den Sie aber kennen müssen. Es ist nicht immer nötig, die besonderen Erlebnisse, Konflikte und Wünsche zu kennen, die den Kranken in den falschen Weg gelockt haben. Wichtig aber ist, daß der Kranke spürt, daß der Arzt den Fehlgang spürte. Dieser darf nämlich jetzt nicht mehr die Neuritis behandeln, sondern er muß die falsche Krankheitsarbeit behandeln. Denn es ist unter der Hand aus einer ersten Krankheit die zweite Krankheit geworden: das Kranksein ist Selbstzweck geworden, und die nervösen Funktionen benehmen sich wie eifrige Helfer dabei.

Wie aber kam es zu jener „gleichartigen Ausbreitung"? Das ist nicht immer gleich zu verstehen. Denken wir daran: die Kranke bekam die Ischias und hatte Schmerzen. Um sie zu vermeiden, mußte sie zur Entspannung des Ischiadicus ganz bestimmte Haltungen einnehmen, also eine neue ungewohnte Innervation einführen, die dann zur *Gewohnheit* wird. Sobald diese Schonhaltung verlassen wird, entsteht wieder Schmerz; also wird diese Haltung fixiert. Und nun geschieht das meist Übersehene: auch dann, wenn die „neue Gewohnheit" nur noch Selbstzweck des Krankseins ist – auch dann schmerzt es, wenn diese Haltung angetastet wird und man die Kranken zum Aufgeben derselben zwingen will. Genauer gesagt: die Lösung der in der Ischias entstandenen Gewohnheitsspannungen der Muskulatur als solche macht ebenfalls Schmerzen. Das sehen wir auch bei allen hysterischen Kontrakturen. Das Ganze ist dann der Grund, warum die Ischias nicht in normaler Zeit, d. h. nach längstens einigen Monaten, ausheilt.

Lehrreich ist jetzt, was geschieht, wenn der Arzt in der Behandlung den Schritt von der ersten zur zweiten Krankheit nicht mitmacht, sondern die zweite ebenso wie die erste und im gleichen Geiste wie die erste behandelt.

Ich halte dafür, daß bei echter frischer Ischias Bettruhe notwendig ist, auch wenn der Patient sich sträubt. Man sollte sie mindestens auf 14 Tage ausdehnen, dazu Schwitzmaßnahmen, Salicylpräparate und Wärmekrüge geben. Tritt kein genügender Erfolg ein, dann machen viele Ärzte den Fehler, daß sie mit Tabletten weiterbehandeln. Aber es gilt jetzt nicht mehr die *Ursache,* sondern die *Funktionen* zu behandeln. Zu diesem Zweck sind vorsichtige Dehnung, passive Entspannungsgymnastik und später aktive Gymnastik nötig. Bäder und Massage sind auch gut, ebenso Fango- oder Sandpackungen. Aber sie zwingen den Kranken nicht zur Mitarbeit. Daher muß man rechtzeitig mit ihm körperlich arbeiten, Merkt man, daß der Kranke verstockt wird und jeden Tag wiederholt: „es ist dasselbe", dann ist es am besten, man fängt ordentlich mit ihm zu laufen und zu springen an. Dahinter muß aber eine ärztliche Haltung und oft ein Eingehen auf die menschlichen oder sozialen Schwierigkeiten des Kranken stehen. Nur so ist die Krankheitsarbeit vom Kranken zu erkennen und dann zu leisten. Von den Injektionen in den Nerven sind wir ganz abgekommen. Nicht nur, weil wir öfter sahen, daß die Injektionsnadel abbrach und operativ entfernt werden mußte, oder sahen, daß eine Coxitis für eine Ischias gehalten worden war und durch die Injektion in den Nerv noch dazu eine schwere Neuritis entstand, sondern der Hauptgrund ist die ungenügende Heranziehung der Funktion und damit der Tätigkeit des Kranken zur Mitwirkung; denn es gibt keine Behandlung ohne den Kranken.

Teil und Ganzes:
Zur Anthropologie des Schmerzes*

Fritz Hartmann

Verdeutlichung des Themas

Was im Titel meines Vortrags Teil genannt wird, sind die Bruchstücke unseres Wissens über Entstehung, Leistung und Bedeutung der Schmerzen und die begrenzten Möglichkeiten, sie zu mildern. Das Ganze – der Schmerz – nimmt 2 Probleme in den Blick: den Stellen- und Ordnungswert der Lebenserscheinung Schmerz in der besonderen Artung der Gattung Mensch sowie in Lebensgefühl und -vollzug einer Person. Das Ganze meint aber auch die mitmenschliche, gegenseitig angelegte Gestalt von Homo patiens und Homo compatiens, von der die Verständigung zwischen einem Kranken und seinem Arzt nur eine besondere Form ist.

Anthropologie ist der erfahrbare und verallgemeinerbare Rahmen einer Menschenkunde, innerhalb derer Schmerz eine Grunderscheinung von Leben ist. Trotzdem sind meine Erörterungen nicht Beitrag oder Stütze der Ideologie einer Ganzheitsmedizin, die sich nicht darüber klar ist, daß uns immer nur Annäherungen an eine Person möglich, Zugriffe auf das Ganze eines Menschen aber auch sittlich verwehrt sind.

Die Fragen, auf die ich – immer nur begrenzte und vorläufige – Antworten suche, sind anthropologisch: Was ist, stammesgeschichtlich herausgebildet, allen Menschen gemeinsam und deswegen aber auch, und auf welche Weise, verständigungsfähig über sprachlichen und nichtsprachlichen Ausdruck? Welche sind die Bedingungen für Variabilität, Einmaligkeit und Unwiederholbarkeit, Stilbildung, Lern- und Anpassungsfähigkeit (Coping)? Und wie sind trotzdem intersubjektiv verständliche, stimmige, gültige Mitteilungen und verhaltens- und handlungsleitende Deutungen möglich?

Schmerz als Merkmal der pathischen Existenz des Menschen

„Es ist um des Schmerzes Willen, daß Einer Arzt wird", so einfach und klar hat Viktor v. Weizsäcker in seinem Werk „Medizinische Anthropologie. Der

---

* Festvortrag auf der 24. Tagung der Deutschen Gesellschaft für Rheumatologie zusammen mit der 15. Jahrestagung der Gesellschaft zum Studium des Schmerzes für Deutschland, Österreich und die Schweiz; Hannover, 25. September 1990.

kranke Mensch" den Schmerz in den Ausgangs- und Mittelpunkt ärztlichen Wirkens gestellt, und er fährt fort: „Der Arzt muß ein Schmerzkundiger sein: er muß die Schmerzen wohl unterscheiden können." Als Physiologe und Neurologe hat v. Weizsäcker *den* Schmerz und *die* Schmerzen als Türangel erkannt, in der menschliches Leiden als Bericht des Kranken an den Arzt und als ärztliches Hören und Deuten dieser Ansprache schwingt. Als Philosoph hat er den Schmerz gleichzeitig wieder zum Thema einer allgemeinen Anthropologie gemacht, der er in der Tradition des Abendlandes, in deren philosophischer und religiöser Verfassung, schon immer war.

Anthropologie ist Naturkunde von der Natur des Menschen, ein geordnetes Kundigsein in dieser. Sie ist empirischer Natur, und das heißt auch, sie will praktisch für das Zusammenleben der Menschen wirksam sein. Ärztliche Anthropologie ist pragmatisch im Sinne Immanuel Kants, der seine Anthropologie definiert hat als Anleitung zu dem, was der Mensch als vernünftiges, verständiges, frei handelndes Wesen aus sich machen kann und soll. Ärztliche Anthropologie in pragmatischem Verständnis geht also von der Zweisamkeit von Krankem und Arzt als miteinander handelnden, sich zueinander verhaltenden, einander zusprechenden und zuhörenden Personen auch im wechselseitigen Bedingungs- und Deutungsverhältnis von nichtsprachlichem Ausdruck und Eindruck aus.

Anthropologie macht keine Wesensaussagen; sie enthält keine Bestimmungen für das, was man den Sinn des Lebens, die Ziele der Menschheit, den sinnvollen Entwurf persönlichen Daseins nennt. Aussagen über Wesen und Sinn haben ihre Wurzeln im vorwissenschaftlichen Bereich, sie sind entweder metaphysisch oder religiös verfaßt; oder sie wirken als unbewußte Intentionalitäten von Lebensgefühl, Lebensplanung und Lebensführung. Da aber wissenschaftliche und wissenschaftsgeleitete Erkenntnis immer mit solchen vorwissenschaftlichen Bedingungen, besonders im Umgang von Menschen miteinander, rechnen muß, ist eine kritische Hermeneutik in der ärztlichen Anthropologie als einer pragmatischen angezeigt, die sich solcher vorwissenschaftlicher Einflüsse kritisch vergewissert und sie dort, wo der Verstand sie nicht zu ergründen vermag, als Existenzbedingungen eines Menschen anerkennt und nicht leugnet.

Wenn Anthropologie Naturkunde von der Natur des Menschen ist, so kann sie eben nicht Verkündigung seines Wesens und seines Sinns sein. Wenden wir das auf die Anthropologie des Schmerzes an, so erzählt der Mythos von der Vertreibung des Urmenschenpaares aus dem Paradies etwas über Wesen und Sinn des Schmerzes: Zucht, Sühne, Strafe – erst bei Hiob auch Prüfung. Praktische Philosophen, v. a. die Stoiker, haben im Schmerz den großen Erzieher des Menschen und Ordner des Lebens gesehen. Wie christliche Religion und stoische Philosophie sich zu einem solchen Erziehungsgedanken vereinigen können, zeigt das Kirchenlied des schwäbischen Pfarrers Friedrich Hartmann:

Leiden sammelt unsere Sinne, daß die Seele nicht zerrinne in den Bildern dieser Welt
Ist wie eine Engelwache, die im innersten Gemache des Gemütes Ordnung hält.

Schmerz als Ordnungsprinzip. Welche Spannung zu einem griechischen Begriff für Schmerz, „lype", der Auflöser, der nach dem stoischen Philosophen Chrysippos „gewissermaßen den ganzen Menschen auflöst" (Cicero)! Zwischen diesen beiden Möglichkeiten des Erlebens und Deutens von Schmerzen spannt sich der Bogen unseres Problems: Ordnung und Auflösung, Besinnung und Verzweiflung. Auf der Ebene menschlichen Leiberlebens und ärztlicher Erfahrung ist für v. Weizsäcker der Schmerz jene Empfindung, die uns unseren Leib kennen zu lernen lehrt, ein Lehrmeister des Lebens also, ein Gesundheitserzieher auch.

Indem ich vom Leib und nicht vom Körper spreche, kündige ich zunächst eine nachdenkliche Erörterung darüber an, was wir i. allg. ein Menschenbild nennen. Denn der öffentliche Diskurs über menschliches Selbstverständnis fragt mehr oder weniger dringlich auch bei der Medizin an, ob sie von einem verbindlichen, vielleicht sogar wissenschaftlich begründeten Menschenbild aus handelt oder ob ärztliche Erfahrungen nicht wesentlich zu einem allgemeineren Menschenbild gehören und dazu beitragen könnten.

Die – nicht nur in der Medizin – verbreitete Scheu, über das Grundkonzept abendländischer Menschenkunde nachzudenken, hat 2 Gründe: Dieses Konzept ist keine Seinsaussage, sondern ein Modell. Es hat entweder die dualistische Form Körper – Seele oder die trialistische Körper – Seele – Geist. Der eine Grund, dieses Modell in Frage zu stellen, ist der, daß es gerade in der Medizin zu den unleugbaren Erfolgen der vergangenen 200 Jahre eine der wesentlichen Bedingungen war. Zum methodischen Rüstzeug hat diesen Dualismus René Descartes gemacht, mit der kategorischen Trennung von ausgedehnter und denkender Substanz. Aber schon er scheiterte mit einer überzeugenden Lösung des Zusammenwirkens dieser beiden Substanzen für das Problem der Leidenschaften. Das Körper-Seele-Modell ist an Einfachheit und Einfältigkeit nicht zu übertreffen. Als Einübung in die Problematik ist es dessen ungeachtet geeignet und empfehlenswert; aber es ist nicht das Ende und nicht die Lösung; es ist eine Vorläufigkeit.

Wie weit das Spektrum der Ansichten der Elementarleidenschaft Schmerz im abendländischen Denken ist, zeigt ein Vergleich der Laokoongruppe (Abb. 1) mit dem Schema der Schmerzafferenz und Efferenz von Descartes (Abb. 2): Die Schmerzgestalt hier, der Schmerzreflex dort. In beiden Fällen geht es um Veranschaulichung. Der Künstler der Laokoongruppe stellt eine menschliche Geschichte dar. Descartes zeichnet die äußerste Reduktion eines Naturvorgangs in einem Automaten, dessen Umrisse lediglich beiläufig noch einen Menschen erkennen lassen. In der Laokoongruppe ist etwas Ganzes zumindest angekündigt; in der Zeichnung aus

10 F. Hartmann

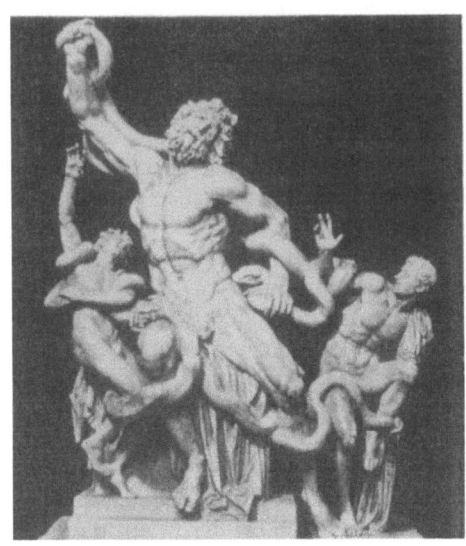

Abb. 1. Laokoon: Marmorgruppe der rhodischen Bildhauer Hagesandros, Polydoros und Athenadoros, 1. Jh. n. Chr., Rom, Vatikanische Sammlungen (Foto: Prof. Dr. F. Hartmann)

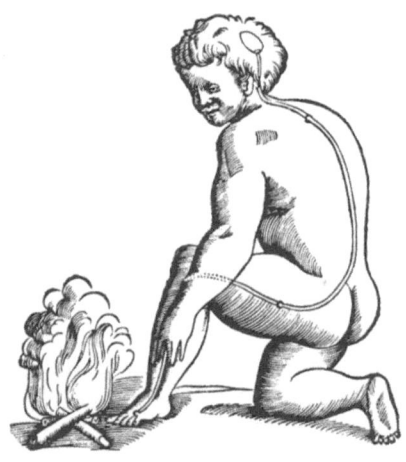

Schema der Vermittlung einer Sinnesempfindung von der Zehe durch einen Nerven zur Zirbeldrüse. Holzschnitt aus «L'homme» von René Descartes. Paris 1677.

Abb. 2. Schema der Vermittlung einer Sinnesempfindung von der Zehe durch einen Nerven zur Zirbeldrüse. (Aus: René Descartes: L'homme. Paris 1677. Holzschnitt; Foto: Prof. Dr. F. Hartmann)

Descartes Anthropologie sind zusammengefügte Teile dargestellt. Die Möglichkeiten ärztlicher Erkenntnis, Aussagen, Verhaltensweisen und therapeutischer Handlungen liegen zwischen diesen beiden Vergegenwärtigungen von Schmerz als Allgemeingefühl, Primäreffekt und von Schmerzen als meßbaren Naturvorgängen. Das Verbindende ist die Sprache des Schmerzes und der Schmerzen, die Bedingungen und Anstrengungen der hilfreichen Verständigung also.

Wenn wir die Laokoongruppe betrachten, so kommen uns aber auch Zweifel, ob die übliche Deutung, hier sei Schmerz dargestellt, in dieser Einseitigkeit überhaupt zutrifft. Mimik und Gestik der beiden Söhne werden von Angst um ihr Leben beherrscht. In den angestrengten Gesichtszügen des Vaters spiegeln sich Angst *und* Schmerz; die ganze Gruppe weist auf Sterbenwerden und Sterbenmüssen voraus.

In der Psychologie spricht man von Primäraffekten, wenn man die ursprünglichen, nicht weiter rückführbaren mimisch-gestisch-sprachlichen Ausdrucksformen elementarer Gemütszustände kennzeichnen will. Lustbetonte Primäraffekte sind Freude, Glück, Zuneigung, Liebe; unlustbetont sind Trauer, Niedergeschlagenheit, Scham, Angst und Schmerz. Aus philosophisch-abendländischer Tradition heraus bevorzuge ich den Begriff Grundleidenschaften, Grundformen des Leidens. Im Zusammenhang unseres Themas beschränke ich mich auf die 5 Leidensformen pathischer Existenz: Niedergeschlagenheit, Angst, Schmerz, Scham und Sterblichkeit. Ihre Muster werden ständig gebildet; deswegen treten sie lagegerecht sofort zutage, wenn entsprechende Auslöser sie abrufen. Sie sind von anderen beobachtenden Menschen mit hoher Zuverlässigkeit erkennbar. Wahrscheinlich gehören sie zu den biologisch-anthropologischen Bedingungen, die in der Evolution das Überleben der Gattung Mensch als gemeinsames Überleben möglich machten. Diese Grundleidenschaften sind primär überlebensdienlich: Die Niedergeschlagenheit schützt vor Überbeanspruchung, der Schmerz vor Zerstörung körperlicher Integrität, die Angst vor dem Verlust lebenswichtiger Außenbeziehungen; die Scham schützt den innersten Kern der Ich-Identität; Sterblichkeit ist der Begriff für Begrenztheit und Endlichkeit, deren allein sich der Mensch bewußt sein kann. So können Bewußtwerden von Sterblichkeit, Schamgefühle, Schmerzerlebnisse, Angstereignisse zu Niedergeschlagenheit führen, und umgekehrt kann diese die Schwellen für die anderen 4 Grundleidenschaften senken. Wir kennen die Angst vor Schmerzen und die Schmerzhaftigkeit vor Angst. Die Angst vor der Schamreaktion und die Schamreaktion, wenn Angst, Schmerz, Niedergeschlagenheit vor anderen nicht zu verbergen sind; sie ist dann Ausdruck der Kränkung des Selbstbildes. Jede einzelne dieser Grundleidenschaften oder Muster mehrerer von ihnen können sich gegenüber den ursprünglichen lebensdienlichen Zwecken verselbständigen.

Die Psychosomatik ist das Feld der unruhigen Gleichgewichte. Gerade die fibromyalgischen Syndrome belehren uns, wie vielfältig solche Unruhe, orientiert am Symptom Schmerz, sich an den Organen der Bewegung ausdrücken kann. Solange es sich um funktionelle Syndrome oder funktionell-neurotische Überlagerungen körperlicher Bedingungen handelt, ist die Bahn der Schmerzentstehung und Schmerzgestalt noch auf ihren ursprünglichen biologisch-anthropologischen Zweck zurückzuverfolgen. Das ist dann nicht mehr möglich, wenn die Grundleidenschaften sich so verselbständigt haben, daß ihr Zusammenhang mit dem Leben einer Person nicht mehr hergestellt werden kann: der Schmerz als Symptom psychotischer Störungen. Der vom Rheumatologen nicht lokalisierbare Schmerz, sein häufiger Feldwechsel, sind verläßliche Hinweise auf eine larvierte Depression.

Schmerz ist als System von und für Schmerzen angemessener zu beschreiben als als Sinn – ohne spezifischen Reiz und zentralnervösen Ort zu begreifen. Schmerz ist außerdem Subsystem eines übergeordneten Gefüges zwar unlustbelegter, aber überlebensnotwendiger Grundleidenschaften, pathischer Radikale.

Ich möchte nun ein anthropologisches Konzept als Alternative zum Körper-Seele- bzw. Körper-Seele-Geist-Modell vorstellen, dessen positive Rechtfertigung in der Erwartung liegt, daß es mehr menschliche Wirklichkeit in sich aufnehmen und ordnen kann als jenes. Eine Theorie ist immer so gut, wie sie viele Einzelbeobachtungen ordnen und in ihren Zusammenhängen erklären kann. In der Medizin bedeutet das immer auch, wieviele Erscheinungen von Kranksein und Leiden sie so beschreiben, ordnen, erklären und deuten kann, daß sich daraus hilfreiche Handlungen ergeben können. Das Prinzip dieses Konzeptes läßt sich auf mehrfache Weise verständlich machen. Nach Helmut Plessner *ist* der Mensch sein Leib, und zugleich *hat* er seinen Leib. Verfügbarkeit und Gebundenheit geben ihm seine Ambivalenz und seine immer gefährdete Eigenständigkeit. Leib ist nach Maurice Merleau-Ponty die Gegebenheit, durch die hindurch wir existieren, uns nach außen setzen und durch das hindurch die Wirkungen unserer Existenz in uns eindringen. Der Leib ist also ein *Hindurch* und ein Werkzeug, ein Instrument. Arnold Gehlen hat das die „Schnittpunktexistenz" genannt. Der Mensch wird beschrieben als die Summe einer unübersehbaren Fülle von Beziehungen, die ihrem Wesen nach selbst Wechselbeziehungen sind. Sie bleiben bezogen auf das, was Ich-Identität genannt wird. „Eigen-Sinn", Selbstsein – der Schnittpunkt. In der Sprache der neueren Systemtheorie ist der Mensch ein selbstreferentielles System, dessen Identität, dessen Eigensinn, dessen Gleichbleiben nicht durch Ruhe, sondern durch Existieren, Sich-Aussetzen und Sich-Wiedergewinnen, gewährleistet wird. Um dieses Konzept sinnvoll auf menschliches Kranksein anwenden zu können, ist es notwendig, auch Plessners Begriff der „exzentrischen Positionalität" einzuführen: Der Mensch ist sich von Natur aus ein 2. Mal gegeben. Das ist die Wiederholung dessen, was Friedrich Nietzsche das „nicht festgestellte Tier" genannt hatte, von dem Herder und Schiller als dem ersten Freigelassenen der Natur sprachen. Exzentrische Positionalität ist die der menschlichen Natur eigene Fähigkeit, zu sich selbst Abstand zu halten und Übersicht zu behalten. Und diese Fähigkeit der exzentrischen Positionalität kann mit jeder Krankheit mehr oder weniger eingeschränkt sein oder sogar verlorengehen. Plessner selbst hat das an den Erscheinungen von Weinen und Lachen gezeigt. Die exzentrische Position ist Ort und Bedingung für Freiheit, im Kranksein z. B. für gelingenden Umgang mit der Krankheit, für Coping, besonders bei Chronizität.

Dieser Ansatz eignet sich, sich dem Phänomen Schmerz möglichst umfassend und gleichzeitig individuell gültig anzunähern. Denn zwischen dem Bereich der Ich-Identität und der exzentrischen Positionalität sind viele Zustände mehr oder weniger größerer Ich-Nähe bzw. Ich-Ferne denkbar. Ich übertrage hier ein für die Depressionen bewährtes Orientierungsschema auf den Schmerz. Einer leichten Ich-fernen depressiven Verstimmung gegenüber bleibt der Kranke urteils- und verhaltensfähig; er kann sie kompensieren. Einer Ich-nahen Depression ist er hilf- und widerstandslos ausgesetzt. Er ist im Zustand des Vernichtungsgefühls, der Panik. Es ist nun zu prüfen, ob die Sprache des Schmerzes und der Schmerzen uns Hinweise darauf geben kann, was ein Schmerz für einen Kranken bedeutet, wie er von diesem verarbeitet wird. Der Arzt lernt dadurch, auf die Schmerzschilderung zweidimensional zu hören. Die eine Dimension ist die des somatischen Schmerzes nach Ort, Art, Dauer, Auslöser, Beeinflußbarkeit; die andere ist die personale Dimension. Die beiden Dimensionen sind nicht unabhängig voneinander, sie können zueinander in ein dynamisches Wechselverhältnis treten. Im folgenden gebe ich Beispiele für 4 sprachliche Ebenen zwischen Ich-Nähe und Ich-Ferne von Schmerzschilderungen. Indem ich hier den Begriff „Schilderung" verwende und nicht die Begriffe „Beschreibung" oder „Bericht", möchte ich darauf verweisen, daß es sich durchweg um eine Metaphernsprache, eine Bildersprache handelt. Aus ihr läßt sich die jeweilige Ich-Ferne oder Ich-Nähe des Schmerzerlebens gültig heraushören.

Beispiele für *sprachliche Beschreibung* von Schmerzen.

a) *sachlich-distanziert:* schneidend, bohrend, brennend, zwickend, grimmend, kneifend, juckend, nagend, schürend, hell, dumpf, „als ob ...", ziehend, drückend, krampfhaft.
b) *Unlustbetont:* ärgerlich, wütend, unerträglich, bitter, nicht auszuhalten, weh, wund.
c) *Verängstigt:* unheimlich, heimtückisch, überfallartig, „außer sich vor Schmerz sein", verzweifelt, schrecklich, fürchterlich, drückend, quälend.
d) *Gefühl* (ohne Reizung von Schmerzfasern): Trennungsschmerz, Weltschmerz, Verlustschmerz, verletztes Rechtsempfinden, „vor Schmerz vergehen" = Auflösung der Daseinszusammenhänge; wahnsinniger Schmerz, vernichtend, unsäglich, Schmerz der Sehnsucht: Heimweh, Fernweh, verletztes Ehrgefühl; sinnloser, irrsinniger Schmerz; blinder oder blind wütender, tobender Schmerz.

Man achte auch auf das „Es" in der Schmerzsprache. Gleichbedeutend ist die betonte Wiederholung des Artikels: „Das Knie, das schmerzt mich." Von einer ganz anderen Schmerzverarbeitung und Schmerznähe zeugt die Mitteilung „*mein* Knie schmerzt so"! Heißt es „mein Knie, das schmerzt so", so signalisiert dies einen besonderen Leidensdruck oder Ärger, Mißmut. Ein Beziehungskonflikt zum eigenen Körper, zu dessen krankem Teil, wird kundgetan mit Wendungen wie „mein Knie, das schmerzt *mich*"! Das ICH, das so spricht, ist in dem gleichen kurzen Satz einmal Besitzer und gleichzeitig Betroffener, Geschädigter. Er ist Beleidigter, Gekränkter, Beschämter. Es ist die Sprachfigur eines „zwar – aber".

Der Schmerz ist ein *Reflexionsbegriff*, Ergebnis des Versuchs, die Mannigfaltigkeit der Schmerzen zusammenzuschauen unter einem Blickwinkel. Er beantwortet nicht die Frage nach dem Sinn der Schmerzen. Einer Naturlehre der Schmerzen als Teil einer Naturlehre des Menschen gehen die vielfältigen Antworten auf die Sinnfrage voraus. Naturlehre und Sinnfrage stehen in keiner Beziehung gegenseitiger Förderung oder Behinderung zueinander. Anthropologie kann nur auf die allgemeinmenschliche Fähigkeit verweisen, Sinnfragen zu *stellen*; sie inhaltlich beantworten kann sie nicht. So müssen wir sehr wohl unterscheiden eine Physiologie, Psychologie und Pathophysiologie der Schmerzen, eine anthropologische Algologie von einer Metalgologie oder Algosophie, besser: einer Algesiologie als Lehre von Schmerzhaftigkeit und Schmerzlichkeit. Der Arzt hört beides in der je einmaligen Gestalt des Berichtes, mit dem ihm ein Kranker seine Schmerzen auf seine Weise mitteilt.

Das nozizeptiv-nozidefensive System unter systemtheoretischen Gesichtspunkten zu erörtern, bedeutet, seinen Aufbau und seine Ordnung dynamisch zu sehen. Der Leitgedanke ist, daß auch in diesem System das Ganze mehr als die Summe seiner Teile ist und daß Schmerzaufnahme und Schmerzantwort einen Gestaltkreis bilden. Das System ist Teil eines Selbstbild- und eines Selbsterhaltungsapparates, um eine Analogie zum Weltbildapparat des Konrad Lorenz zu benutzen, der ihn für die raumzeitliche Einordnung vorgeschlagen hat, mit der wir uns in der Umwelt bewegen. Den Befund, daß je komplexer ein System ist, um so weniger das Ganze die Summe seiner Teile ist, nennt man auch „Emergenz": ein sich entwickelndes System bildet, wenn es bestimmte Grade von Komplexität erreicht, neue Merkmale und Eigenschaften aus. Wenden wir uns – in der notwendigen Kürze – nach der Skizzierung des Rahmens den Teilen und ihrer Gefügedynamik zu.

Schmerz als System der Schmerzen: Ein Subsystem der Schmerzen als Teil des menschlichen Selbstbewahrungs-Systems

Entstehung, Modulation und Muster-Bildung von Schmerzen

Wenn wir von Schmerzen sprechen, die moduliert, gebahnt, gehemmt oder auch als allgemeine oder individuelle Schmerzmuster empfunden und beantwortet werden, so gehen wir unreflektiert davon aus, daß sie peripher entste-

Teil und Ganzes: Zur Anthropologie des Schmerzes

hen und zentral verarbeitet werden. Das entspricht der experimentellen, künstlich hergestellten Lage, in der der Physiologe Schmerzphänomene erzeugt und – so gut es geht – mißt. Er macht den Schmerz an einem Ort fest und verfolgt seinen Weg und was auf diesem Weg mit ihm geschieht. Dem Kranken und dem Arzt, dem jener seine Gefühle und sein Erleben beschreibt, erscheinen die Schmerzen als eine *Gestalt*, ein unteilbares Lebensereignis. Das ist der Ausgangspunkt der Fragen: wo – wodurch – wie – wozu? Der ärztliche Weg der Schmerzanalyse ist dem des Physiologen genau entgegengesetzt. Aber in der klinischen Schmerzforschung begegnen sie sich, freilich mit unterschiedlichem Marschgepäck. Der Physiologe braucht den Reiz; dem Arzt begegnet im Extremfall jener Typ des Depressiven, dem es überall wehtut, der, wo immer man ihn berührt, sich vor Schmerzen windet oder aufspringt: Kein Ort – nirgendwo. Dazwischen liegen Phänomene, für die die Aussagen zutreffen: Jedes Organ schmerzt anders, und auch jedes Gewebe; jeder Mensch schmerzt anders – transitiv und intransitiv; der gleiche Mensch schmerzt in verschiedenen Lagen unterschiedlich. Es ist nicht Zufall oder Willkür, daß ich in diesen Aussagen das Verbum schmerzen wirklich als Tätigkeitswort benutze, als Akt und nicht nur passivisch: Es schmerzt mich; ein Schmerz trifft mich; das Bein, das Herz, es schmerzt mich.

Die die Schmerzverarbeitung und -beantwortung auslösende Schmerzempfindung ist das Ergebnis vielfältiger Muster der Schmerzentstehung. Wir können und müssen verschiedene Ebenen der Modulation der primären Schmerzentstehung unterscheiden:

1) Ebene des Entstehungsortes: gleichzeitige Reizung von mechano-, thermo- und sensomotorischen Rezeptoren; in der Tiefe auch Baro-, Chemo- und Osmorezeptoren;
2) Ebene der schmerzleitenden Nervenfasern zum Rückenmark;
3) Ebene der Verschaltung im Rückenmark; d.h. Rückkoppelung mit der Peripherie (Ort, Region, Reflexzone) über den N. sympathicus;
4) Ebene der Endorphinmodulationen im Rückenmark;
5) Ebene der efferenten Hemmungen (Formatio reticularis) und Bahnungen (Stimmungen, Ängste, Erwartungen);
6) Ebene der Leitungsbahnen im Rückenmark;
7) Ebene der subkortikalen Projektionen;
8) Ebene der kortikalen Repräsentationen;
9) Einflußbereich des biographischen Geschichts- und Erziehungsfeldes, der kulturellen Normen des erlernten Bewertens, Benennens, Verhaltens und Benehmens.

Aus den so gebildeten Schmerzmustern läßt sich die Vielfalt der Schmerzschilderungen und Schmerzgestalten zunächst verstehen, nach näherer Analyse z.T. auch erklären.

Der Rheumatologe hat es mit dem Tiefenschmerz zu tun. Dieser hat eine Zwischenstellung zwischen dem Oberflächenschmerz und dem Eingeweideschmerz. Mehr als die Gemeinsamkeiten sind die Unterschiede der 3 Hauptschmerzarten zu beachten.

Die Gemeinsamkeiten beruhen v. a. auf dem Sachverhalt, daß die Impulse aus Haut, Tiefengeweben und Eingeweiden auf der Ebene des Rükkenmarks miteinander verschaltet sind. Sie verstärken oder modulieren sich gegenseitig. Und sie projizieren ihre Ursprungsregionen aufeinander: Rücken→Eingeweide→Haut→Rücken; Knie→Muskel→Haut→Muskel→ Sehne→Knie; HWS→Arm (Gefäße, Schweißdrüsen, Mechano- und Thermorezeptoren)→Kopfhaltemuskulatur→HWS.

Als Entstehungsorte rechnen wir dem Tiefenschmerz zu: Unterhautbindegewebe, Gefäße, Muskeln, Sehnen, Faszien, Gelenkkapseln, Periost, Dura, Pleura, Peritoneum, Periodontium.

Im Tiefenschmerz mischen sich auf vielfältige Weise die beiden anthropologischen Merkmale von Schmerzereignissen, das integrative, systemkonforme, das Ganze bewahrende und das desintegrative, chaotische Moment („teger" von „tegument"). Steht die Ortsabbildung im Vordergrund, so herrscht der integrative Charakter vor, die Möglichkeit, den Schmerz dem Körperschema ein- und unterzuordnen. Verstärkt wird dieser Charakter, wenn auch die Ursache sicht- oder fühlbar ist und damit eine Zeitgestalt des Schmerzereignisses beobachtet und rational gedeutet werden kann, z. B. beim Quetschen eines Fingers oder bei einem Schnitt. Der viszerale Eingeweideschmerz ist überwiegend desintegrativ, z. B. bei Koliken.

Liegt der Ursprung des Schmerzes aber allein in der Tiefe, so tritt auch die desintegrative Komponente hervor. Der Mensch weiß nicht genau, wo – Kapsel, Sehne, Muskel, Haut – und vor allem nicht, warum. Vermutungen sind immer Anlaß zu Unruhe und Unsicherheit. Als Schmerzwahrnehmung unterscheiden sich arthritische und arthrotische Schmerzen nicht, wenn nicht Überwärmung und Schwellung die Differentialdiagnose erleichtern. Fehlen diese aber, so hilft nicht der Schmerzcharakter in der Erkenntnis weiter, sondern die Beschreibung seiner Zeitgestalt: Tag-Nacht-Rhythmus, Beziehung zu Belastungen und Alltagslagen, Klimaschwankungen, Wirkungen von Kälte und Wärme.

Ebenen der Schmerzbearbeitung

1. Ebene: die Schmerzen erzeugende Peripherie. Wir sagen: Dieser Schmerz wurde von Druck, Zug, Quetschung, Dehnung, Kälte, Hitze, Säure oder durch Stich, Schnitt, Verbrennung, Verätzung erzeugt. Das ist eben ungenau: er wurde durch Kaliumionen, Bradykinin, pH-Gradienten erzeugt. Ersteres sind auslösende, letztere vermittelnde Bedingungen. Erzeugt wird er in den Nozizeptoren oder -sensoren. Und diese sind multimodal und in ein Mosaik anderer Rezeptoren eingewebt. In der Haut sind dies Mechano- und

Thermorezeptoren. Zumindest für die Mechano- und Thermorezeptoren der Haut ist nachgewiesen, daß sie Schmerzimpulse auslösen können, wenn bestimmte hohe Schwellen ihrer Beanspruchung überschritten werden. Welcher Einfluß auch auf die Haut einwirkt, er trifft nie nur einen Typ von Sensor. Deswegen kann der Mensch unterscheiden, ob die schmerzauslösende Ursache ein Stich oder ein Schnitt, eine Kälte- oder Hitzewirkung, ein flüssiges oder festes Medium war. Einen Entzündungsschmerz identifiziert er aus Temperatur- und Druckempfindlichkeit.

Im *Tiefenschmerz* mischen sich Nozisensoren mit auf Druck, Zug, Scherung, Stellung ansprechenden Rezeptoren der Bindegewebe, mit den Muskelspindelendigungen und dem Golgi-Sehnenorgan sowie mit anderen Ergorezeptoren (freie Nervenendigungen), wahrscheinlich auch mit Rezeptoren der Gefäße. Jedoch kann der Mensch die Ursache aus diesem Gemenge kaum herauslesen: Dauerspannung von Sehnen und/oder Muskeln, Entzündung, O_2-Mangel, Stoffwechselungleichgewichte, z. B. beim Hyperparathyreoidismus. Auch für die Nozizeptoren der Muskeln wird Polymodalität angenommen. Die Nozisensoren in den Gelenken sind z. T. hoch-, z. T. niedrigempfindlich. Sie antworten auch schon auf die Stellung der Gelenke.

Die *viszeralen Afferenzen*, die den Eingeweideschmerz melden, dürften ebenfalls eine Sammlung von erregten Rezeptoren weitergeben: Die primären Erregungsmuster der Schmerzen sind also sehr variabel. Das äußert sich auf der nächsten Ebene der Weiterleitung der Impulsmuster über verschiedene Gruppen von afferenten Nervenfasern. Deren Grundrhythmen werden in Abhängigkeit von Stärke und Ursache des Schmerzauslösers zu speziellen Impulsmustern schon in der einzelnen Faser umgestaltet; es entsteht eine Art Melodie.

Die *Analogie* zur Darbietung eines polyphonen Satzes durch ein Orchester dient mir zur Veranschaulichung der Entstehung der Gesamtheit eines Schmerzgeschehens, der Noten, des Spiels, des Hörens und Empfindens. Auch vor dem Spiel schwingen die Saiten der Streichinstrumente und die Luftsäulen der Blasinstrumente, nur unhörbar. So auch die Instrumente der Nozisensoren, der Leitungsbahnen und der zentralen Strukturen der Schmerzverarbeitung. Wie in der Musik Töne, Tonarten und Themata eine Komposition bestimmen, so beim Schmerzgeschehen Impulse, Frequenzmuster und Moduln der zentralen Schmerzbildung. Ein gemeinsamer, angeborener Satz dieser Moduln ist die Bedingung für die menschliche Fähigkeit, die Schmerzen eines anderen nachempfinden zu können, wenn die Moduln des Hörers und Beobachters eines Schmerzberichts durch Sprache und Gebärden des Schmerzenden isopathisch erregt werden.

Wenn die Bauelemente, die Moduln, der endgültigen, nach außen und ins Bewußtsein tretenden Schmerzgestalt analog zum Aufbau der Sinnesempfindungen als stammesgeschichtlich ausgeformt und genetisch kodiert angesehen werden, so müssen wir dem Schmerzsystem wie den Sinnessystemen Plastizität zuschreiben, Lern- und Anpassungsfähigkeit. Die genetisch festgelegten neuronalen Verschaltungsmuster können epigenetisch durch Schmerzerfahrungen durch erweiterte Verschaltungselemente überformt werden. Diese Hirnleistung könnte man vergleichen mit der Bildung spezifischer Antikörper aus geprägten und variablen Bausteinen.

Für das Verstehenkönnen eines Schmerzberichts eines anderen Menschen ergeben sich aus diesem Denkmodell 3 Ebenen:

1) Die Ebene eines gemeinsamen stammesgeschichtlichen Erbes eines aus Moduln aufgebauten Schmerzsystems im Gehirn. Dazu gehören auch die Stereotypen des nichtsprachlichen Schmerzausdrucks.

2) Die Ebene von Schaltschemata, die den Menschen gemeinsam sind, die in ihrer Lebensgeschichte Erfahrungen mit bestimmten Schmerzen gemacht haben.

3) Die Ebene der kulturellen Rahmenbedingungen, innerhalb derer Schmerzbenehmen, Schmerzverarbeitung, Schmerzäußerung gelernt werden. Dazu gehört auch die Schmerzsprache.

Betrachtet man alle afferenten Fasergruppen aus einem Schmerzgebiet, so komponieren sich die einzelnen Melodien also zu einem polyphonen Satz, der auf der 3. Ebene des Rückenmarks noch vielstimmiger wird, weil dort andere Klangfiguren und Klangkörper – Sänger und Chor – einstimmen: in die der Haut die aus den tiefen Schichten des Körpermantels und der Eingeweide; in die der Tiefenschichten die aus Haut und Eingeweiden; in die der Eingeweide die aus Haut und z. B. Muskulatur: Verstärkung oder/und Umstimmung sind das Ergebnis.

Die dynamischen Impulsgebilde werden auf der 3. Ebene der Rückenmarksegmente beeinflußt durch den N. symphaticus und durch efferent gleichebenige und zentrale Hemmungen. Auf dieser Ebene wird auch entschieden, ob und welche Muster über den Vorderseitenstrang (Tractus spinothalamicus) nach zentral weitergegeben werden. In den Hinterhornneuronen sammeln sich neben den Impulsen der Mechano-, Thermo- und Nozirezeptoren der Haut auch die Rezeptoren des propriozeptiven Apparates, der Stellung und Bewegung von Körper und Gelenken kontrolliert.

Zwei spinothalamische Bahnen leiten auf der 4. Ebene die in den Segmenten gesammelten und gestalteten Informationsmuster weiter: die ältere paläospinothalamische Bahn leitet in die Formatio reticularis und in die medialen unspezifischen „Thalamus"-Kerne. Die jüngere neospinothalamische Bahn leitet in die lateralen spezifischen Thalamuskerne, in denen Ortsabbildung der Schmerzentstehung geschieht.

Die zentralere Repräsentation des polyphonen Satzes, der aus der Peripherie zuströmenden Impulsmuster, könnte auf verschiedenen Ebenen erörtert werden, die den stammesgeschichtlich aufeinanderfolgenden Hirnbereichen der Schmerzempfindung, -verarbeitung und -beantwortung entsprechen würden. Beim Menschen sind aber diese Ebenen so miteinander vernetzt, daß sie alle an jedem Schmerzgeschehen beteiligt sind, allerdings in unterschiedlichen Graden. Es entstehen unterschiedliche Verteilungsmuster verschiedener Beteiligungen auf dieser Ebene, deren Gesamtbild davon geprägt ist, auf welcher Ebene die Hauptwirkungen entstehen, welcher Teil des Orchesters überwiegt: die Gruppe der Bläser, der Streicher, der Schlaginstrumente.

Die von peripher zuströmenden Schmerzimpulsmuster werden auf die 3 Hauptregionen des Gehirns unterschiedlich verteilt und lösen dort auch unterschiedliche Empfindungs-, Wahrnehmungs- und Beantwortungsprogramme aus:

Oberflächenschmerzen werden über die neospinothalamische Vorderseitenstrangbahn vorwiegend in die spezifischen lateralen Thalamuskerne und in die sensomotorische Großhirnrinde geleitet; sie sind deswegen gut lokalisierbar, unterscheidbar sowie schnell und genau beantwortbar durch reflektorische oder bewußte Flucht- oder Stillhaltebewegungen.

Der Tiefenschmerz dürfte z. T. analog zugeleitet, aber außerdem über unspezifische mediale „Thalamus"-Kerne zum Globus pallidum, dem limbischen System und von dort diffus und unbestimmt in die Großhirnrinde, z. B. auch in das Stirnhirn geführt werden. Vorher gelangen auch Impulse in die Formatio reticularis des Stammhirns. Im ganzen ist die Ortsabbildung unpräziser; der affektive Stimmungsanteil ist stärker; Kreislauf und Atmung werden angesprochen; das erklärt die Streßkomponente dauernder Tiefenschmerzen und die Dysphorien. Außerdem bestehen Beziehungen zum hypothalamisch-hypophysären System. Über das aufsteigende retikuläre aktivierende System (ARAS) werden auch Wachheit und Aufmerksamkeit bis zu Schlaflosigkeit und Senkung der Schwelle für Ängstlichkeit (Erwartungsangst) beeinflußt. In diesem Verteilungsmuster hat auch die Ablenkbarkeit des Tiefenschmerzes ihren möglichen Grund.

Aus der erheblichen, bis zum Schock führenden vegetativen Beteiligung und der schnellen Gefahr von panischen Angstzuständen und Stimmungseinbrüchen beim Eingeweideschmerz kann man schließen, daß dieser vorwiegend in die subkortikalen Zentren der vegetativen Steuerung in Formatio reticularis und limbisches System und nur diffus in die Großhirnrinde, bevorzugt in das Stirnhirn, verteilt wird. Das erklärt die starke Verstimmungskomponente; denn Stirnhirn und limbisches System bilden eine das Anpassungsverhalten steuernde Einheit, die auch Lern- und Erinnerungsvorgänge zu Schmerzbewertung und -verhalten beiträgt. Da diesem System assoziative Funktionen zukommen, sind zweckmäßige Verhaltensweisen auch bei der schlechten Orts- und Ursachenabbildung der Eingeweideschmerzen möglich. Dem Stirnhirn wird die erlernte Kontrolle angeborener Verhaltensweisen zugeordnet.

Zu betrachten sind noch die Hemmungen der im Rückenmark gebildeten und geleiteten Impulse – Ebene 4 und 5. Ob diese Hemmungen nur die Impulsstärken oder auch die Impulsmuster betreffen, ist offen. Sie gehen von der Formatio reticularis oder dem Lemniscus medialis des Hirnstammes aus. Sie wirken über Freisetzung von Endorphinen, die an den Neuronen des Rückenmarks ihre Rezeptoren finden.

Vom motorischen System wissen wir, daß der Neocortex die sensomotorischen Reflexe auf der Rückenmarkebene hemmt, ihnen ihre Autonomie nimmt. Eine vergleichbare, aber stammesgeschichtlich frühere Hemmung der über dem paläospinothalamischen Trakt zuströmenden Schmerzafferenzen geschieht schon im Hirnstamm und im Zwischenhirn unter der Wirkung der diesen Bereichen über den neospinothalamischen Trakt zufließenden Impulse. Offensichtlich handelt es sich also um ein Kontrollsystem, einen Regelkreis, in unserem Bild um einen Dirigenten, der die eigenwilligen, autonomen Instrumentengruppen harmonisiert. Eine solche Sicht ergänzt die Frage nach dem Warum – stammesgeschichtlicher Schichtenbau – um die Frage nach dem *Wozu*.

Der Vergleich mit einem Konzert wäre unvollständig ohne einen Blick und ein Hinhören auf den Dirigenten, der zugleich der Komponist ist. Es ist der je-einzige und jeweilige Mensch als Schmerzengestalter. Kein Dirigent gestaltet eine Symphonie genauso wie ein anderer. Er dirigiert das gleiche Stück nie auf die gleiche Weise: Konzentration, Stimmung, Vorerfahrungen, Interpretationen, ja, Einschätzungen der Zuhörererwartungen leiten seinen Taktstock. Ist er gleichzeitig der Komponist, ändert er stetig an der Partitur. Auch das Orchester ist nicht immer das gleiche, gleich gestimmt, gleich disponiert, gleich bereit. All das gilt auch für die Hörer; und trotzdem erkennt jeder das Stück, die Symphonie, die Fuge, die Sonate, versteht ihre musikalische Botschaft.

Was hier Ich als Dirigent und Komponist und Orchester genannt wird, ist nicht mit Bewußtsein gleichzusetzen. Es ist, systemtheoretisch gesprochen, die zentrale Eigenschaft eines sich autonom ordnenden Selbst, ein harmonisierendes Prinzip. Wird es außer Kraft gesetzt, ist das Ergebnis eine Kakophonie: somatisch Schock und Ohnmacht, psychisch Panik und Verzweiflung, sozial Orientierungs- und Verhaltensverlust.

Damit kehren wir zur Anthropologie des Schmerzes zurück. Sie ist der Rahmen für die Beantwortung der Frage, wieviel Allgemeinheit und zwischenmenschliche Gemeinsamkeit notwendig ist, damit angesichts der großen individuellen Gestaltungsbreite der Schmerzen Verständigung zwischen Menschen möglich ist.

Warum Anthropologie des Schmerzes?

Wenn wir uns fragen, was wir als Ärzte aus unseren Erfahrungen mit den Schmerzen lernen können und im Umgang mit Schmerzkranken berücksichtigen sollen, so ist es gerechtfertigt, dazu noch einmal zu dem Allgemeinbegriff des Schmerzes – zu einer Metalogie – zurückzukehren. Dazu ist nicht nur die Einsicht in die nur bedingt nozizeptiv-nozidefensive biolo-

Teil und Ganzes: Zur Anthropologie des Schmerzes   21

gische Funktion der Schmerzen Anlaß. Vielmehr führen uns die Tatsachen der Multimodalität der Nozisensoren und die vielfachen Musterbildungen auf den mindestens 9 Hauptebenen des Schmerzgeschehens zum Versuch einer Antwort auf die anthropologische Frage, welche spezifisch anthropologische Bedeutung das menschliche Schmerzsystem in der Arteigentümlichkeit des Menschen hat. Dazu erinnern wir uns an einige stammesgeschichtliche Merkmale wie Sprachlichkeit, Geschichtlichkeit, Selbstbewußtsein und -bezogenheit. Sie sind Bedingungen der Möglichkeit leidender Selbstdarstellung einer Person. Ihre unbegrenzte Vielfalt entfaltet der Mensch in dem allgemeinen Rahmen seines Antriebsüberschusses, den ihm die teilweise Instinktentbundenheit öffnet. Des Menschen Entfaltungs- und Gestaltungsraum ist eben nicht vollständig durch Trieb-, Bedürfnis-, Reflex- und Instinktgebundenheit festgelegt. Er ist der „erste Freigelassene der Natur", das „nicht festgestellte Tier". Ein in Reflexen und Instinkten starres Schmerzsystem würde in diesem Prozeß individueller Menschwerdung und -entwicklung einen höchst hinderlichen Widerstand bedeuten. Das Schmerzsystem des Menschen muß also ebenso plastisch sein, wie die einmaligen genetischen Ausstattungen der Menschen Offenheit, Andersheit, Personsein gewährleisten.

Versteht man den Schmerz so, dann erschließt sich dem Arzt über das Allgemeine der Pathophysiologie und -biochemie der Schmerzen und des Schmerzes hinaus auch ein Verständnis dafür, warum ein Mensch *jetzt* und *so* über Schmerzen klagt; und er kann sich entsprechend verhalten; das gibt seinen therapeutischen Handlungen den individuellen Rahmen.

Wenn die geschilderten Musterbildungen der Schmerzen das Geschehen auf individuelle Gestaltungen hin öffnen, so sind es vielleicht die in ihnen wirkenden Hemmungen, Warnungen, Abstimmungen, Ordnungen, die gewährleisten, daß Schmerzen nur in Ausnahmefällen dazu führen, den Kranken in Panik und Auflösung seiner personalen Identität, in Verzweiflung und Kopflosigkeit zu stürzen. Sie ermöglichen es, sich zweckmäßig, überlegt und planvoll zu verhalten und zu handeln.

Trotz der erweiterten Kenntnisse und offenen Verhaltensräume sind dem Arzt und seiner Wissenschaft verallgemeinernde Aussagen und Zugänge zu dem verwehrt, was wir das Wesen des Menschen nennen, jenes Selbstverständnis, aus dem heraus und auf das hin jeder Mensch auf seine Weise hin lebt, seine Transzendenzen, seine ihn selbst übersteigenden idealen Entwürfe, in denen auch seine Würde aufgehoben ist. Wenn Verallgemeinerungen möglich sind, dann nur als je eigene Zuordnung zu einem vorwissenschaftlichen und den Wissenschaften nicht zugänglichen Bekenntnis. Welche Schlüsselbedeutungen der Schmerz und die Schmerzen dort haben, davon zeugen die Religionen und Philosophien, vom Vertreibungsmythos aus dem Paradies bis zum Schmerzensmann am Kreuz der christlichen Religion und von der Consolatio philosophiae des Stoikers Boëthius bis zu Friedrich Nietzsche, in dessen Bekenntnis religiöses und philosophisches Pathos sich

zur amor fati verbindet, wenn er 1883 schreibt: „... das ich mit einem äußerst schmerzhaften Leben doch auf ein Ziel zusteuere, um dessetwillen es sich schon lohnt, hart und schwer zu leben."
Anthropologie als Naturkunde des Menschen findet in der Schmerzkundigkeit des Arztes wesentliche Einsichten. Sie sind angewiesen auf das, was der Arzt aus den Berichten seiner Kranken heraushört und versteht. Der Schmerz ist ebensowenig sein und seines Kranken Widersacher wie Angst, Niedergeschlagenheit und Tod. Er zeigt vielmehr Wege und Eigenarten, allgemeine und besondere, lebenerhaltende und lebenzerstörende. Er ist ein Lehrmeister.

Anthropologie des Leibes bezieht auch jene Strukturen und Prozesse ein, die auf die Menschwerdung, das Menschbleiben und nach Krisen die Wiedermenschwerdung angelegt sind.

Medizinische Anthropologie macht aus den Erfahrungen mit Kranken – nicht mit Krankheiten – verallgemeinerte Antworten über den Menschen möglich. *Ärztliche Anthropologie* bezieht den einzelnen Arzt und sein kritisch nachgedachtes Verhältnis zu einem bestimmten Kranken mit ein, die Erfahrungen und Erlebnisse, die er mit sich selbst macht. Seine Ein- und Übereinstimmungen sind bei den Grundleidenschaften, den primären Affekten, der Angst, der Niedergeschlagenheit, der Scham sinnenfälliger als beim Schmerz. Dieser aber vermittelt zwischen jenen leidenschaftlichen Gegenseitigkeiten und dem, was Viktor v. Weizsäcker die Solidarität des Todes, besser, des Sterbenmüssens, genannt hat, der verborgensten und verdrängtesten Schicht unseres Daseins.

Was immer wir vom Schmerz und den Schmerzen beobachtend und messend wissen, wie immer wir es in Theorien, Modellen, Konzepten ordnen, die Vielfalt der Erscheinungen, wie sie uns in der sprachlichen Selbstdarstellung unserer Schmerzkranken entgegen- und als nonverbaler Ausdruck gegenübertreten, können wir damit nicht zureichend erklären und befriedigend verstehen. Und trotzdem verhalten wir uns i. allg. zweckmäßig und persongerecht.

Der Schmerz ist äußerste Abstraktion der in der Lebenswirklichkeit tatsächlich sich ereignenden Schmerzen. Diese Abstraktion „der Schmerz" rückt diesen in die Nähe eines Sinnes, aber ohne spezifisches Sinnesorgan, vergleichbar z. B. mit Auge und Ohr und ohne einen spezifischen Reiz wie Licht, Schall, Geruchs- und Geschmacksmoleküle. Der Schmerz entbehrt auch des spezifischen Zwecks: Ist seine nozizeptiv-nozidefensive Funktion einheitlich und verläßlich? Unterschiede der Ursachen- und Ortsabbildungen zwischen Oberflächenschmerz, Tiefenschmerz und Eingeweideschmerz belehren uns eines besseren. Trotzdem gehört der Schmerz zu den lebens-, ja überlebensdienlichen, d. h. sinnvollen Systemen und Hilfseinrichtungen.

Systemtheoretische Modelle und systemwissenschaftliche Methoden sind wichtige Hilfs- und Ordnungsmittel einer empirischen Anthropologie, einer Naturkunde des Menschen. Sie lehren uns, den Menschen als ein selbstreferentielles System zu sehen, als ein auf sich und seine Erhaltung rückbezogenes lebendes Gebilde, dessen rückbezogene Außenwirkungen das steuern, was wir Selbstorganisation und Selbstreproduktion nennen. Was den Menschen von anderen Lebewesen unterscheidet, sind das Bewußtsein und die Ordnung und die Merkmale dieses Selbst: Ständigkeit, Händigkeit, Sprachlichkeit, Geschichtlichkeit, Antriebsüberschuß, Leidenschaftlichkeit.

Nicht „was ist der Schmerz?", sondern „was bedeutet *ein* Schmerz *eines* Patienten an diesem Punkt, dieser Region, dieser Nichtverortbarkeit zu diesem Zeitpunkt in dieser Lebenslage?" Der Begriff „Bedeutung" meint in diesem Zusammenhang erklären und verstehen, d. h. Zuweisung von Ursachen und Bedingungen einerseits, Wertbesetzungen andererseits.

Vielleicht ist das Modell von Schmerz als System ähnlich dem endokrinen, immunologischen, metabolischen, neuralen System besser geeignet, um seine Bedeutung im Leibschema richtig einzuordnen als das eines Sinnes oder Sinnesorganes.

Wenn wir einmal das Denkmodell Viktor v. Weizsäckers von der Gegenseitigkeit, der wechselseitigen Stellvertretung von Leib und Leben, Verleiblichung (Verkörperlichung) von Erleben und Erleben von Leiblichkeit als Verständnis- und Verständigungshilfe benutzen, so erkennen wir, daß Lebenslagen, Spannungen zwischen Menschen, aber auch zwischen Strebungen und deren Folgen, Ich-Ideal und Ich-Wirklichkeit, Bedürfnis und Normen so erlebt werden können, daß sie verleiblicht werden, in Vorgängen am Körper zum Vorschein und Ausdruck – im wörtlichen Sinne – kommen. *Wo* das geschieht, ist nicht zufällig: a) Entgegenkommen der Organe, b) Entgegenkommen der Situation, c) Daseinswert einer Region.

Macht sich eine spannungsreiche, angst- oder verlustbesetzte Lebenslage nicht an einem Organ, einem Leistungsgefüge fest, so bleibt dem Menschen oft nur der Ausweg in eine Depression – offen oder larviert – oder in eine Klage. Und als solche wird oft der Schmerz gewählt, der aufs Ganze geht (psychosomatisches Modell; larvierte Depression, generalisiertes Schmerzsyndrom; generalisierte Fibromyalgie). Fokale und regionale Fibromyalgien werden als Teil eines Ganzen empfunden, als Teilstreik. Aber, sofern sie rein funktionell sind, drückt sich eine Problem- und Spannungslage der Person aus, ein gestörtes Daseinsgefüge von fortwirkendem Vorher, gegenwärtig erlittenem Jetzt, zweifelnd besorgtem Nachher. In diesem Zusammenhang bedeutet die Aussage „ich schmerze": „ich bin ganz Schmerz". Am experimentellen Modell des ischämischen Schmerzes haben Engel und Adler Hinweise dafür erarbeitet, daß frühkindliche psychosoziale Konflikterlebnisse Eintreten, Stärke, Dauer, Klagsamkeit eines Tiefenschmerzes beeinflussen können.

Bedingungen der Möglichkeit, Schmerzen mit- oder nachzuempfinden

Eine Anthropologie des Schmerzes und der Schmerzen wäre unvollständig, würde sie nicht wenigstens die Frage stellen, wie denn Menschen die Schmerzen eines Mitmenschen wahrnehmen, nachempfinden und sich dazu verhalten können. Es muß etwas Gemeinsames sein, was sie dazu befähigt. Die Botschaften der Worte, Bilder, Vergleiche, die stimmlichen Gestaltungen, Mimik, Gestik, Haltung können ja nur die Auslöser einer Verstehensleistung sein. Diese beschreiben wir mit Worten wie Nachempfinden – das ein Suchen voraussetzt – Sich-Hineinversetzen – das einen aktiven Vorgang des sich Setzens andeutet –, Sich-Hineinziehenlassen. Alles Verben des Bewegens und Bewegtseins. Der allgemeine Ausdruck für diese allgemein menschliche Fähigkeit heißt Sympathie, am besten übersetzt mit Mitleidenschaftlichkeit („compassio"), also nicht Mitleid („misericordia"). Das ist nun keineswegs nur ein aktiver, bewußt beabsichtigter, geplanter und gesteuerter Vorgang, sondern auch ein Ausgesetztsein, Ausgeliefertsein, Bewegtwerden. Das Problem ist also nicht einfach mit der Antwort erledigt, daß der Arzt, dem der Kranke über Schmerzen berichtet, im positivistischen Sinne nicht mitschmerzt, d. h. selber Schmerzen empfinden kann.

Mitleidenschaft oder Mitempfindung ist eine erste noch unspezifische, elementare Regung. Ihre gekonnte Anwendung hat man Empathie genannt, eine geübte und geplante Ordnung, Sympathie gezielt, d. h. person- und problemgerecht und auch lagegerecht zu ordnen.

Sympathievermögen und Empathiekönnen erklären uns aber immer noch nicht, wie wir die Schmerzen eines anderen verstehen können und müssen, wenn wir sie letztlich im Einzelfall hilfe- und handlungsleitend erklären wollen.

Für den Arzt und an den Arzt ist es eine wichtige Frage, wie es denn überhaupt möglich ist, den Schmerz eines anderen als Schmerz wahrzunehmen, nachzuvollziehen, zu verstehen, richtig zu deuten. Denn wenn ein Kranker seinem Arzt einen Knieschmerz schildert, so verspürt dieser ja in seinem Knie keinen Schmerz, aber in ihm liegen Muster, Schemata, Algorithmen für alle möglichen Schmerzorte und Schmerzformen, ein sich stets regenerierendes Leib-Schmerz-Schema bereit. Diese Bereitschaft und ständige Bereitstellung nennen wir z. B. Ängstlichkeit und Schamhaftigkeit als unbewußtes Potential, auf entsprechende Ereignisse sofort lage- und persongerecht zu reagieren. Für die Schmerzen ist die neurophysiologische Grundlage einer solchen Hypothese noch besser belegbar. Schmerzrezeptoren und Schmerzbahnen ruhen nicht, wenn keine Schmerzempfindungen vorhanden sind. Sie arbeiten unbemerkt mit einem Grundrhythmus. Wahrscheinlich ist die Regelmäßigkeit dieser Periodizitäten der Grund für das Nichtbemerktwerden. Ich möchte das Prinzip dieses Nachempfindenkönnens Isopathie nennen, eine spezifische Form von Sympathie also. Der Begriff Isopathie ist dem der Isomorphie und Isochronie nachgebildet. Unter Isomorphie verstehen wir die menschliche Fähigkeit, die Räumlichkeit der uns umgebenden Welt hinreichend genau abzubilden, damit wir uns in ihr gefährdungsfrei bewegen können. Isochronie ist die Fähigkeit, sich zum gleichen Zweck den Bewegungen unserer Umgebung anzupassen. Ohne Isomorphie und Isochronie wäre ein ungefährdeter Gang über eine befahrene Straße nicht möglich. Bei einem Sprung gehen noch Gewicht und Muskelkraft in das Leistungskalkül ein. *Isopathie* wäre also die anthropologische Bedingung mitmenschlicher Gegenseitigkeitsbeziehungen im Medium der Leidenschaften.

Dazu skizziere ich eine neurophysiologische Hypothese der Isopathie und ich ordne im Rahmen einer evolutionären Erkenntnistheorie diese menschliche Eigenschaft einem Muster von Bedingungen zu, die das Überleben der Menschheit als notwendiges Miteinander, als Selektionsvorteil, möglich gemacht haben. Beides wird vereint in einem Gestaltkreis, in dem ein erweiterter Begriff von Erkenntnis und ein Handlungsbegriff, der spontanes Verhalten einbezieht, eine anthropologische Grundfigur von Mitmenschlichkeit, Not und Hilfe, Homo patiens und Homo compatiens, bilden. Damit knüpfe ich an das Schema von den 5 Grundverfassungen menschlicher Leidenschaftlichkeit und menschlichen Leidens an.

Wenn bei Schmerzlosigkeit die peripheren Nozisensoren nicht ruhen, sondern eine Grundaktivität haben, die sich als rhythmische Impulse in den ableitenden Nervenbahnen nachweisen lassen, so ist es wahrscheinlich, daß sich auch auf allen Ebenen der Schmerzleitung, Schmerzmodulation und -musterbildung, der Schmerzprojektion und Schmerzbeantwortung – der Nozidefension – solche Grundaktivitäten abspielen. Anders wäre die im Dienste der Schadensvermeidung oder -begrenzung so schnelle und zweckmäßige Schmerzreaktion kaum verständlich. Die ständig iterierte Bildung von standardisierten Leistungsmustern, die laufend für typische Störfälle generiert werden, sind ein allgemeines Prinzip der Lebens- und Gesunderhaltung. Beispiele sind Gerinnung, Blutdruck- und Temperaturregulation, Immunabwehr, Enzymreaktionen und deren Zyklen. Sollwerte sind nicht ruhend, sondern werden ständig neu gebildet und eingestellt, weit entfernt von thermodynamischen Gleichgewichten, deswegen leicht auslenkbar, aber auch für Regelvorgänge schnell und empfindlich ansprechbar, z. B. durch Störgrößenaufschaltung. Diese Dynamik wird auch belegt durch die Schwankungen der Schmerzempfindlichkeit, der Schmerzhaftigkeit mit den Rhythmen des Tages und des Jahres und den Schwankungen der Gestimmtheiten und Befindlichkeiten. Wendet man die Begrifflichkeit der Chaostheorie an, so haben wir es mit dem Attraktortyp Grenzzyklus zu tun und nicht mit stabilen Fixpunkten. Die Hypothese lautet also, daß ständig unterhalb der bewußten Wahrnehmungsschwelle Schmerzensmuster und ihre Abwehr-Programme erzeugt werden und aktiv sind, die für das Körperschema und dessen Umweltbeziehungen typisch sind: nozizeptiv-nozidefensive Stereotypien. Wenn das Schmerzsystem so aufgebaut und auf diese Weise ständig aktiv ist, wäre eine Ordnung aus standardisierten Grundbausteinen, Moduln, für schnelle Anpassungsleistungen zweckmäßiger als eine Ordnung aus komplexeren Programmen. Eine modulare Ordnung würde eine je optimale Leistung für eine bestimmte Schädigungs- oder Gefährdungslage gewährleisten. Schmerzgestalten würden nicht bereitliegen, sondern situationsgerecht aus Moduln der Empfindung, Bewertung und Beantwortung von Schmerzen zusammengesetzt.

Das wäre auch das geeignete Schema, wie das Kind über Schmerzerfahrungen seinen Körper kennenlernt, den Zusammenhang von Schmerzursachen und Schmerzgeschehen begreift, Schmerzverhalten und Schmerzbenehmen in der Erziehung ausbildet. Eine statische Schmerzverarbeitungs- und -beantwortungsbereitschaft würde nach dieser Hypothese in eine gestaltbildende Dynamik umgedacht. Das Phänomen der Schmerzadaptation stützt diese Hypothese.

Wenn ich mit einer Einordnung des Schmerzsinnes und des Schmerzensystems in den Entwurf einer evolutionären Erkenntnistheorie, dem Übergang von der Physiologie in die Philosophie abschließe, so wird der „Schmerz" Element eines über das übliche hinausgehenden Begriffs von Erkenntnis. Erkenntnis ist ja nicht nur bewußte Wahrnehmung von und Einsicht in Vorgänge, nicht nur Zerlegen und wieder Zusammenfügen von Wirklichkeit – Welt, die auf mich einwirkt, in mich einwirkt, für mich sich ereignet im wörtlichen Sinne. Sie ist auch komplexe Zusammenschau von sinnvollen Zusammenhängen und sinnenfälligen Zusammengehörigkeiten, Gestalten des Lebens. Der lateinische Begriff „cognoscere" drückt dieses Zusammenkennen als besondere Erkenntnisleistung deutlicher aus als Erkennen und Wahrnehmen. Im Lebensprozeß erkennen wir ein sinnvoll geordnetes Ganzes, bevor wir seine Teile unterscheiden – und verhalten uns entsprechend zweckmäßig, bevor unser Verstand uns erklärt, warum das so und nicht anders geschah, geschehen durfte, geschehen konnte – wenn wir den Verstand überhaupt nachträglich für solche Erklärungen in Anspruch nehmen.

Die evolutionäre Erkenntnistheorie geht davon aus, daß sich Raum und Zeit als Weltsicht und weltverhaltende Anschauungsformen in der Stammesgeschichte ausgebildet und durchgesetzt haben, weil sie für das Überleben einen Selektionsvorteil geboten haben. Sie sichern, damit wir nicht mit der Welt ständig lebensgefährlich zusammenstoßen. Da sie uns allen eigen sind, gewährleisten sie auch das notwendige Maß an Übereinstimmung und Verständigung zwischen den Mitgliedern der Gattung, die für gemeinsames Leben und Überleben notwendig sind. Das ist durch einen gemeinsamen, genetisch kodierten „Weltbildapparat" (K. Lorenz) ermöglicht. Adolf Portmann geht über Raum und Zeit hinaus, wenn er sagt: „Wir kommen zur Welt mit einer Sinnesausrüstung und einem Weltbeziehungs-Systems." Raum und Zeit sind zwar Bedingungen der Möglichkeiten lebensdienlicher

Welterkenntnis; das lehren nicht zuletzt die Schmerzenserfahrungen und -gestalten. Sie sind aber nicht zureichende Bedingungen für Menschenkenntnis. Deswegen habe ich versucht, die Grundannahme der evolutionären Erkenntnistheorie auf die Leidenschaften als Medium zwischenmenschlicher Beziehung auszudehnen. Die Hypothese dazu lautet: Die Menschheit hat in der Stammesgeschichte auch deshalb als mitmenschliche Gemeinschaft überleben können, weil durch angeborene Formen gegenseitiger Wahrnehmung und gegenseitigen Verstehens leidenschaftlicher Zustände und Vorgänge hilfreiches Verhalten und Handeln möglich war. Immanuel Kant, auf den sich Vertreter der evolutionären Erkenntnistheorie, v. a. Konrad Lorenz, berufen, hat das in seiner „Anthropologie in pragmatischer Absicht" auf die Formel gebracht:

> Es gibt von der Natur konstituierte Gebärdungen, durch welche sich Menschen in allen Gattungen und Klimata auch ohne Abrede verstehen.

Konrad Lorenz' Lehrer Karl Bühler hat das die „Du-Evidenz" genannt.

Wenden wir die Hypothese einer stammesgeschichtlich gebildeten und bewährten Isopathie auf das Schmerzsystem an, so kann folgende Aussage vorgeschlagen werden:

Die Schmerzensäußerungen eines anderen – seien sie verbal oder nonverbal – verstärken in dem, der sie wahrnimmt, ständig generierte Teilmuster oder komplexere Muster von Schmerzgestalten, ohne daß diese als nachahmende Schmerzen tatsächlich empfunden werden, desungeachtet aber Verhaltensprogramme erzeugen, als ob die Schmerzen des anderen die eigenen wären. Da Mitmenschlichkeit, um deren besondere Ansicht es hier geht, nicht anders als sittlich zu denken ist, benutzte ich zur Verdeutlichung jene erweiterte Form der goldenen Regel, die Leibniz dieser gegeben hat:

> Quod tibi non vis fieri aut quod tibi vis fieri neque aliis facito aut negato";
> (Was du nicht willst, das man dir tue, oder was du willst, das man dir tue, das sollst du auch keinem anderen antun bzw. ihm nicht vorenthalten.)

Danach wäre das Nichteingehen und Sich-Nichteinlassen auf den Schmerz des anderen deswegen eine sittliche Verfehlung, weil wir die Anlage der Isopathie dazu haben und nur nicht nutzen. Wenn man schon im Zusammenhang mit Schmerzensgestalten von Ganzheiten sprechen will, so enden diese eben nicht an der Haut des Schmerzkranken als Ort und nicht im Jetzt der Zeit. Der oder die Gegenüber gehören dazu. Mit-Teilung ist nicht Teilung eines Ganzen in Teile, vielmehr Erweiterung eines mitmenschlichen Zusammenhanges. Ent-Scheidung, Zusammenführung des vorher Geschiedenen, hat Viktor v. Weizsäcker solchen Umgang, auch und gerade mit dem Schmerz, mit den Leidenschaften allgemein, genannt. Die Beschäftigung mit ihnen belehrt uns, wie dürftig und unzureichend unser Alltagsschema von Körper und Seele und wie unzulänglich ein Arztbild und -verhalten wäre, das im Schema der Gegenständlichkeit eines schmerzkranken Subjekts vor einem objektiven Beobachter verharrte oder verharren wollte.

Dialoge über Schmerzen als Sprachspiele (L. Wittgenstein)

Reichtum und Vielfalt sprachlicher Darstellung von Schmerzen, die sich immer mit nichtsprachlichen Gebärden zu Gestalten der Schmerzensäußerungen verbinden, weisen auf die Unmöglichkeit – vielleicht auch Unzweckmäßigkeit – einer oder weniger geprägter Formen, Stereotypien hin. Zu untersuchen sind deshalb die Bedingungen der Möglichkeiten von zwischenmenschlicher Verständigung überhaupt. Der pragmatische Weg nähert sich dem Problem, indem er dem alltagssprachlichen Sinn- und Leidensgehalt von Worten, Vergleichen, Bildern, Metaphern deutend und unterscheidend nachgeht: Wer spricht wie was und was meint er damit? Wie weit stimmt das, was er sagt und wie er es stimmlich ausspricht, mit dem überein, was er empfindet? Und wie kann ich als Zuhörer und Zuschauer diese Botschaften angemessen verstehen und gültig auslegen?

Ludwig Wittgenstein hat in seinen *Philosophischen Untersuchungen* seine Theorie der Sprachspiele als Formen von Verständigung über Empfindungen am Schmerz – und das sicherlich nicht zufällig – erörtert. Er eröffnete damit einen Zugang zur Epigenetik sprachlicher Schmerzäußerungen und deren zwischenmenschlicher Verstehbarkeit. Wer sich der Sprache des Schmerzes – sehend und hörend – zuwendet, nähert sich dem Kernbereich der Menschenkunde, der Sprachlichkeit als menschlichem Vermögen. Wie seine Geschichtlichkeit Dasein mit rückschauender Erinnerung und vorausschauendem Entwurf jenen Raum gestaltet, den die Anthropologen den instinktentbundenen Antriebsüberschuß ungerichteter, nicht festgelegter Strebsamkeit nennen, so auch die Sprachlichkeit. Wie sie im Einzelfalle ausgebildet und im Alltag genutzt wird, hat Wittgenstein in den Begriff der Sprachspiele gefaßt. Mit dem Spiel übernimmt er jenen Freiraum des Antriebsüberschusses, für den das Spielen und Abenteuern so kennzeichnend ist. Er wird erst sekundär durch überlieferbare Regeln geordnet. Für den Schmerz gilt, daß das Kind ein Schmerzbenehmen erlernt; dieses überformt die Ebenen der Schmerzreflexe und der instinktiven Muster des programmierten Schmerzvermeidungs- und -beantwortungsverhaltens.

Verständigung von Menschen untereinander geschieht aufgrund von Übereinstimmung der „Lebensform", gemeinschaftlicher Verhaltensmuster. Wittgenstein geht in der Führung seines Grundgedankens von den Empfindungen, ihrem Ausdruck, ihrer Darstellung nach außen, ihrer Verständlichkeit für andere aus; er beschränkt sich dabei auf die gesprochene Sprache; Mimik berücksichtigt er nicht; zu der gehören auch die Art des Sprechens: Überklang, Absinken von Stimmhöhe unter das Ausgangsniveau, Stakkato, Stottern, Pausen, Wimmern, Seufzen, Weinen, Schreien, Verstummen und Gestik – wie Zeigen, Umschreiben mit Bewegungen, sich Winden, Bewegungsvorsicht. Der entscheidende Paragraph in den *Philosophischen Untersuchungen* ist § 244. Ich zitierte ihn im Original:

„Wie beziehen sich Wörter auf Empfindungen? – Darin scheint kein Problem zu liegen; denn reden wir nicht täglich von Empfindungen und benennen sie? Aber wie wird die Verbindung des Namens mit dem Benannten hergestellt? Die Frage ist die gleiche wie die: wie lernt ein Mensch die Bedeutung der Namen von Empfindungen? Zum Beispiel des Wortes „Schmerz". Dies ist eine Möglichkeit: es werden Worte mit dem ursprünglichen, natürlichen Ausdruck der Empfindung verbunden und an dessen Stelle gesetzt. Ein Kind hat sich verletzt; es schreit; und nun sprechen ihm die Erwachsenen zu und bringen ihm Ausrufe und später Sätze bei. Sie lehren das Kind ein neues Schmerzbenehmen:"

Wir stellen uns die Frage, was ist die ursprüngliche, natürliche Gebärde, von der Immanuel Kant in seiner „Anthropologie in pragmatischer Absicht" gesagt hat: „Es gibt von der Natur gebildete Gebärdungen, an denen Menschen aller Rassen sich auch ohne Absprache einander erkennen."?

Dazu führt Wittgenstein fort: „So sagst Du also, daß das Wort „Schmerz" eigentlich das Schreien bedeute? – Im Gegenteil: der *Wortausdruck des Schmerzes ersetzt das Schreien* und beschreibt es nicht" – wir setzen hinzu nicht nur; denn für den Beobachter und Hörer ist der Schrei auch eine Beschreibung durch eine Botschaft; Wort und Satz des Erwachsenen sind für den Schmerzenden die Schmerzen. Wie weit, wodurch sie für den anderen auch die Schmerzen sind und nicht nur Schmerzen des über sie Klagenden bedeuten, das habe ich mit einem isopathischen Vermögen zu erklären versucht. Was den Klagenden mit dem beobachtend Hörenden verbindet, sind die in einer Sprachgemeinschaft, einer Lebensform als Verständigungsebene gültigen Regeln der Verwendung von Worten (§ 241).

Wittgenstein bietet uns mit diesem Beispiel des Sprachspiels Schmerz ein anthropologisches Modell an, das an den Kant-Darwin-Gedanken anschließt. Das Erlernen von Schmerzbenehmen entfaltet Schmerzsprache aus den ursprünglich natürlichen Schmerzgebärdungen, wie dem Schreien und Weinen, zu einem reichen Geflecht beschreibender Worte. Dieses Gefüge der Bilder, Metaphern, Vergleiche, könnte man mit einer Ellipse vergleichen, deren einer Brennpunkt der allgemeine Wortgebrauch, die Regel, das Schema, der Algorithmus einer Sprachgemeinschaft ist; der andere Brennpunkt der persönliche Stil, die Auswahl der im Sprachschatz bereitliegenden Worte für den eigenen Fall, die persönliche Auslegung der je eigenen Schmerzempfindung. Daher rührt die für die Schilderung von Schmerzen so kennzeichnende Redundanz; die Beschreibung mit nur einem Wort ist die seltene Ausnahme. Sprache bleibt mit nichtsprachlichen Gebärden verbunden. Sie bestätigen sich gegenseitig. Schon Darwin hatte für beide eine Art Koevolution postuliert. Zwischen den subkorticalen Projektionen des Schmerzgeschehens und den vorsprachlichen Zentren der Lautbildung haben sich stammesgeschichtlich früh Verbindungen entwickelt, die im Sprachzentrum des Menschen erhalten geblieben sind: Schreien, Stöhnen, Seufzen, Wimmern, Brummen, Knurren, Ächzen, Weinen. Der schmerzausdrückende Fluch vereint Klagelaut und Sprache. Zu untersuchen ist, ob sich das Schema des allgemeinen Schmerzwortschatzes in Regeln der Deutung gliedern läßt. Dazu gibt das schon gezeigte Beispiel einer Gliederung in

4 Gruppen eine Hilfe, die ich den Studenten in der allgemeinen Krankheitslehre anbiete und empfehle (siehe S. 13). Der Grundgedanke ist der der unterschiedlichen Ich-Nähe; die Gegenperspektive ist die Sachnähe.

Der *sprachliche Ausdruck* für Schmerzgeschehen

Es gibt ich-nahe und ich-ferne Schmerzen.
1. Jedes Organ schmerzt anders: der Herzschmerz ist ich-näher als der Kopfschmerz; der Hautschmerz ist ich-ferner als der Zahnschmerz oder der Gelenkschmerz.
2. Der Eingeweideschmerz ist ich-näher als der Hautschmerz; der Tiefenschmerz kann einmal mehr zur Ich-Nähe tendieren (z. B. Quetschung, Verrenkung), dann mehr zur Ich-Ferne (Pleuraschmerz).
3. Am Ich-nächsten sind die Schmerzen, die zum haltlosen Weinen und zur Panik veranlassen (Nierenkolik, Todesangst bei Herzinfarkt).

Einen ähnlichen Gedanken hat Melzak wesentlich ausführlicher entwickelt.

Was im Thema meines Vortrags mit dem *Ganzen* gemeint war, fasse ich in folgender Weise zusammen:

Es ist die biologisch-anthropologische Aufgabe des Systems Schmerz als Teil des angeborenen, kulturell überformten, individuell variierten Welt- und Mitweltbeziehungsapparates, 3 Ebenen harmonisch miteinander lebensdienlich zu verbinden: 1) Die stammesgeschichtlich herausgebildeten, allen Menschen gemeinsamen Mechanismen von den Sensoren bis zum dynamischen Geflecht zentral-neuronaler Modulnmuster; 2) die in einer Sprachgemeinschaft erlernten Muster sprachlichen Schmerzausdrucks, 3) die individuellen Stile der Schmerzäußerung und -verarbeitung.

Wenn Wissenschaft auch viele Tatsachen, Zusammenhänge und Teleonomien des Schmerzgeschehens zu einer Natur- und Menschenkunde zusammengetragen hat, so bleiben ihr doch gültige Aussagen über das Wesen des Schmerzes und seiner Stellung im Ganzen des Menschseins und im Selbstverständnis eines Menschen versagt. Sie weist allenfalls eine Richtung der Deutung. Die am meisten menschliche Eigenschaft ist die, sich selbst entwerfen zu können, über sich hinaus zu denken, zu fühlen, zu weisen, bestenfalls auch zu wachsen. Wir nennen das seine Transzendenzen, Selbstdeutungen, aus denen er seine Identität, seinen Eigensinn ableitet. Das sog. Ganze ist also ein je persönliches Selbsterleben. Anthropologie als eine erfahrungs- und theoriegeleitete Wissenschaft kann nur verallgemeinernde Aussagen darüber machen, was Gruppen, im idealen Falle allen Menschen, als erfahrbare Wirklichkeit gemeinsam ist.

Wie in vielen anderen Ansichten des Menschlich-Allzumenschlichen haben Dichter die Leidensgestalt des Schmerzes als ein welt- und menschenbezügliches Ganzes früher und deutlicher beschrieben als die Wissenschaft der Schmerzen, eine Anthropo-Algologie, das je wird vermögen können, ja, sich versagen muß.

Ich will das Angedeutete mit einem bekannten Klassiker des Menschlich-Allzumenschlichen belegen und zugleich die ernste Sprache der Physiologie, Anthropologie und Philosophie gegen die der leichteren Muse, des Humors, vertauschen, mit Wilhelm Buschs „Balduin Bählamm", 8. Kapitel: (Ich zitiere ihn unter dem Hinweis darauf, daß in den nosolgischen Systemen des 17. und 18. Jahrhunderts auch die Zahnschmerzen zu den Rheumatismen gehörten):

Das Zahnweh, subjektiv genommen,
Ist ohne Zweifel unwillkommen;
Doch hat's die gute Eigenschaft,
Daß sich dabei die Lebenskraft,
Die man nach außen oft verschwendet,
Auf einen Punkt nach innen wendet
Und hier energisch konzentriert.
Kaum wird der erste Stich verspürt,
Kaum fühlt man das bekannte Bohren,
Das Rucken, Zucken und Rumoren
Und aus ist's mit der Weltgeschichte,
Vergessen sind die Kursberichte,
Die Steuern und das Einmaleins.
Kurz, jede Form gewohnten Seins,
Die sonst real erscheint und wichtig,
Wird plötzlich wesenlos und nichtig.
Ja, selbst die alte Liebe rostet –
Man weiß nicht, was die Butter kostet –
Denn einzig in der engen Höhle
Des Backenzahnes weilt die Seele,
Und unter Toben und Gesaus
Reift der Entschluß: Er muß heraus!!

Literatur

Bühler K (1922) Handbuch der Psychologie I. Jena
Gehlen A (1958) Der Mensch. Athenäum, Bonn
Kant I (Ausg. 1921) Anthropologie in pragmatischer Hinsicht. Insel, Leipzig (Kant: Sämtliche Werke, Großherzog-Wilhelm-Ernst-Ausg., Bd. 1)
Lorenz K (1973) Die Rückseite des Spiegels. Piper, München
Melzak R (1978) Das Rätsel des Schmerzes. Hippokrates, Stuttgart
Merleau-Ponty M (1966) Phänomenologie der Wahrnehmung. Berlin
Plessner H (1961) Conditio humana. Ullstein, Frankfurt am Main (Propyläen-Weltgeschichte, Bd. I)
Portmann A (1970) Entläßt die Natur den Menschen?. Gesammelte Aufsätze zur Biologie und Anthropologie. München

Bewegung als Dialog.
Der Wandel historischer Bewegungsweisen und ihre Wirkung

August Nitschke

Das Thema „Bewegung als Dialog" klingt reizvoll – jeder hört gern etwas über Dialoge – und beängstigend unpräzise. Inwiefern sollen Bewegungen einen Dialog bilden können? Dies muß vorweg geklärt werden.
Viele Bewegungen haben keinerlei Dialogcharakter. Sie lassen sich recht sachlich beschreiben. Zu diesen gehören alle Bewegungen, die dem Menschen dazu dienen, eine Funktion auszuüben: Ein Schreiner bewegt sich, wenn er einen Nagel mit dem Hammer einschlägt. Zu diesen gehören einfache Ortsbewegungen: Ein Mann bewegt sich, wenn er ein Dorf verläßt und zu einem anderen geht. Zu diesen gehören auch Gesten, die Informationen vermitteln: Ein Zeigefinger weist auf einen Menschen, von dem Gefahr droht.

Bewegungen, die von Therapeuten bei einer Analyse benutzt werden, können einen Dialogcharakter haben, doch auch von diesen wollen wir nicht sprechen. Sie müssen jedoch kurz erwähnt werden, damit kein Mißverständnis aufkommt.

Grob betrachtet, lassen sich bei einer Bewegungsanalyse individuenorientierte und interaktionsorientierte Bewegungen unterscheiden. Bei den individuenorientierten Bewegungen können „Bewegungen" Gefühle oder Stimmungen eines Menschen erkennen lassen – auch übrigens seine Unfähigkeit, Gefühle auszudrücken. Bewegungen können weiter verraten, in welcher Situation sich ein Mensch befindet. Eindrucksvoll war für mich die Geschichte einer Pfarrfrau, die durch ausgebreitete Arme einen Baum darzustellen hatte und plötzlich verzweifelt unter Tränen zusammenbrach, weil sie erkannte, daß genau dies ihre Situation wiedergab: Alle kamen zu ihr, alle suchten bei ihr Schatten und Schutz; keiner kümmerte sich um sie.

Wenn wir zum Zweck einer Analyse bei Interaktionen auf Bewegungen achten, kommen wir der Dialogsituation schon näher. In diesem Falle gehen wir davon aus, daß zwischen den Menschen Handlungen ablaufen, eben Interaktionen. Menschen können sich bei ihren Begegnungen etwas mitteilen, sich wechselseitig informieren. Beobachtet man ihre Bewegungen – und das ist inzwischen oft genug geschehen –, so nimmt man wahr, daß diese manchmal das Gesagte korrigieren oder widerlegen: Eine Frau freut sich, wie sie sagt, einem Mann wiederzubegegnen; ihre Gesten verraten, daß sie ihn auf Distanz halten will, vielleicht sogar verabscheut. Gesten können auch ehemalige Interaktionen spiegeln:

Bei einer Frau fallen 2 Haltungen auf: Sie sitzt gelegentlich mit leicht geneigtem Kopf in einer lockeren Haltung da, häufiger jedoch hebt sie in einer starren, aufrechten Weise den Kopf hoch. Nach längeren Gesprächen wird erkennbar, daß beide Gesten eine frühere Situation wiedergeben. Nach dem Tod ihrer Mutter hatte ihr Vater noch einmal geheiratet, und sie erhielt Stiefgeschwister. Dieser Vater war ihr einziger Trost, an den sie sich gern mit geneigtem Kopf etwas anlehnte. Die Gegenwart ihrer Stiefgeschwister ließ sie gerade, erstarrt und ängstlich sitzen.

Die Ausdrucksgebärden, die Situationsgebärden – die sich auf die Person selber beziehen bzw. die bei Interaktionen zu beobachten sind –, helfen dem Therapeuten, einen Menschen kennenzulernen. Sie weisen auf Gegebenheiten hin, die die Ursache für eine Krankheit oder für andere Schädigungen sein können. Über diese Bewegungen ist allerdings schon so viel gesagt und publiziert worden – sie sind den meisten in ihrem Charakter so gegenwärtig, daß es mir nicht sinnvoll erschien, über sie zu sprechen.

Ich wende mich einer anderen Gruppe von Bewegungen zu, die in einem sehr viel strengeren Sinne zu einem Dialog werden können. (Am Ende erst werde ich dann diese Bewegungen mit den gerade beschriebenen vergleichen.)

Bewegungen führen zu einem Dialog, wenn Menschen auf Bewegungen nur mit Bewegungen reagieren können. In dieser Situation bleibt ihnen keine Zeit, Stimmungen und Gefühle auszudrücken, sich eine Vergangenheit zu vergegenwärtigen oder Vorbehalte sichtbar werden zu lassen. Die Bewegungen, denen sie ausgesetzt sind, fordern eine unverzügliche Antwort, und zwar eine Antwort durch eine neue Bewegung. In diese Lage gerät ein Mensch, wenn er körperlich angegriffen wird. Sobald eine Person vor ihn tritt, die ihn schlägt oder zu würgen versucht, muß er darauf mit seinen Bewegungen eingehen, und zwar sofort. Es gibt noch andere Situationen, in denen die Menschen auf Bewegungen gleich mit Bewegungen antworten. Davon wird noch die Rede sein. Doch wir wollen uns erst einmal mit Angriff und Verteidigung beschäftigen.

Gemeinhin herrscht die Meinung, daß Personen, die so – körperlich – angegriffen werden, sich zwar kräftig oder schwach, geschickt oder ungeschickt wehren können, doch die Art, wie sie reagieren, so glaubt man, sei, von diesen Varianten abgesehen, immer ähnlich. Das ist ein Irrtum. Die Unterschiede zwischen den einzelnen Bewegungsdialogen sind groß. Sie erlauben uns, verschiedene Bewegungssprachen zu unterscheiden. Drei dieser Sprachen möchte ich charakterisieren.

Die 1. Bewegungssprache: Wer bei uns in Europa unerwartet einen Schlag ins Gesicht erhält, wird, ist er geistesgegenwärtig und kräftig genug, seinerseits den Angreifer schlagen. Boxer führen mit ihren Fäusten diesen Kampf nach festen Regeln aus. Beginnt ein Angreifer unerwartet eine Person am Hals zu umklammern, wird diese Person versuchen, ihrerseits den Hals des Gegners zu fassen und ihn nach unten zu drücken.

In dieser Bewegungssprache verteidigt sich der Überfallene mit den Mitteln, mit denen er angegriffen wird. So wird die Verteidigung zu einem Angriff. Die Bewegungsweisen der beiden Kämpfenden sind sich im Grunde gleich. Beide suchen den Gegner zurückzudrängen und so einen Ort in ihrer Umgebung zu erreichen. Das Ziel ihrer Bewegung liegt außerhalb ihres Körpers. Da sie sich auf einen Ort hin bewegen, wollen wir diese Bewegungsweise Lokomotion nennen. Sobald wir versuchen, die „Grammatik" dieser Bewegungssprache genauer zu beschreiben, können wir folgendes sagen: Der Angreifer wie der Verteidiger wählen Bewegungen, die sie von dem Ort, den sie einnehmen, zu einem neuen Ort führen. Sie suchen dabei die andere Person von dem Ort zu verdrängen, an dem diese sich befindet. In der Situation des Kampfes richten sich diese Bewegungen gegeneinander. Der Opponent ist dem Kämpfenden immer gegenwärtig. Die Kraft, die die Lokomotion ermöglicht, muß sich allerdings immer – auch unabhängig von Kämpfen – gegen opponierende Kräfte durchsetzen. Der Mensch erreicht den von ihm angestrebten Ort dank einer Kraft, die ihn sich aufrichten und vorwärtsschreiten läßt. Gegen diese Kraft wirken andere Kräfte – etwa die Kraft der Gravitation –, die den Körper nach unten sinken läßt. Der Körper spürt bei dieser Bewegungsweise, daß einander opponierende Kräfte in ihm auftreten können.

Ein weiteres Charakteristikum dieser Bewegungsweise ist: Die Menschen verbrauchen bei dieser Bewegung Energie, ohne daß ihnen von dem Angreifer eine zusätzliche Energie zur Verfügung gestellt wird. Sie müssen daher darauf bedacht sei, ihr eigenes Energieniveau immer wieder zu erhöhen.

Die 2. Bewegungssprache: Aus Japan und China und aus den Ländern, die unter den Einfluß der chinesischen Kultur gerieten, kennen wir einen anderen Bewegungsdialog. Wir Europäer wurden mit ihm durch verschiedene Schulen vertraut, die uns die Selbstverteidigung dieser Länder lehrten. Dazu gehören Judo, Karate, Aikido und viele andere Richtungen ähnlicher Art.

In diesen Schulen der Selbstverteidigung lernen die Menschen, eine Angriffsbewegung, etwa eine zuschlagende Faust, gewähren zu lassen. Sie wenden den Körper etwas zur Seite, so daß sie nicht getroffen werden können, und können dann sogar die Faust des Gegners ergreifen und sie in der Richtung weiterführen, die der Angreifer gewählt hat. In gleicher Weise gehen sie bei einem Fußtritt vor: Wenn der Angreifer den Fuß erhebt und zutritt, packen sie den Fuß mit einer Hand und benutzen die Kraft, mit der der Angreifer zugetreten hat, um mit ihrer Hand den Fuß in der Richtung weiterzuziehen, die er wählte. Wenn sie ihren Körper zur Seite drehen, können sie so den Fuß nach vorn und hoch über den Kopf des Angreifers schieben, so daß dieser hilflos auf seinen Rücken stürzt.

Gegen diese Bewegung des Angreifers wird nicht opponiert. Statt dessen wird eine Verbindung zu diesen Bewegungen hergestellt. Der Angegriffene sucht nicht den Ort zu erreichen, an dem der Gegner sich befindet, um ihn von dort zu verdrängen. Er sorgt vielmehr dafür, daß zwischen ihm und dem Angreifer eine Verbindung geschaffen wird, die ihm erlaubt, die Bewegung des Angreifers fortzuführen, bis sie sich gegen den Angreifer selbst wenden läßt. Da dieser Dialog nur gelingt, wenn Angreifer und Angegriffener in ihrer Bewegung zu einer Einheit verschmelzen und somit eine Verbindung zwischen ihnen entsteht, wollen wir diese Bewegungsweise eine Bewegungsweise der Konnexion nennen.

Auch diese Bewegungssprache der Konnexion hat ihre „Grammatik". Der Bewegungsablauf setzt voraus, daß der Angegriffene ununterbrochen die Bewegungen aller Gestalten in seiner Umgebung beobachtet. Gleichzeitig muß er darauf bedacht sein, die Kraft einer Gestalt, die deren Bewegung verursacht, so zu nutzen, daß eine Konnexion zwischen dieser Gestalt und ihm entsteht. Das kann er aber nur, wenn er zuvor Bewegungen eingeübt hat, die ihm – durch Drehung oder Ortswechsel – gestatten, auf die Bewegungen dieser Gestalt so einzugehen, daß er und diese Gestalt zu einer Einheit werden.

Der bei diesem Dialog nötige Ortswechsel hat für den Verteidiger somit die Funktion, den Angreifer mit seinen Bewegungen voll zu seinem Recht kommen zu lassen und dabei etwas von seinen Kräften zu übernehmen, um Verteidiger und Angreifer zu einer Einheit werden zu lassen.

Wenn die Verbindung zwischen Angegriffenem und Angreifer dauerhaft sein soll, müssen beide bei der Konnexion möglichst in einen Gleichgewichtszustand geraten. So gehört es zu diesem Bewegungsdialog, daß die Teilnehmer – statt auf Opponenten, opponierende Kräfte oder Widersacher zu achten – auch sich selber kontrollieren, um festzustellen, ob sie eine Körperhaltung wahren, die sie jetzt im Gleichgewicht hält und die ihnen erlaubt, mit ihrem Widersacher, wenn die Verbindung mit ihm gelang, in einen Gleichgewichtszustand zu kommen. Die Hauptaufmerksamkeit gilt allerdings den Gestalten ihrer Umgebung.

Wer Bilder dieses Bewegungsdialogs betrachtet, kann aus der Haltung der miteinander Kämpfenden entnehmen, wie sie mit einem aufrecht gehaltenen Rumpf und mit der Fähigkeit, sich um ihren eigenen Rumpf zu drehen, diesen Gleichgewichtszustand schon bei Beginn des Kampfes einnehmen und während des Kampfes dann beibehalten.

Wer sich die Bewegungsweise der Konnexion einmal bewußt gemacht hat, beobachtet, daß einzelne Männer und Frauen – seltener in Europa, häufiger im Fernen Osten – auch unabhängig von Kampfsituationen diese Bewegungssprache verwenden. Wer die Sprache der Lokomotion benutzt, sucht, wenn er sich aufrichtet, wenn er geht, wenn er sich setzt – selbstsicher oder ängstlich – einen Ort zu erreichen. Wer hingegen die Sprache der Konnexion spricht, achtet darauf, ob die Orte ihm in ihrer Eigenart gegenwärtig sind, in die er, sich aufrichtend, gehend oder sich setzend, hineingerät. Wenn man es poetisch formuliert, könnte man sagen: Er achtet darauf, ob sie ihn erwarten.

Eine bereits angedeutete Eigentümlichkeit dieser Bewegungssprache soll einmal ausdrücklich hervorgehoben werden: Beim Kampf – und somit im Bewegungsdialog – geht die Kraft, über die der Angreifer verfügt, während des Bewegungsablaufs auf den Angegriffenen über. Der mit Schwung nach oben tretende Fuß verleiht seinen Schwung den Händen des Angegriffenen, die dadurch die Fähigkeit bekommen, den Fuß des Angreifers weit über das beabsichtigte Ziel hinaus nach oben zu ziehen und so den Angreifer rücklings auf die Erde zu werfen. Wenn man dies physikalischer formuliert, kann man sagen: Das Energieniveau des Angreifers sinkt, dasjenige des Angegriffenen steigt während des Dialogs. Dieser gewinnt während des Angriffs Energie.

Zur Bewegungssprache der Konnexion gehört somit, daß während des Bewegungsablaufs ein Energieaustausch zwischen Angreifer und Angegriffenem stattfindet, und dieser läßt als Folge dieses Dialogs eine Unifikation entstehen.

Die 3. Bewegungssprache: Die Bewegung einer Person kann – unabhängig von Kämpfen – auch von einer anderen Person unmittelbar übernommen werden. Wir kennen rein physiologisch bedingte Übernahmen von Bewegungen: Das Gähnen löst bei anderen Personen oft ebenfalls ein Gähnen aus; ein tränendes Auge läßt das Auge desjenigen, der dies wahrnimmt, ebenfalls feucht werden; Lippenbewegungen eines Säuglings werden beim Füttern von Erwachsenen – von Mutter oder Vater – unbewußt übernommen. Auch Gestik und Mimik eines Schauspielers können von Personen, ohne daß diese es merken, wiederholt werden.

Genauere Untersuchungen ergaben, daß es sich bei dieser Adaption von Bewegungen um einen Vorgang handelt, der mit dem Begriff der Nachahmung nicht gut charakterisiert wird. Dies Wort weckt immer die Vorstellung, als ob eine bewußte Handlung vorläge. Es handelt sich jedoch um einen nachweislich nicht vom Verstand oder Willen kontrollierten Vorgang. Kinder können, ohne es zu wissen, eine Bewegung des Vaters, die dieser erst infolge einer Kriegsverletzung erworben hat, übernehmen, wenn sie an den Vater besonders eng gebunden sind.

Gelegentlich können Bewegungen dieser Art auch im Kampf eingesetzt werden. So wissen wir von den Kelten, daß deren Krieger die in die Höhe führenden Sprünge einzelner Tiere übernahmen und dank dieser Sprünge einen gegen sie geschleuderten Speer ins Leere fliegen ließen. Doch häufiger noch ist dieser Bewegungsdialog unabhängig von Kämpfen zu beobachten. Wir achten allerdings auch dabei nur auf die Interaktionen, bei denen Menschen mit ihren Bewegungen auf Bewegungen eines anderen antworten.

Da bei diesen Bewegungen der Dialog eine Angleichung hervorruft, wollen wir diese Bewegungsweise die Bewegungsweise der Assimilation nennen.

Diese Bewegungssprache hat ebenfalls ihre eigene „Grammatik". Hatten bei der Bewegungsweise der Konnexion die Menschen beobachtet, mit welchen Bewegungen die Gestalten ihrer Umgebung sich ihnen nähern, um deren Bewegungen dann – bis zur Unifikation – fortzuführen, orientieren sich die Menschen bei der Bewegungsweise der Assimilation an dem Ablauf von Bewegungen, die in ihrer Umgebung auftreten. Für sie werden deren zeitliche Gliederung, deren Rhythmen oder deren Schwingungen wichtig. An diese assimilieren sie sich mit eigenen Bewegungen. Sie übernehmen in ihren Bewegungen den Ablauf dieser Bewegungen. Da es sich um einen unbewußten Vorgang handelt, muß es im Körper selber Organe geben, die sich an Rhythmen der Umgebung angleichen.

Angleichungen dieser Art hängen offensichtlich mit der Eigenfrequenz von Körpern zusammen. In der Physik kennen wir die Resonanz: Trifft ein schwingender Körper die Eigenfrequenz eines mit ihm verbundenen zweiten Körpers, tritt dieser in Resonanz. Aus der Biologie sind die inneren Uhren bekannt, die Tieren ermöglichen, sich an Tag-Nacht-Rhythmen zu adaptieren. Auf einer ähnlichen Voraussetzung muß die Bewegungsübernahme beim Menschen beruhen.

Eine Übernahme dieser Art ist nur den Männern und Frauen möglich, die dazu fähig sind, in einem entspannten Zustand die Rhythmen ihres Körpers – bei der Atmung, beim Herzschlag – zur Geltung kommen zu lassen. Richtet sich, wie bei den Bewegungsweisen der Lokomotion, ihre Aufmerksamkeit darauf, opponierende Gestalten oder Kräfte zu überwinden, gehen sie wie bei der Bewegungsweise der Konnexion unmittelbar auf einzelne Gestalten ein, dann werden sie ihren Körperrhythmen nicht so viel Raum geben, daß diese die Rhythmen ihrer Umgebung übernehmen. So ist die Bewegungsweise der Assimilation besonders häufig bei Kindern zwischen 3 und 8 Jahren anzutreffen: Sie sind nicht mehr auf die Bewegung der Konnexion angewiesen und noch nicht an der Bewegungsweise der Lokomotion orientiert.

Die Aufmerksamkeit richtet sich bei dieser Bewegungssprache sehr konzentriert auf die eigene Person. Diese muß in einem Zustand der Entspannung gehalten werden. Dann jedoch ist sie – in der Realität oder in der Phantasie – in die Nähe der Gestalten zu bringen, deren Bewegungsabläufe übernommen werden sollen.

Bei den Bewegungen der Assimilation findet kein Energieaustausch in dem Sinne statt, daß sich das Energieniveau des einen Partners senkt, während das des anderen steigt. Das jeweilige Vorbild kann durchaus die ihm eigene Energie, die seine Bewegungen ermöglicht, beibehalten. Wer mitschwingend, sozusagen in Resonanz, diese Bewegungen übernimmt, benötigt jedoch weniger Energie, als wenn er sie von sich aus, allein, auszuführen hätte. Insofern ist er nicht – wie bei der Bewegungsweise der Lokomotion – nur auf seine Energie angewiesen. – Soviel zu den 3 Bewegungssprachen.

Alle Menschen werden wohl in den ersten Lebensjahren mit diesen 3 Bewegungssprachen vertraut. Soweit sie in einer Familie heranwachsen, lernen kleine Kinder bald, wenn die Erwachsenen sich ihnen nähern, diese noch dichter an sich heranzuholen, um so, sich an sie schmiegend, mit ihnen eine Einheit zu bilden und selber in einen Gleichgewichtszustand zu geraten. Ab dem 2./3. Lebensjahr fangen sie an, unbewußt Bewegungen der ihnen vertrauten Erwachsenen – auch anderer Lebewesen – zu übernehmen. Später achten sie auf opponierende Gestalten und Kräfte, und so orientieren sie sich an den Bewegungen, die sie zu einem Ort bringen.

Wir können somit von diesem Bewegungsdialog her 3 Bewegungssprachen recht klar voneinander absetzen und unterscheiden:

- den Bewegungsdialog in der Sprache der Lokomotion,
- den Bewegungsdialog in der Sprache der Konnexion,
- den Bewegungsdialog in der Sprache der Assimilation.

Eigentümlicherweise bleibt der Zustand der Kindheit nirgendwo erhalten. Die Jugendlichen erfahren bald, daß in der gegebenen Situation ihrer Gesellschaft die Umgebung sie, wie auch alle Erwachsenen, dazu zwingt, bevorzugt eine der Sprachen zu verwenden. Warum es zu dieser Einschränkung kommt – sie ist weitgehend umweltbedingt –, soll hier nicht erörtert werden. Nur die Varianten der Sprachen seien anhand verschiedener Gesellschaften kurz charakterisiert. Wir orientieren uns dafür an den in einer Gesellschaft dominierenden Gymnastik- und Tanzformen.

In den älteren chinesischen Gesellschaften und in allen von China abhängigen Gesellschaften des Fernen Ostens wurde vorwiegend die Bewegungsweise der Konnexion beachtet. Man lernte in den sehr unterschiedlichen Gymnastikschulen, auf die Bewegungen der anderen – in der eigenen Umgebung – zu achten und diese erst einmal zu fördern. Ich erwähnte schon, daß im Judo und Aikido, selbst im Karate, die Übenden die Bewegungen eines Angreifers so aufnehmen, daß sich die Kräfte, die der Angreifer bei seinen Bewegungen benutzt, nachdem sie umgelenkt wurden, gegen den Angreifer wenden. Ein Charakteristikum dieser Gymnastikschulen ist, daß sich der Übende die verschiedenen Formen der Verteidigung aneignet. Den Angriff hat er nicht zu lernen.

Hinter diesen Übungen steht eine Gymnastik, die etwa im T'ai-chi geübt wird. Diese bringt dem Menschen bei, auch auf Veränderungen in der Natur, am Himmel, auf der Erde, durch Bewegungen einzugehen. Dabei wird nun angenommen daß in der Natur ein ständiger Übergang von der Fülle in die Leere zu beobachten sei und von der Leere in die Fülle, von einem schöpferisch-gestaltenden zu einem empfangenden und von einem empfangenden zu einem gestaltenden Prinzip, von Yin zu Yang und von Yang zu Yin. In einer Fließbewegung weicht der Übende zurück und dringt vor, wendet sich nach links, schwingt nach rechts, richtet sich nach unten und steigt nach oben auf, immer das akzeptierend und weiterführend, was sich ihm nähert, im Wissen, daß jede Steigerung des einen Prinzips den Umschlag in das andere Prinzip bereits einleitet.

Menschen, die in dieser Bewegungssprache aufwachsen, sind gewohnt, alle Veränderungen in ihrer Umgebung sorgfältig und genau zu beobachten und ihnen – und nicht etwa der eigenen Person! – Bedeutung beizumessen. Sie wissen, daß sie jederzeit auf Wandlungen in ihrer Umgebung einzugehen haben. Ihnen ist es allerdings selbstverständlich, diese so zu lenken, daß sie möglichst wenig Schaden anrichten, vielleicht sogar der eigenen Person nutzen.

Die Bewegungsweise der Assimilation begegnet uns in Europa bei den Kelten und bei den Germanen noch zur Zeit der Völkerwanderung. In deren Kultur wurden Bewegungen übernommen, die sich im Kampf gegen feindliche Gestalten, im Kampf der Sonne gegen die Nacht, im Kampf des Sommers gegen den Winter, bewährten, selbst wenn die Germanen vermuteten, auf die Dauer in diesen Auseinandersetzungen unterzugehen. Diese Bindung veranlaßte die Germanen, die wirbelnde, funkensprühende Bewegung der Sonne durch Gesten und in Tänzen nachzuahmen.

In Gesellschaften, die sich durch Bewegungen an Gestalten assimilieren, spielen oft Tänze eine wichtige Rolle. In Tänzen wiederholen die Menschen die Grundbewegungen der Götter oder die Grundbewegungen der Dinge, die am Anfang der Zeit das Universum entstehen ließen. In Indien folgen die Menschen weichen, anschmiegenden, aufsteigenden Bewegungen, die sie am Rückgrat spüren und die den Körper als Einheit erfahren lassen. Bei den Schwarzafrikanern wird der Körper hingegen in Teile zerlegt. Jeder Körperteil – Füße, Knie, Rumpf, Schultern, Hände und Kopf – verfügt über ein eigenes Bewegungszentrum. Diese Bewegungen laufen isoliert nebeneinander ab; es dominieren oft die Schüttel-, Zickzack- oder Sprengbewegungen. Diese Bewegungen sollen nach der Mythologie der Dogon am Anfang der Zeit im ersten Wesen, in einem Hirsekorn, aufgetreten sein. Sie führten damals zum Zersprengen der Hirsekornschale und ließen so die Welt entstehen.

Die Bewegungen der Lokomotion sind, wie schon erwähnt, bis ins 20. Jahrhundert in Europa sehr verbreitet. In den einzelnen Epochen der europäischen Geschichte haben diese Bewegungen dabei einen jeweils anderen Charakter. Im Hohen Mittelalter gehen diese ortsgerichteten Bewegungen von Armen und Schultern aus. Der obere Teil des Körpers hat für die Menschen dieser Gesellschaft, etwa für die Ritter bei den Turnieren und in den Kriegen, und für die Tänzer an den Höfen der Adligen eine höhere Qualität als der untere Teil, der den Körper nur im Gleichgewicht hält, wobei er seinerseits auch nach oben strebt.

Beim Fechten in der Renaissance wird der gesamte Körper gleichmäßig in die Bewegungen mit einbezogen. Der Mensch lernt nun, kämpfend vorzutreten, zurückzuweichen, den Gegner zu umkreisen. Er schiebt beim Stoß den Oberkörper nach vorn, weicht beim Angriff zurück und füllt mit seinen Bewegungen – ähnlich wie der Tänzer seit dem 15. Jahrhundert – den Raum in seiner Dreidimensionalität aus. Die Bewegungen der Lokomotion nutzen am Ende des 18. Jahrhunderts den Widerstand, der ihnen von Widersachern entgegengebracht wird, in einer neuen Weise. Sie stemmen sich jetzt gegen den Gegner an (beim Ringen etwa), so daß der Gegner den eigenen Körper in eine erhöhte Spannung versetzt, und diese durch den gespürten Widerstand erworbene Spannung nutzen sie, um sie in gesteigerte Tätigkeit, etwa in schnellere Bewegung, umzuwandeln.

So orientieren sich die Europäer in ihrer Bewegungssprache an unterschiedlichen Räumen – an einem Raum, der höhere und tiefere Bereiche unterscheidet, an einem Raum, der nur die Dreidimensionalität wahrnimmt, und an einem Raum, der durch unterschiedliche Spannungen und durch spannungsfreie Zonen charakterisiert ist.

Für unser eigenes Jahrhundert ist charakteristisch, daß seit dem 1. Jahrzehnt, und somit schon vor dem 1. Weltkrieg, einzelne Europäer und Nordamerikaner die traditionelle europäische Bewegungssprache der Lokomotion aufzugeben bereit waren. Von diesem Wandel waren am Anfang nur wenige betroffen, doch er läßt sich gleichermaßen in den verschiedenen gesellschaftlichen Schichten beobachten.

In den Vereinigten Staaten übernimmt eine Unterschicht, die enger mit den ehemaligen schwarzen Sklaven zusammenarbeitet, im Jazztanz die afrikanische polyzentrische Bewegungsweise. Zur selben Zeit lehrt in Genf Jaques Dalcroze Bürger der Schweiz und später in Hellerau deutsche Bürger eine polyzentrische Gymnastik. Die indische Bewegungsweise verbreitet sich mit dem Yoga, die fernöstlichen Bewegungsweisen werden durch die Schulen der Selbstverteidigung vermittelt.

Inzwischen hat sich das Interesse an diesen nichteuropäischen Bewegungsweisen weit verbreitet. Zur selben Zeit haben die außereuropäischen Gesellschaften die europäischen Bewegungsweisen übernommen, wie ihre Beteiligung an den Olympischen Spielen zeigt. Dieser Wandel spiegelt die Irritationen, in die die Gesellschaften unserer Erde hineingeraten.

Mit diesen mehr analytischen Fragen sich zu beschäftigen, ist eine Aufgabe der Historiker. Für Mediziner und unter diesen für die Psychosomatiker und Bewegungstherapeuten stellt sich eine andere Frage. Sie lautet: Lassen sich die Bewegungsdialoge bei der Heilung von Patienten verwenden?

Das eine muß vorweg gesagt sein: Bisher dienten die meisten Bewegungsinterpretationen den Medizinern und Psychologen dazu, den Patienten genauer zu beobachten, um Ursachen, die zur Krankheit führten, zu erkennen. Die Bewegungsinterpretationen helfen somit bei einer Therapie, die sich an der in der Wissenschaft üblichen Kausalität orientiert. Es wird nach Ursachen gesucht, und auf diese wird bei der Behandlung eingegangen.

Das gilt auch für die konzentrierte Bewegungstherapie. Sie hält die Patienten zwar dazu an, bei ihren Bewegungen diese zu „erspüren" und sie so mit einer gewissen Bewußtheit durchzuführen – ein Weg, den in ähnlicher Weise auch Feldenkrais eingeschlagen hat –, doch nutzt sie die Art, wie die einzelnen dies tun, dann meist dazu, auf Schwierigkeiten zu schließen, die den einzelnen krank werden ließen oder ihm Unannehmlichkeiten brachten. Die konzentrierte Bewegungstherapie kann darüber hinaus auch hoffen, daß eine solche erspürte Bewegung die Menschen insgesamt lockert und somit etwas zur Heilung beiträgt, aber das bedeutet doch nur, daß eine Ursache, die eine Krankheit entstehen ließ, so ihre ungute Wirkung verliert. Man bleibt im Kausalitätsschema.

Die von uns geschilderte Bewegung als Dialog hat jedoch einen anderen Charakter. Jede der 3 Bewegungssprachen ließ die Welt unter einem Aspekt sehen.

Bei der Bewegungsweise der Lokomotion wird auf die auf einen Ort gerichteten Bewegungsabläufe geachtet. Eine solche Sicht der Welt setzt einen Raum voraus. Zu dieser Welt gehört auch die Orientierung an Kräften, die in Opposition zueinander stehen. Wer diese Sprache verwendet, rechnet mit Widrigkeiten – mit individuellen Krankheiten etwa oder mit gesellschaftlicher Not –, die überwunden werden müssen. Die Aufgaben sollen dank der eigenen Energie gelöst werden.

Bei der Bewegungsweise der Konnexion gilt das Interesse den Gestalten der Umgebung, mit denen eine Verbindung eingegangen werden kann. So entwickelt sich eine wache Aufmerksamkeit für die Umwelt. Widersacher werden wahrgenommen, in ihrer Eigenart genau beobachtet – allerdings mit der Tendenz, sie gewähren zu lassen, etwas zu ändern und sich dann mit ihnen zu verbinden.

Die Bewegungsweise der Assimilation setzt voraus, daß man in einem entspannten Zustand die eigenen Rhythmen zur Geltung kommen läßt. Diese können dann Rhythmen und Zeitgliederungen, die in der Umgebung auftreten, übernehmen. Es erschließen sich dabei wieder andere Aspekte der Welt. Anstelle der raum- oder gestaltorientierten treten zeitorientierte Ordnungen.

Für einen Bewegungstherapeuten und für einen Mediziner besteht nun die Möglichkeit, seinen Patienten eine dieser Bewegungssprachen erlernen zu lassen, das heißt: ihn in einen Bewegungsdialog einzuführen, so daß er mit Bewegungen auf Bewegungen antworten muß. Er wird sich darüber einen Aspekt der Welt erschließen und auf eine der möglichen Weltordnungen achten.

Wer so vorginge, fragte nicht nach der Ursache, die eine Frau oder einen Mann krank werden ließen, um diese zu beseitigen. Er achtete statt dessen auf eine Sicht der Weltordnung und würde den Patienten, der in einen Bewegungsdialog hineingeriet, auf diese Ordnung verweisen. Es wäre somit keine kausale, sondern eine teleologische Therapie.

Da wir nun in unserem Jahrhundert so unsicher wurden und die meisten von uns nicht wissen, welche Ordnung eigentlich die ihnen und ihrer Gesundheit gemäße ist, müßte ein Arzt oder ein Bewegungstherapeut, würde er diesen Weg einschlagen, sehr vorsichtig vorgehen. So läßt sich zum einen mit Hilfe dieser Sprachen die Beziehung Arzt–Patient gestalten. Der Arzt kann am Anfang, wie es innerhalb der kausalen Methode üblich ist, bei der Anamnese aus den Haltungen und Bewegungsweisen des Patienten Schlüsse auf die Ursachen der Erkrankung ziehen. In diesem Stadium kann er bereits versuchen, den Patienten aus dem Zustand zu befreien, in dem dieser sich mit der eigenen Person beschäftigt. Er hat je nach dem Verhalten des Patienten dazu 2 Möglichkeiten:

- Er kann, wenn der Patient – etwa aufgrund seiner Schmerzen – erkennen läßt, daß er in eine Konnexion mit dem Arzt treten möchte, sich dem Kranken so zuwenden, daß dieser die Handlungen des Arztes weiterführen muß, so daß – der erstrebten Verbindung zuliebe – eine erste Eigeninitiative beim Patienten entsteht.
- Er kann, wenn der Patient resigniert, alles über sich ergehen läßt, sehen, ob er nicht gerade in diesem Zustand bereit ist, Haltungen oder Bewegungen des Arztes zu übernehmen. In diesem Falle könnte der Arzt durch seine eigenen Haltungsveränderungen und Bewegungen – wenn er sorgfältig darauf achtet und der Patient darauf anspricht – diesen aus seiner Apathie herausführen.

Der Vorzug dieser Arzt-Patient-Beziehung besteht darin, daß der Arzt auf den Patienten, ohne Worte zu gebrauchen, einwirken kann – und zwar an jedem Ort: am Krankenbett und im Sprechstundenzimmer.

Zum anderen können Ärzte und Bewegungstherapeuten eine wirkliche teleologische Therapie versuchen; an 4 Schritte ließe sich denken:

1. Schritt: Der Bewegungstherapeut (oder der Arzt) versetzt seinen Patienten in eine Situation, wo dieser die Bewegung als Dialog akzeptieren muß. Schon hierbei wäre zu wünschen, daß der Bewegungstherapeut selber den Dialog eröffnet und ihn nicht durch andere Personen beginnen läßt, um nur beobachtend daneben zu stehen.

2. Schritt: Der Bewegungstherapeut vermittelt dem Patienten Grundkenntnisse in jeder der 3 Bewegungssprachen.

3. Schritt: Aus Gesprächen zwischen dem Bewegungstherapeuten und seinem Patienten, die jeweils nach einem Bewegungsdialog stattfinden könnten, entnimmt der Therapeut,

- welche der Bewegungssprachen in der Familie oder am Arbeitsplatz des Patienten dominieren und daher möglicherweise von diesem gelernt werden müssen;
- von welcher der 3 Sprachen der Patient so angezogen wird, daß ihn während des Bewegungsdialogs in dieser Sprache eine eigene Freudigkeit erfüllt.

4. Schritt: Ist dem Therapeuten diese aus den genannten Gründen erwünschte Sprache selbst geläufig – beherrscht er etwa Aikido oder die europäische Form des Ringens –, dann bleibt er mit dem Patienten so lange in diesem Bewegungsdialog, bis er diesen an eine Gruppe weitervermitteln kann, die diese Sprache verwendet – etwa an einen Sportverein –, so daß der Patient sie so übt, daß sie ihm aus deren Aspekt eine Ordnung unserer Welt erschließt. Ist dem Bewegungstherapeuten diese Sprache fremd, vermittelt er den Patienten an einen Kollegen, der mit ihr vertraut ist.

Diese teleologische Therapie hat einen eigenen Reiz. Sie veranlaßt den Patienten nicht, sich mit seiner eigenen Person zu beschäftigen. Im Gegenteil: Sie lenkt ihn von sich selber ab. Sie läßt ihn statt dessen etwas hoffen. Sie erfüllt ihn mit der Erwartung, er möchte eines Tages einen Aspekt der Ordnung erkennen, die in unserem Universum anzutreffen ist.

Da in Heidelberg vor Jahrzehnten Plügge bei seinen Untersuchungen über den Suizid darauf hinwies, wie sehr wir Menschen auf eine Hoffnung angewiesen sind, dachte ich, es sei erlaubt, meine Vorschläge für eine teleologische Bewegungstherapie an diesem Ort einmal vorzutragen.

Literatur

Becker H (1989) Konzentrative Bewegungstherapie. Integrationsversuch von Körperlichkeit und Handeln in den psychoanalytischen Prozeß, 2. Aufl. Thieme, Stuttgart New York

Nitschke A (1975) Kunst und Verhalten. Analoge Konfigurationen. Frommann-Holzboog, Stuttgart-Bad Cannstatt

Nitschke A (1987) Die Bewegung als Zugang zu einer Kultur – Ein Gespräch zwischen den Kontinenten. In: Proksch C (Hrsg), Taijiquan. Luchterhand, Darmstadt Neuwied

Nitschke A (1989) Körper in Bewegung. Gesten, Tänze und Räume im Wandel der Geschichte. Kreuz-Verlag, Stuttgart

Stolze H (Hrsg) (1989) Die konzentrative Bewegungstherapie. Grundlagen und Erfahrungen, 2. Aufl. Springer, Berlin Heidelberg New York Tokyo

Schmerzerleben und frühe Traumata *

Rolf Adler, Stefan Zlot, Christoph Hürny, Christoph Minder

Einleitung

Noch selten hat eine klinische Arbeit über Jahre immer neue Forscher angeregt [7] wie Engels Untersuchung „Psychogenic Pain and the Pain Prone Patient" [27]. Trotz dieser Ausstrahlung ist unseres Wissens nie versucht worden, die von Engel als charakteristisch für den zu Schmerz neigenden Erwachsenen bezeichneten Kindheitserfahrungen in einer kontrollierten Studie zu überprüfen.

„Zu Schmerz neigende Patienten leiden wiederholt oder dauernd an der einen oder anderen schmerzhaften Störung, manchmal mit peripheren Veränderungen, manchmal ohne. Beim Zustandekommen ihres Symptoms Schmerz spielt meistens ein langdauernder Zustand von Schuld und/oder als Auslöser des Schmerzes eine schuldprovozierende Situation eine Rolle. Einige dieser Menschen sind chronisch depressiv, pessimistisch und düster, und ihre schuldhafte, selbstverächtliche Haltung ist offensichtlich. Einige von ihnen haben eine ganz außerordentliche Anzahl und Vielfalt von Niederlagen, Erniedrigungen und unliebsamen Erfahrungen erlitten ... Sie geraten in Situationen oder nehmen Beziehungen auf, in denen sie geschlagen, verletzt, unterworfen und erniedrigt werden, und ... scheinen aus solchen Erfahrungen nichts zu lernen, ... sie können ganz auffälligerweise Situationen nicht nützen, die Erfolge bringen könnten ... Obwohl sie über Schmerzen klagen, ist der Schmerz für sie etwas wie ein Tröster, oder ein alter Freund ... Er stellt eine Anpassung dar, einen Weg zur Integration, erworben durch seelische Erfahrungen" [7].

„Psychogener Schmerz" wird entsprechend DSM-III (1982, S. 249) definiert als:

A) Schwerer und langdauernder Schmerz ist die vorwiegende Störung. B) Der geklagte Schmerz entspricht der Gliederung des Nervensystems nicht; trotz ausgedehnter Abklärungen kann kein organisches Substrat oder ein pathophysiologischer Mechanismus gefunden werden, der den Schmerz erklärt; und wenn orga-

---

* Englische Fassung erschienen in Psychosomatic Medicine 51:87–101. Deutsche Originalfassung in Psychother. med. Psychol. 39:209–218. Mit freundlicher Genehmigung der Williams u. Wilkins Company und Georg Thieme Verlag, Stuttgart, New York.

nische Veränderungen vorliegen, geht der Schmerz weit über das hinaus, was aufgrund der Veränderungen erwartet würde. C) Psychologische Faktoren werden als ätiologisch beteiligt betrachtet, gestützt auf mindestens einen der folgenden Punkte: 1. eine zeitliche Beziehung liegt vor zwischen einem Umweltreiz, der mit einem psychischen Konflikt oder Bedürfnis verbunden ist und dem Auftreten oder der Intensivierung des Schmerzes, 2. der Schmerz ermöglicht dem Individuum, eine es schädigende Aktivität zu vermeiden, 3. der Schmerz bringt ihm Unterstützung durch die Umgebung, die es auf andere Art nicht erhalten dürfte. D) Der Schmerz ist nicht durch eine andere psychische Störung bedingt [7].

Psychosoziale Entwicklungsfaktoren

Die folgende Übersicht faßt die psychosozialen Entwicklungsfaktoren zusammen, die nach Engel [27] zur Neigung, Schmerz zu erleiden, beitragen (und zwar in abgekürzter Form, die in dieser Arbeit durchgehend benützt wird).

Psychosoziale Kindheitserfahrungen (A) und die 4 verglichenen Patientengruppen (B)

A. Kodierung der psychosozialen Kindheitserfahrungen

a) Eltern, brutal, gegeneinander
b) Eltern, brutal, Kind
c) Eltern, dominierend, sich unterwerfend
d) Eltern, bestrafend, überkompensierend
e) Eltern, zurückweisend, das leidende Kind liebend
f) Kind, sich verletzend, selbst
g) Kind, Aggression ablenkend
h) Kind, leidender Elternteil, Schuld
i) Kind, Aggression aufgebend
k) Kind, sexueller Mißbrauch
l) Kind, Verluste

B. Die 4 verglichenen Patientengruppen
A. psychogener Schmerz
B. organischer Schmerz
C. psychogene Körpersymptome, aber nicht Schmerz
D. organische Krankheiten, aber nicht Schmerz

Die zu Schmerz neigenden Patienten fielen häufig durch folgende Merkmale auf:
Die Eltern waren verbal und/oder physisch brutal gegeneinander [(a) Elten, brutal, gegeneinander].
Ein Elternteil oder beide Eltern war(en) verbal und/oder physisch brutal gegenüber dem Kind [(b) Eltern, brutal, Kind].

Einer von beiden war brutal, der andere unterwarf sich, ersterer oft ein Alkoholikervater [(c) Eltern, dominierend, sich unterwerfend].

Ein Elternteil bestrafte oft, erlitt dann jedoch Gewissensbisse und überkompensierte mit einem selten starken Ausmaß von Zuneigung, so daß sich das Kind an die Abfolge Schmerz und Leiden führen zu Zuneigung, gewöhnte [(d) Eltern, bestrafend, überkompensierend].

Das Kind setzte sich Verletzungen aus, um eine Antwort des Elternteils auszulösen [(f) Kind, sich verletzend, selbst].

Das Kind lenkte die Aggression eines Elternteils gegen den anderen oder gegen ein Geschwister auf sich selbst, gewöhnlich ein frühes Anzeichen von Schuld [(g) Kind, Aggression ablenkend].

Das Kind, das einen Elternteil oder sonst eine nahe Bezugsperson hatte, der/die an Krankheit oder Schmerz litt, begann sich dafür verantwortlich und schuldig zu empfinden, meistens aufgrund von aggressiven Impulsen, Handlungen, oder Phantasien [(h) Kind, leidender Elternteil, Schuld].

Das Kind war aggressiv oder verletzte, bis ein Ereignis es plötzlich zwang, solches Verhalten aufzugeben, gewöhnlich mit viel Schuld verbunden [(i) Kind, Aggression aufgebend] [7].

Nach unserer klinischen Erfahrung sind sexueller Mißbrauch und Verlust der Eltern beim später zu Schmerz neigenden Patienten nicht selten. Deshalb schlossen wir sie in die psychosozialen Entwicklungsfaktoren mit ein [(k) Kind, sexueller Mißbrauch], [(l) Kind, Verluste].

Gesundheit, zwischenmenschliche Beziehungen und Berufsleben

Patienten mit psychogenem Schmerz und der Neigung, Schmerz zu erleiden, schlittern in Situationen oder Beziehungen hinein, in denen sie verletzt, geschlagen, unterworfen und erniedrigt werden [7]. Einige sind chronisch depressiv, pessimistisch und düster. Ihre Vergangenheit umfaßt eine außerordentliche Zahl von Krankheiten, Unfällen, Operationen und schmerzhaften Abklärungen. Deshalb kämmten wir die Literatur in bezug auf diese Lebensbereiche beim psychogenen Schmerzpatienten durch.

Geschlechtsunterschiede bei Mann und Frau mit psychogenem Schmerz

Die ersten Bemerkungen Engels über die Neigung, Schmerz zu erleiden und psychogenen Schmerz stützten sich v. a. auf weibliche Patienten [7]. Später legte er nahe, daß das vorwiegend masochistische Verhalten eine besondere Auswahl weiblicher Patienten der zu Schmerz neigenden Population betreffen dürfte.

Tinling und Klein [30] beschrieben eine Gruppe von zu Schmerz neigenden Männern, die sadistisch, feindselig und hypermaskulin wirkten. Sie betonten Kraft, Mut, Kühnheit, Ausdauer, zeigten Furcht vor Schwäche und Passivität und zügelten ihre Aggressionen, indem sie sich in gefährliche, einzelgängerische, wagemutige Handlungen stürzten (z. B. Jagen, Autorennen, Tauchen).

Ziele der Untersuchung

Wir wollten klären, welche der psychosozialen Entwicklungsfaktoren, von denen Engel annahm, sie prädisponierten das Individuum zur Neigung, im Erwachsenenalter Schmerz zu erleiden, Patienten mit psychogenen Schmerzen (Gruppe A) im Vergleich zu 3 anderen Patientengruppen charakterisieren (Tabelle 1 *B*): Patienten mit organisch bedingten Schmerzen (Gruppe B), Patienten mit psychogenen Körpersymptomen, aber nicht Schmerz (Gruppe C) und Patienten mit organischen Krankheiten, ohne Schmerz (Gruppe D). Der Beitrag der einzelnen dieser Faktoren zur Neigung, Schmerz zu erleiden, ihr Zusammenwirken, ihre Spezifität und Unterschiede zwischen Mann und Frau stellen weitere Fragen dar, auf die wir Antworten suchten. Schließlich wollten wir wissen, ob eine „Dosis-Wirkungskurve"-Beziehung zwischen den Kindheitserfahrungen und der Schmerzdauer und anderen Aspekten des Erwachsenenlebens besteht.

Methoden

Datenerhebung

Ambulante und stationäre Patienten, die unserem Krankenhaus für Rehabilitation vaskulärer und neurologischer Kranker und zur Abklärung und Behandlung von Störungen, bei denen psychische und soziale Faktoren wichtig sein könnten, eingeschlossen Schmerz, zugewiesen wurden, wurden der Reihe nach ohne Ausnahme in die Studie aufgenommen. Patienten mit kognitiven Störungen, Aphasie oder der deutschen Sprache nicht mächtig, wurden ausgeschlossen. Die Datenerhebung wurde abgeschlossen, sobald die Kategorien (A) psychogener Schmerz, (B) organischer Schmerz, (C) psychogene Körpersymptome, ausgeschlossen Schmerz, und (D) organische Krankheiten, ausgeschlossen Schmerz, je 20 Patienten umfaßte. Die Einteilung wurde gemäß DSM-III [8] Kriterien von einem psychosomatisch ausgebildeten Internisten (C. Hürny) vorgenommen. Da die Kategorien A, C und D lange vor der Kategorie B komplett waren, weil Patienten mit unerklärbarem Schmerz, der sich dann als organisch bedingt herausstellt, verhältnismäßig selten sind, wurden neurologische, thoraxchirurgische und orthopädische Universitätskliniken ersucht, die letzten 5 Schmerzpatienten zur Vervollständigung der Gruppe B zuzuweisen.

Die Patienten wurden von 14 Ärzten interviewt, die mit dem Konzept des psychogenen Schmerzes vertraut und in der Interviewtechnik geübt sind, die an der University of Rochester Medical School, Rochester, N.Y. von G.L. Engel entwickelt und von den medizinischen Fakultäten der Universität Bern, Schweiz, und denjenigen von Ulm, Köln und Marburg (BRD) übernommen worden ist [24]. Zwölf Fälle wurden von C.H. wegen unvollständiger Daten oder der Unmöglichkeit, sie der Gruppe A oder B zuzuordnen, ausgeschlossen.

Kontrolle des Beobachter-(Interviewer-) und Beurteilervorurteils

Mehrere Maßnahmen wurden ergriffen, um mögliche Vorurteile zu verringern.

1) Die Interviews wurden mit offenen Fragen geführt und befaßten sich mit der Entwicklung der Krankheit, der Lebenssituation und persönlichen Angaben, die der Patient machen wollte und konnte. Diese Art von Interview erlaubt, medizinische und persönliche Daten gemeinsam zu erheben und den Assoziationen des Patienten zu folgen. Das Vorgehen ist nondirektiv, indem Fragen vermieden werden, die mit einem einfachen Ja oder Nein beantwortet werden können. Es erlaubt aber trotzdem, die bedeutsamen Bereiche der Lebensgeschichte und die Charakteristika des Verhaltens eines Patienten zu berühren, indem das Interview trotz offener Fragetechnik eine grundlegende Struktur aufweist. Die in jedem Interview berührten Bereiche sind in Abschnitt „Einleitung" erwähnt worden. Im Erstinterview nicht besprochene Gebiete wurden in zusätzlichen Interviews ergänzt.
2) Jedes Interview dauerte 60–120 min und wurde mit Einverständnis des Patienten auf Tonband aufgenommen. Sofort nach jedem Interview hielt jeder Interviewer wörtliche Beschreibungen und Ausdrücke der Patienten, welche die oben erwähnten Bereiche betrafen, fest. Die Tonbänder dienten als Gedächtnisstütze; sie wurden nicht als Ganzes schriftlich festgehalten.
3) Dem Interviewer wurden vor dem Erstinterview weder Zuweisungsbrief, Krankengeschichten früherer Spitalaufenthalte noch schon gestellte Diagnosen zur Verfügung gestellt.
4) Die vom Interviewer festgehaltenen, schriftlichen Notizen für jeden Patienten wurden frei von Alter, Geschlecht, Name und medizinischen Angaben nach einer Randomisierungstabelle dem unabhängigen Beurteiler S.Z. übergeben. Er hatte sie in bezug auf die psychosozialen Faktoren a bis k zu bewerten. Jeder Faktor wurde für jeden Patienten mit 0, 1 oder 2 bewertet, wobei 0 = fehlen, 1 = mäßig vorhanden, und

2 = ausgeprägt vorhanden, bedeutet.[1] Zur Berechnung der Interraterreliabilität wurden 20 Interviews randomisiert ausgewählt und von einem zweiten unabhängigen und blinden Beurteiler bewertet.[2] Auf einem anderen Datenblatt, auf dem die Bewertungen von S. Z. weggelassen worden waren, bewertete R. H. A. die Interviewausschnitte in bezug auf Gesundheit, zwischenmenschliche Beziehungen und Berufsleben.

Beispiele von verbalen Auszügen folgen, auf die sich die Bewertungen stützen.

a) Eltern, brutal, gegeneinander
Die Beziehung zwischen den Eltern war gespannt, mit vielen verbalen Zänkereien, aber sie schlugen sich nie. – Wertung 1 (43jähriger Arzt).

Der Vater warf Gegenstände nach der Mutter – Eier usw., wenn er betrunken war und schlug sie zusammen. Sie wurde geschieden, als ich 10jährig war. – Wertung 2 (39jährige Hausfrau).

b) Eltern, brutal, Kind
Der Vater (als wortkarg beschrieben) schlug mich selten mit der Hand aufs Hinterteil. Er war immer gerecht. Ich erinnere mich an eine Ohrfeige, als ich 15 war. – Wertung 1 (55jährige Hausfrau).

Der Vater (ein brutaler Alkoholiker) schlug mich aufs entblößte Gesäß, bis ich 13jährig war. Er griff meine Mutter mit dem Beil an, so daß die ganze Familie flüchten mußte. Dies hatte noch mehr Schläge zur Folge. – Wertung 2 (59jährige Hausfrau).

c) Eltern, dominierend, sich unterwerfend
Die Mutter unterzog sich dem Vater immer, nie bezog sie Stellung für uns (d. h. die Kinder). Sie beklagte sich bei uns über Vater. – Wertung 1 (48jährige Hausfrau).

Mutter herrschte, der Vater war weich. Hie und da kam er im Verborgenen zu mir und weinte. – Wertung 2 (59jährige Hausfrau).

d) Eltern bestrafend, überkompensierend
Meine Stiefmutter bestrafte mich von Zeit zu Zeit, erlitt dann Gewissensbisse und überkompensierte. – Wertung 1 (71jähriger, pensionierter Schneider).

Die Mutter entschuldigte sich, während sie mich schlug, und Vater gab uns Geschenke, wenn er einen Wutanfall gehabt hatte. – Wertung 2 (22jährige Verkäuferin).

e) Eltern zurückweisend, das leidende Kind liebend
Meine Mutter war zu mir besonders zärtlich, als ich einen Abszeß in den Tonsillen und in meinen Nieren hatte, sonst war sie nüchtern und distanziert. – Wertung 1 (54jähriger Büroangestellter).

Meine Mutter war außergewöhnlich liebevoll und warm, wenn ich krank war. – Wertung 2 (42jährige Mittelschullehrerin)

---

[1] S. Z. war von R. H. A im Bewerten eingeübt worden, und zwar anhand von Material von Patienten, bei denen Daten fehlten oder die nicht kategorisiert werden konnten.
[2] K-Werte $<0{,}4$ bedeutete ungenügende, $0{,}4-0{,}8$ genügend bis gute und $>0{,}8$ sehr gute Übereinstimmung.

f) Kind, sich verletzend, selbst
Ich erlitt mehrere kleine Unfälle, wenn ich z. B. mit dem Rad stürzte und Kopf und Knie verletzt, usw. – Wertung 1 (50jähriger Dienstmann)
Ich versuchte mehrmals, mir das Leben zu nehmen; mit 22 Jahren mit Tabletten, ein halbes Jahr später mit Aufschneiden der Pulsader, wobei ich Sehnen und Nerven verletzte, und mit 23 Jahren, indem ich mich vor den Zug warf. – Wertung 2 (24jährige Lehrerin)

g) Kind, Aggression ablenkend
Wenn mein Vater meine Mutter bedrohte, suchte sie bei uns Schutz, was dazu führte, daß er auch uns (Kinder) brutal behandelte. War ich krank, dann stritten die Eltern weniger häufig. – Wertung 1 (59jährige Hausfrau).
Schlug mein Vater meine Mutter zusammen, pflegte sie mich danach zu schlagen. – Wertung 2 (22jährige Verkäuferin).

h) Kind, leidender Elternteil, Schuld
Als ich noch ein kleines Kind war, litt Vater an Tuberkulose und war später wegen Depressionen mehrmals hospitalisiert. – Wertung 1 (27jährige Studentin).
Soweit ich mich zurückerinnern kann, haben meine Eltern an Schmerzen gelitten; der Vater hatte Rückenschmerzen, die Mutter Rheumatismus mit wandernden Gelenkschmerzen. Beide sind jetzt invalid. – Wertung 2 (22jährige Verkäuferin).

i) Kind, Aggression aufgebend
Kein Patient wurde mit 1 bewertet.
Der Vater ertrug meine Wut nicht. Nach dem Tod meiner Mutter lebte ich bei der Familie meines Onkels. Seine Frau war krank, und ich mußte schwer arbeiten. Wenn immer meine Wut durchbrach, bedrohte mich mein Onkel. – Wertung 2 (64jährige Hausfrau).

k) Kind, sexueller Mißbrauch
Als Junge sah ich wie ein Mädchen aus und wurde verschiedentlich von Männern belästigt, aber ich konnte immer davonspringen. – Wertung 1 (26jähriger Dienstmann).
Ein Onkel, bei dem ich nach dem Tod der Mutter lebte, versuchte mich wiederholt zu berühren und zu küssen, wenn ich allein war, aber er versuchte nie mit mir Geschlechtsverkehr zu haben (die Patientin vermag an dieser Stelle kaum mehr zu sprechen und schluchzt). Wertung 2 (64jährige Hausfrau).

l) Kind, Verlust (Eltern) im Alter zwischen 0–5, 6–10, 11–15, 16–20 Jahren, durch Tod, Trennung oder Scheidung der Eltern.

Gesundheit im Erwachsenenalter, zwischenmenschliche Beziehungen und Berufsleben

Krankheiten: leichtere Krankheiten: Krampfadern der Beine; essentielle Hypertension ohne Sekundärmanifestationen; Ulcus duodeni ohne Komplikationen, – Wertung 1. Schwere: chronische Pankreatitis; Scharlach mit renalen Komplikationen. – Wertung 2.

Operationen: Leichtere Operationen: Tonsillektomie, Appendektomie, – Wertung 1. Schwerere: Cholezystektomie; Kolektomie – Wertung 2.

Unfälle: Leichte Unfälle: Schulterkontusion; Bruch der Großzehe, – Wertung 1. Schwerere: Frakturen der Gesichtsknochen; Frakturen von Tibia und Fibula. – Wertung 2.

Depression: Leichtere (nach DSM III) wurden mit 1 bewertet, schwere mit 2.

Suizidversuche: Die Anzahl der Versuche ergab daß Maß für die Bewertung.

Mißbrauch von Substanzen. Mißbrauch von Narkotika, Barbituraten, Tranquilizern, Alkohol und Zigaretten wurde festgehalten.

Zwischenmenschliche Beziehungen. Sie wurden wie folgt bewertet: ungestörte (dauerhafte und harmonische) Beziehungen (Wertung 1); mäßig gestörte (Zank und Trennung) in bestimmten Beziehungen, zufriedenstellende (dauerhafte) Beziehungen zu wichtigen Mitmenschen (Wertung 2); oder schwer gestörte (häufiger Streit, Trennungen, Scheidung) Beziehungen (Wertung 3).

Berufsleben: Es wurde wie folgt bewertet: erfolgreich (dauerhafte Anstellung, Arbeitsplatzwechsel nur nach gegenseitigem Einverständnis zwischen Arbeitgeber und Angestellten), ohne Konflikte (Wertung 1); mäßig gestört (Konflikte am Arbeitsplatz, ohne zu Stellenwechsel zu führen) (Wertung 2); oder schwer gestört (zahlreiche Stellenwechsel wegen Konflikten am Arbeitsplatz) (Wertung 3).

Alter, Geschlecht und soziale Schicht

Alter. Das Durchschnittsalter der 4 Gruppen war signifikant unterschiedlich, Gruppe C war jünger; Gruppe A war $49,05$ Jahre $\pm 15,36$; Gruppe B $61,30 \pm 15,88$; Gruppe C $32,30 \pm 13,11$; und Gruppe D war $55,85 \pm 20,93$ Jahre.

Geschlecht: Die Geschlechtsverteilung in den 4 Gruppen war wie folgt: Gruppe A: 15 Frauen, 5 Männer; Gruppe B und C: 12 Frauen, 8 Männer; und Gruppe D: 11 Frauen und 9 Männer.

Soziale Schicht: Die Verteilung nach sozialen Schichten in den 4 Gruppen war ausgeglichen. Jede Gruppe umfaßte 1–4 Hilfsarbeiter, 5–10 Handwerker, 1–3 Kaufleute, Büchexperten, 0–3 Akademiker, 1–2 leitende Angestellte, Manager.

Zivilstand: Die Gruppen A, B, und D umfaßten 3–4 ledige und 9–13 verheiratete Patienten; in Gruppe C waren 12 ledig und 7 verheiratet. Alle Gruppen wiesen 0–5 getrennte, geschiedene oder verwitwete Patienten auf.

Dauer des Schmerzes, bzw. der Krankheit: die Dauer von Schmerz/Krankheit in den 4 Gruppen betrug A: $9,53$ Jahre $\pm 8,95$ (50); B: $10,49 \pm 13,36$; C: $4,42 \pm 3,99$; und D: $2,67 \pm 5,38$.

Resultate

Psychosoziale Entwicklungsfaktoren

a) Eltern, brutal, gegeneinander. Eltern von Patienten der Gruppe A waren verbal und/oder physisch brutaler gegeneinander als die Eltern der anderen 3 Gruppen. Der Unterschied ist signifikant (Tabelle 1); die Interraterübereinstimmung beträgt K = 0,89.
b) Eltern, brutal, Kind. Die verbale und/oder physische Brutalität nahm von Gruppe D nach Gruppe A zu. Die Differenz ist signifikant (Tabelle 2) (K = 0,85)
g) Kind, Aggression ablenkend, Patienten der Gruppe A und in weniger hohem Maße C – die beide an psychogenen Körpersymptomen litten – zeigten während der Kindheit signifikant häufiger Ablenkung der Aggression des einen Elternteils gegen den anderen oder gegen eines der Geschwister auf sich selbst als die Gruppen B und D, die an organisch bedingten Krankheiten litten (Tabelle 3) (K = 0,49).
h) Kind, leidender Elternteil, Schuld. Die Patienten der Gruppe A besaßen signifikant häufiger einen Elternteil oder eine andere nahe Bezugsperson, die an Krankheiten oder Schmerz litten (Tabelle 4) (K = 0,81). Chronische Leiden bei den Eltern wurden in 2 Gruppen unterteilt: Elternteil desselben (s) und einer des anderen (o) Geschlechts. Gruppe A wies signifikant mehr chronisch kranke Eltern auf, besonders Eltern dessel-

Tabelle 1. Vergleich der Brutalität der Eltern der Gruppe A (Eltern, brutal, gegeneinander) mit den Eltern der Gruppen B, C und D

Patientengruppen	A	B	C	D
Keine Brutalität	9	17	16	17
Mäßige Brutalität	3	2	0	2
Ausgeprägte Brutalität	8	1	4	1

$\chi^2 = 11{,}558$, df = 3, p = 0,009.

Tabelle 2. Vergleich der Brutalität dem Kind gegenüber (Eltern, brutal, Kind) mit den Eltern der Gruppen B, C und D

Patientengruppen	A	B	C	D
Keine Brutalität	4	8	11	14
Mäßige Brutalität	5	7	5	5
Ausgeprägte Brutalität	11	5	4	1

$\chi^2 = 16{,}51$, df = 6, p = 0,01.

Schmerzerleben und frühe Traumata   53

Tabelle 3. Vergleich des psychosozialen Faktors g (Kind, Aggression ablenkend) zwischen den Gruppen A–D

Patientengruppen	A	B	C	D
Keine Ablenkung	10	19	14	18
Geringe Ablenkung	3	0	4	1
Ausgeprägte Ablenkung	7	1	2	1

$\chi^2 = 14{,}012$, df $= 3$, p $= 0{,}003$ (geringe und ausgeprägte vs. keine).

Tabelle 4. Vergleich des psychosozialen Faktors h (Kind, leidender Elternteil, Schuld) zwischen den Gruppen A–D

Patientengruppen	A	B	C	D
Kein Leiden/Schmerz	9	19	16	15
Geringes(r) Leiden/Schmerz	4	0	1	3
Ausgeprägtes(r) Leiden/Schmerz	7	1	3	2

$\chi^2 = 13{,}62$, df $= 3$, p $= 0{,}003$ (gering und ausgeprägt vs. klein).

Tabelle 5. Beziehung zwischen dem Geschlecht des leidenden Elternteils (Faktor h) und dem des Patienten der Gruppen A–D

Patientengruppen	A	B	C	D
Kein Elternteil leidend	9	19	16	15
Beide Eltern leidend	1	0	0	2
s Geschlecht des leidenden Elternteils	8	0	2	3
o Geschlecht des leidenden Elternteils	2	1	2	0

Beide, s (selber) und o (anderes) Geschlecht des leidenden Elternteils gegen keinen der Eltern, $\chi^2 = 13{,}624$, df $= 3$, p $= 0{,}003$.

Tabelle 6. Beziehung zwischen dem Geschlecht des Elternteils mit Schmerz und dem der Patienten der Gruppen A–D

Patientengruppen	A	B	C	D
Kein Elternteil mit Schmerz	10	18	16	18
Beide Eltern mit Schmerz	2	0	0	0
s geschlechtlicher Elternteil mit Schmerz	6	1	3	2
o geschlechtlicher Elternteil mit Schmerz	2	1	1	0

Beide, s- und o-geschlechtlicher Elternteil gegen keine, $\chi^2 = 12{,}33$, df $= 3$, p $= 0{,}006$.

ben Geschlechts (Tabelle 5). In bezug auf Schmerz eines Elternteils während der Kindheit des Patienten zeigte Gruppe A signifikant mehr Eltern mit Schmerzen, und wiederum überwogen die Eltern desselben Geschlechts (Tabelle 6). In Gruppe A wies eine signifikant größere Anzahl von Eltern dieselbe Schmerzlokalisation wie der Patient auf (Tabelle 7).

k) Kind, sexueller Mißbrauch. „Mäßiger" sexueller Mißbrauch durch einen Elternteil oder ein Geschwister kam in fast 25% aller 80 Patienten vor. Ausgeprägter Mißbrauch fand sich häufiger in Gruppe A, die Zahlen waren aber klein (Tabelle 8) (K = 0,52).

Tabelle 7. Vergleich der Lokalisation des Schmerzes (bzw. des Symptoms) bei Eltern und Patient

Patientengruppen	A	B	C	D
Kein Elternteil mit Schmerz	10	18	16	18
Identische Lokalisation	7	1	0	1
Nichtidentische Lokalisation	3	1	4	1

$\chi^2 = 12,33$, df = 3, p = 0,006.

Tabelle 8. Vorkommen des psychosozialen Faktors k (Kind, sexueller Mißbrauch) bei den Patienten der Gruppen A–D

Patientengruppen	A	B	C	D
Kein Mißbrauch	13	13	12	19
Mäßiger Mißbrauch	4	7	7	0
Ausgeprägter Mißbrauch	3	0	1	1

$\chi^2 = 7,506$, df = 3, p = 0,06.

Tabelle 9. Vergleich des psychosozialen Faktors l (Kind, Verluste) und Ursache der Verluste bei den Patienten der Gruppen A–D

Patientengruppen	A	B	C	D
Kein Verlust	13	16	17	13
Verlust durch Tod eines Elternteils	2	2	2	6
Verlust durch Trennung	3	1	1	1
Verlust durch Scheidung	2	1	0	0

$\chi^2 = 3,57$, df = 3, p = 0,31 nicht signifikant.

Tabelle 10. Anzahl größerer Operationen bei den Patienten der Gruppen A–D

Anzahl Operationen	A	B	C	D
0–1	9	17	17	17
≥2	11	3	3	3

$\chi^2 = 12{,}81$, df $= 3$, p $= 0{,}005$.

1) Kind, Verluste. Der Verlust der Eltern, d. h. der Mutter und/oder des Vaters, wurde für die Altersgruppen 0–5, 6–10, 11–15, und 16–20 Jahre festgehalten. Zwei Drittel oder mehr der Patienten hatten keinen Verlust erlitten; kamen Verluste vor, verteilten sie sich ebenmäßig über alle Alters- und Patientengruppen. In Gruppe A hatten mehr elterliche Trennungen und Scheidungen stattgefunden als in den anderen Gruppen (Tabelle 9).

Die Komponenten c, d, e, f und i wurden von den Patienten selten erwähnt, in allen 4 Gruppen im selben Maße.

Gesundheit, zwischenmenschliche Beziehungen, Berufsleben

Gemäß Engel [6] ist das Erwachsenenleben des zu Schmerz neigenden Patienten auf den Gebieten Gesundheit, zwischenmenschliche Beziehungen und Berufsleben schwer gestört.

Krankheiten: Das Vorkommen schwerer Leiden war auf die 4 Gruppen gleichmäßig verteilt.

Operationen: Die Anzahl schwerer Operationen bei jedem Patienten war in der Gruppe A signifikant höher als in den anderen Gruppen, wenn die Patienten mit 0–1 Operationen denen mit 2 oder mehr Eingriffen gegenübergestellt wurden (Tabelle 10).

Unfälle: Die Unfallhäufigkeit war in allen Gruppen niedrig. In jeder Gruppe hatten 15 oder mehr Patienten keinen Unfall erlitten, und die 7 mit 2 oder mehr Unfällen waren über die 4 Gruppen gleichmäßig verteilt.

Depression: Episoden milder und schwerer Depressionen. Milde Episoden hatten ⅓ – ½ aller Patienten in allen Gruppen durchgemacht. Nur 7 Patienten in allen 4 Gruppen zusammen (0–2 pro Gruppe) hatten einen oder mehrere Schübe einer schweren Depression erlitten.

Suizidversuche: Die Häufigkeit der Suizidversuche war allgemein niedrig und über alle Gruppen gleichmäßig verteilt. 18–19 Patienten pro Gruppe hatten nie einen Suizidversuch unternommen.

Mißbrauch von Substanzen: Medikamentenmißbrauch, Alkohol und Zigaretten. Gruppe A umfaßte signifikant mehr Patienten mit Narkotika- und

Tabelle 11. Mißbrauch von Medikamenten, Alkohol und Zigaretten bei den Patienten der Gruppe A–D

Mißbrauchte Medikamente	A	B	C	D
Kein Mißbrauch	14	12	14	15
Narkotika und Barbiturate	3	0	0	0

$\chi^2 = 10{,}52$, df = 2, p = 0,005 (Mißbrauch von Alkohol, Zigaretten und Tranquilizern war über alle Gruppen gleichmäßig verteilt).

Tabelle 12. Gestörte zwischenmenschliche Beziehungen

Ausmaß der Störungen	Gruppen A+C	Gruppen B+D
Keine Störungen	18	28
Geringe Störungen	11	11
Beträchtliche Störungen	11	1

$\chi^2 = 10{,}507$, df = 2, p = 0,005.

Tabelle 13. Schwierigkeiten im Berufsleben

Ausmaß der Schwierigkeiten	Gruppen A+C	Gruppen B+D
Keine Schwierigkeiten	21	35
Geringe Schwierigkeiten	13	4
Ausgeprägte Schwierigkeiten	6	1

$\chi^2 = 11{,}836$, df = 2, p = 0,003 (Gruppen A+C gegen B+D).

Barbituratmißbrauch (Tabelle 11). Mißbrauch von Tranquilizern, Alkohol und Zigaretten war über die Gruppen A–D gleichmäßig verteilt.

Zwischenmenschliche Beziehungen: Signifikant häufiger wurden in den Gruppen A und C gestörte zwischenmenschliche Beziehungen geschildert (Tabelle 12).

Berufsleben: Schwierigkeiten im Berufsleben wurden signifikant häufiger von den Patienten in den Gruppen A und C – denjenigen mit psychogenen Körpersymptomen – angegeben (Tabelle 13).

*Faktoranalyse (Varimax Rotation)
der psychosozialen Kindheitserfahrungen, die zur Neigung,
psychogenen Schmerz zu erleiden, beitragen mögen*

Zwei Faktoren schälten sich heraus (Tabelle 14): F_1, den wir „Brutalität– Überkompensation" nannten, charakterisierte die Eltern als brutal gegen-

Tabelle 14. Spearman-Korrelationskoeffizienten in Gruppe A für F_1, F_2 und Anzahl größerer Operationen, Unfälle und Dauer des Schmerzes

	Operationen	Unfälle	Dauer des Schmerzes
Korrelation F_1 p	(0,02)		0,507
Korrelation F_2 p	0,436 (0,05)	0,420 (0,06)	

einander und gegenüber dem Kind und nachher oft überkompensierend (Interraterübereinstimmung k = 0,73) und das Kind als die Aggression auf sich lenkend (Komponenten a, b, d und g). F_2, den wir „Unterwerfung–Hemmung" nannten, charakterisierte die Eltern als dominierend bzw. sich unterwerfend (K = 0,49) und das Kind als Aggression aufgebend (K = 0,21) und als sexuell mißbraucht (Komponenten c, i und k). F_1 und F_2 kombiniert erklärten 73 % der Varianz. Tabelle 14 stellt die Spearman-Korrelationskoeffizienten von F_1, F_2 und Störungen zwischenmenschlicher Beziehungen – und des Berufslebens, Häufigkeit schwerer Operationen, Unfälle und Dauer des Symptoms „Schmerz" im Erwachsenenalter für die Gruppe A dar. F_1 korrelierte signifikant mit „Dauer des Schmerzes", F_2 signifikant mit der Häufigkeit der Operationen und, die Signifikanz streifend, mit Unfällen.

Vergleich zwischen Frauen und Männern der Gruppe A, „Psychogener Schmerz"

Gruppe A umfaßte 15 Frauen und 5 Männer. Tabelle 15 zeigt die Komponenten, in denen sich die Geschlechter unterschieden. Die Frauen zeigten höhere Werte der Kindheitserfahrungen c (Eltern, dominierend, sich unterwerfend), g (Kind, Aggression ablenkend), und k (Kind, sexueller Mißbrauch) und „Dauer des Schmerzes".

Diskussion

Interviewer- und Bewertervorurteile

Vier Maßnahmen wurden vorgekehrt, um sie einzuschränken: 1) Verwendung einer Interviewtechnik mit offenen Fragen, 2) Verwendung lediglich der verbalen Beschreibungen und Ausdrücke des Patienten für die Bewertung, 3) Durchführung des Interviews ohne Kenntnis von früheren Diagnosen, Abklärungen, Ergebnissen und Zuweisungsbrief und 4) Bewertung

Tabelle 15. Vergleich zwischen Frauen und Männern mit psychogenem Schmerz

Merkmal	Frauen (n=15)	Männer (n=5)	Fishers Exact Test
In der Kindheit			
Eltern, dominierend, unterwerfend	7	1	
Kind, Aggression ablenkend	9	1	
Kind, sexueller Mißbrauch	7	0	0,08 (einseitig)
Operationen	13	1	0,01 (zweiseitig)
Im Erwachsenenalter			
Mißbrauch von Narkotika, Barbituraten, milden Analgetika, Ergotamin	6	0	
Dauer des Schmerzes (Jahre)	11,2	4,5	

Tabelle 16. Analyse des Interviewervorurteils für Faktor a (Eltern, brutal, gegeneinander) in Gruppe A (psychogener Schmerz)

Interview	Mögliche Bewertung für Faktor a (Eltern, brutal, gegeneinander)		
	0	1	2
RHA (6 Interviews)	3	1	2
VP+IU (6 Interviews)	3	1	2
7 andere Interviewer (8 Interviews)	3	1	4

des Interviewmaterials durch einen unabhängigen, blinden Beurteiler. Zusätzlich wurde retrospektiv des Interviewervorurteil in allen 4 Patientengruppen und für jede der psychosozialen Kindheitserfahrungen gemessen. Zu diesem Zweck wurden die Wertungen des unabhängigen Beurteilers des Interviewmaterials eines jeden Interviewers für jede der 4 Gruppen einzeln, miteinander verglichen. In Gruppe A hatte 1 Interviewer 6 Patienten interviewt, 2 hatten je 3 Patienten gesehen, sieben Ärzte einen, und 1 Arzt 2 Patienten. Der 1. Interviewer bildete die 1. Gruppe, die zweiten 2 die 2. und die restlichen 7 die 3. Gruppe. Ein Beispiel eines solchen Vergleichs enthält Tabelle 16 für den Faktor a) (Eltern, brutal, gegeneinander). Sie zeigt eine ebenmäßige Verteilung der Bewertungen. Zusammengefaßt ergab der Vergleich für alle 10 Faktoren über alle 4 Gruppen A–D für 7 eine praktisch identische Verteilung, und für 3 Komponenten eine mäßige Abweichung. Diese braucht nicht unbedingt Folge eines Interviewervorurteils zu sein, denn sie könnten ebenso gut auf der kleinen Zahl von Patienten beruhen, die der einzelne Interviewer interviewt hat. Das Resultat dieser Analyse bestärkt unser Vertrauen in die Validität unserer Befunde, auch wenn sie ein – unwahrscheinliches – Vorurteil, das alle Interviewer betrifft, nicht ausschließt. Eine klinische Überlegung untermauert die Validität unserer Beurteilung: Werden alle maximal möglichen Werte, nämlich 2, für jeden Faktor bei jedem Patienten addiert, beträgt die höchstmögliche Summe 20. Der durchschnittliche Summenwert lag für Gruppe A zwischen 5 und 6, und für die Gruppen B, C und D bei 2. Um einen solch großen Unterschied zu erreichen, hätten die Interviewer bei den Patienten der Gruppen B, C und D Material bezüglich Kindheitserfahrungen in einem Ausmaß verpassen, verleugnen oder verdrängen müssen, das bei Verwendung einer Interviewtechnik mit offenen Fragen höchst unwahrscheinlich ist.

Psychosoziale Kindheitserfahrungen in den 4 diagnostischen Gruppen

Unsere Resultate stützen Engels [6] Beobachtungen über bestimmte psychosoziale Erfahrungen in der Kindheit erwachsener Patienten mit psychogenem Schmerz. In Gruppe A fanden sich die Erfahrungen (Eltern, brutal, gegeneinander), (Eltern, brutal, Kind), (Kind, Aggression ablenkend), ein Merkmal, das Gruppe A mit der anderen „Psychogene Symptome"-Gruppe C, teilt, signifikant häufiger als in den andern drei Gruppen. Benson et al. [3], Duncan u. Taylor [5], Violon [31] und Gross et al. [12] hatten Streit zwischen den Eltern und Bestrafen des Kindes bei vielen ihrer Patienten mit Schmerz ohne organische Veränderungen beobachtet, während Merskey u. Boyd [22] und Blumer u. Heilbronn [4] dies weniger häufig festgestellt hatten. Die Bewahrung der Familienstabilität durch Symptome (Schmerz) des Kindes, vermutlich als Folge der Ablenkung der Aggression von einem der Eltern auf sich selbst, haben Liebman et al. [19] beobachtet.

Die Erfahrungen (Eltern bestrafend, überkompensierend), (Eltern dominierend, sich unterwerfend), und (Kind, Aggression aufgebend) unterschieden sich in den 4 Gruppen nicht. Diese Komponenten erschienen in der Faktoranalyse: F_1 („Brutalität–Überkompensation") war signifikant mit „Schmerzdauer" korreliert (Spearman-Korrelationskoeffizient), und F_2 („Unterwerfung–Hemmung") mit Anzahl von Operationen und Unfällen.

Im Gegensatz zu Engels Beobachtungen [6] schilderten unsere Patienten selten (Eltern, zurückweisend, das leidende Kind liebend) und (Kind, sich verletzend, selbst). Diese psychosozialen Kindheitserfahrungen sind nur noch von Green [10, 11] beschrieben worden. Er beobachtete eine signifikante Beziehung zwischen körperlicher Mißhandlung durch die Eltern und Selbstverstümmelung durch das Kind. Unsere Erfahrungen mit psychogenen Schmerzpatienten geht dahin, daß der Interviewer oft mehr Zeit benötigt, um diese Daten zu erheben, als das Erstinterview erlaubt.

Patienten der Gruppe A erwähnten signifikant häufiger (Kind, leidender Elternteil, Schuld) als die Patienten der 3 anderen Gruppen. Diese Faktoren waren bei psychogenen Schmerzpatienten von Merskey u. Boyd [22], Hill u. Brendis [13], Apley u. Naish [2], Edwards et al. [6], und Joyxe u. Walshe [15] auch gefunden worden. Die Übereinstimmung zwischen Geschlecht des leidenden Elternteils und dem Patienten mit psychogenem Schmerz, und zwischen der Lokalisation des Schmerzes bei Elternteil und Kind ist von Engel [7] erwähnt worden. Bis auf unsere Studie liegt bisher keine andere kontrollierte Untersuchung darüber vor.

Die signifikante Beziehung zwischen (Kind, sexueller Mißbrauch) (im Faktor F_2 enthalten) und der Anzahl Operationen/Unfälle (Spearman-Korrelation) stimmt mit den Beobachtungen von Roy [27], Gross et al. [12], Wahl u. Golden [32] und Katon et al. ([17], kontrollierte Studie), überein.

Die Beziehung zwischen psychogenem Schmerz und Kind (Verluste) ist in der Literatur keine eindeutige [5, 14, 20, 29]. Unsere Resultate legen nahe, daß die Bedeutung des Verlusts von der Qualität der Beziehung zwischen den Familienmitgliedern abhängt: In Gruppe A waren die Verluste durch Trennung oder Scheidung der Eltern etwas häufiger, während sich die Anzahl der unspezifizierten Verluste in den 4 Gruppen nicht unterschieden.

Psychosoziale Kindheitserfahrungen und Gesundheit, zwischenmenschliche Beziehungen und Berufsleben im Erwachsenenalter

Beziehungen zwischen psychosozialen Kindheitserfahrungen einerseits und Verhalten und Symptomen im Erwachsenenalter andererseits können auf Zufall beruhen, bedeutungslos sein, kovariant sein oder in bedeutsamer Wechselbeziehung stehen. Untersuchungen, die plausible Wechselbeziehungen nachweisen, müssen bestimmte Kriterien erfüllen, die von Morrison u. Paffenbarger [25] zusammengefaßt worden sind:

Die Stichprobe muß homogen sein. In unserer Untersuchung stützte sich die Diagnose strikt auf die DSM-III-Kriterien, die eine reliable Diagnose erlauben [28].

Die psychosozialen Faktoren müssen häufiger und in größerem Ausmaß in der Stichprobe als in den Kontrollgruppen vorkommen. Dies traf in unserer Studie für die Kindheitserfahrungen a, b, g, k und l zu.

Diese Faktoren müssen der Krankheit zeitlich eindeutig vorangehen. Vom klinischen Standpunkt aus trifft dies bei unserer Untersuchung zu. Über jeden Zweifel erhabene Sicherheit würde nur eine prospektive Studie liefern; diese scheint uns aber eine unmögliche Aufgabe zu sein. Familien, in denen solche Kindheitserlebnisse vorkommen, würden sich nicht untersuchen lassen. Familien mit einem „battered child", auf die der Arzt aufmerksam wird, können untersucht werden, aber die Entwicklung einer solchen Familie wird nicht den „normalen" Gang nehmen, da Arzt, Sozialarbeiter usw. ihre Einflüsse ausüben werden.

Andere Beobachter müssen ähnliche Beziehungen feststellen. Dies ist, wie die Literatur zeigt, der Fall, auch wenn weitaus die meisten Studien keine Kontrollgruppen verwendeten, nur den einen oder anderen Faktor beobachteten und Interviewer- und Auswertevorurteile nicht zu verkleinern suchten.

Die Korrelationen müssen nach der statistischen Elimination anderer „Risiko"faktoren bestehen bleiben. Wir sind uns keiner Einflüsse bewußt, welche zu unseren Befunden geführt oder zu ihnen beigetragen haben könnten. Die ungleichmäßige Verteilung des Alters der Patienten (jüngere Patienten in Gruppe C) betrachteten wir aus folgenden Gründen für unbedeutend: Die Unterschiede zwischen den Gruppen A und C fanden sich ebenfalls zwischen der Gruppe A und B, D, die altersmäßig vergleichbar sind. Zudem sehen wir keinen Grund, warum jüngere Menschen der Gruppe C auf ihre Kinheitssituation mit mehr Verleugnung und Verdrängung zurückblicken sollten als diejenigen in Gruppe A; vielmehr würden wir mehr Kritik bei Menschen, die in den 50er und 60er Jahren geboren wurden, erwarten, im Vergleich zu früheren Generationen, für die das Gebot „Ehre Vater und Mutter" noch schwerer wog.

Die ungleiche Verteilung der Symptomdauer in den 4 Gruppen (in A und B länger als in C und D) beurteilten wir aus den folgenden Überlegungen heraus als unwichtig: Wenn Qualität und Ausmaß der Kindheitserfahrungen die Dauer der Symptompräsenz im Erwachsenenalter unspezifisch beeinflußt hätten, müßten die Patienten der Gruppe B eine kürzere Schmerzdauer als die der Gruppe A aufgewiesen haben, was nicht zutrifft. Hätte die Dauer der Symptompräsenz die Schilderung der Kindheitserfahrungen durch die Individuen beeinflußt, müßte die Gruppe D weniger und mildere Kindheitserfahrungen geschildert haben als die Gruppe B, was nicht zutraf.

Die psychosozialen Komponenten müssen für die Krankheit spezifisch sein. Fünf der 20 Patienten in Gruppe A wurden bezüglich der Kindheitserfahrungen sehr niedrig bewertet, was auf einen Mangel an Spezifität hinweisen könnte: Bei 2 dieser Patienten schien die Information sehr unzuverlässig, und 2 dieser Patienten zeigten ein ausgeprägtes masochistisches Erwachsenenverhalten. Dies könnte heißen, daß die Kindheit nicht frei von Erfahrungen gewesen sein mag, die für viele Patienten mit psychogenem Schmerz typisch sind. Unsere Resultate erlauben den Ausschluß der Interpretation aber nicht, daß die Gruppe „psychogener Schmerz" in bezug auf die Symptombildung nicht homogen ist. Die Unterschiede zwischen Männern und Frauen in dieser Gruppe (s. unten) weisen in diese Richtung. In Gruppe C wurden 4 Patienten hoch eingestuft. Dies heißt, daß die erwähnten Kindheitserfahrungen nicht nur mit Schmerz im Erwachsenenalter in Beziehung stehen, sondern, wenn auch seltener, mit anderen psychogenen Körpersymptomen im Erwachsenenalter.

Eine Dosis-Wirkungs-Beziehung zwischen den psychosozialen Faktoren und der Krankheit muß bestehen. Der Spearman-Korrelationskoeffizient von F_1 („Brutalität–Überkompensation") und „Dauer des Schmerzes" war signifikant (p = 0,02, r = 0,507). Für F_2 („Unterwerfung–Hemmung") und „Anzahl größerer Operationen und Unfälle" betrugen die Korrelationskoeffizienten 0,43 und 0,42 mit p = 0,05 und 0,06 (2seitige Tests).

Wie werden diese Einflüsse vermittelt? Denkbar sind folgende Mechanismen: „Lernen durch Identifikation", „operantes Konditionieren", und „Neutralisation von Schuldgefühlen durch den Vorgang der Konversion". Die Beziehungen zwischen Geschlecht und Lokalisation des Schmerzes bei Elternteil und Kind legen Lernen durch Identifikation nahe. Die Korrelation zwischen F_1 („Brutalität–Überkompensation") und „Dauer des Schmerzes" weist auf operantes Konditionieren hin. Die Beziehung zwischen F_2 bzw. seiner Komponente Hemmung von Aggression, die mit Schuldgefühlen verbunden ist, und „Anzahl der Operationen und Unfälle" macht die Neutralisation von aggressiven und Schuldgefühlen wahrscheinlich.

Das Vorkommen einer signifikant höheren Anzahl von Operationen bei den Patienten der Gruppe A deckt sich mit 3 unkontrollierten Studien [3, 29, 30]. Frauen wurden signifikant häufiger operiert als Männer. Diese Beobachtung wird weiter unten noch besprochen.

Zwischenmenschliche Beziehungen und Berufsleben waren in den Gruppen A und C – mit psychogenen Körpersymptomen – signifikant gestörter als in den Gruppen B und D. Gidro-Frank et al. [9] verglichen weibliche Patienten mit Unterleibsschmerzen einerseits und Frauen, die vor der Geburt standen. Erstere waren mit Ehemann und Heim signifikant unzufriedener. Die Frage bleibt offen, ob dies Folge der chronischen Schmerzen war oder diesen voranging. Mohammed et al. [23] verglichen depressive Patienten mit Schmerz mit lediglich depressiven Patienten und stellten bei der ersten Gruppe signifikant mehr mit schlechteren Ehen fest. Die obige Frage bleibt offen. Merskey u. Boyd [22] beobachteten signifikant mehr Streit, Auseinandersetzungen und Trennungen bei Patienten mit nichtorganischem Schmerz als bei solchen mit organisch bedingtem Schmerz. Dies heißt, daß Unzufriedenheit nicht eine Folge chronischer Schmerzen ist, was mit unseren Beobachtungen übereinstimmt.

Schwere Depressionen und Suizidversuche kamen selten und gleichmäßig verteilt über alle 4 Gruppen vor. Die Resultate von Benson et al. [3], Gross et al. [12], Ahles et al. [1], Large [18] und Pilowsky et al. [26] decken sich damit. Im Gegensatz dazu fanden Blumer u. Heilbronn [4] und Katon et al. [16] höhere Zahlen von depressiven Episoden in kontrollierten Untersuchungen. Wir stimmen mit Merskey [21] überein, daß „Anhedonie, Energielosigkeit und Unglücklichsein bei Patienten mit chronischem Schmerz oft festgestellt werden, Depression, die eine eigene Kategorie verlangen würde, aber oft fehlt, und daß die Auslesevorgänge von Kliniken, welche Schmerzpatienten sehen, verstanden werden müssen, damit Häufigkeit, Typen und Schwere von Depressionen beurteilt werden können".

Vergleich zwischen Frauen und Männern mit psychogenem Schmerz

Die kleinen Untergruppen von unterschiedlichen Größen gestalten einen Vergleich schwierig, aber lassen ihn dennoch als sinnvoll erscheinen, denn Tendenzen sind ersichtlich: Die Frauen wiesen häufiger einen sich unterwerfenden Elternteil auf (4mal der Vater, 3mal die Mutter), lenkten Aggressionen häufiger auf sich, und wurden als Kinder sexuell häufiger mißbraucht als die Männer. Als Erwachsene unterzogen sie sich häufiger Operationen, und litten länger an Schmerz als die Männer. Zusammenfassend läßt sich vermuten, daß die Frauen mehr Kindheitserfahrungen durchmachten, die zu masochistischem Verhalten führten, als die Männer. Diese stellen vermutlich eine oder mehrere Untergruppen der Patienten mit psychogenem Schmerz dar. Da wir bei ihnen nicht besonders nach Zügen wie Sadismus, Feindseligkeit, Kontrolle der Aggression durch Rückzug vor Mitmenschen und Engagement in gefährlichen Aktivitäten Ausschau hielten, können wir nur andeuten, daß sie uns eher depressive, abhängige Individuen zu sein schienen und nicht dem Bild des „einsamen Jägers" entsprachen, das Tinling u. Klein [30] bei Männern mit psychogenem Schmerz beschrieben haben.

Danksagung

Die Autoren möchten danken: Frau Rosemarie Studer für ihre Hilfe als Sekretärin, den Ärzten Drs. L. Beyeler, M. Caflisch, R. Gerber, M. Maritz, B. Oberson, V. Pasquinelli, A. Radvila, I. Unternährer, D. Vasella, R. Weber, M. T. Wellinger und Dipl.-Psych. W. Hemmeler für das Interviewen der Patienten.

Literatur

1. Ahles TA, Yunus MB, Masi AT (1987) Is chronic pain a variant of depressive disease? The case of primary fibromyalgia syndrome. Pain 29:105–111
2. Apley J, Naish N (1958) Recurrent abdominal pain: a field survey of 1000 school children. Arch Dis Child 33:165–170
3. Benson PC, Hanson KH, Matarazzo JD (1959) Atypical pelvic pain in women: gynaecologic psychiatric consideration. Am J Obst Gyn 77:706–825
4. Blumer D, Heilbronn M (1982) Chronic pain as a variant of depressive disease: the pain-prone disorder. J Nerv Ment Dis 170:381–406
5. Duncan CH, Taylor HC (1952) A psychosomatic study of pelvic congestion. Am J Obst Gyn 64:1–12
6. Edwards PW, Kuczmierczyk AR, Boczkowski J (1985) Familial pain models: the relationship between familial history of pain and current pain experience. Pain 21:379–384
7. Engel GL (1959) Psychogenic pain and the pain-prone patient. Am J Med 26:899–918
8. Engel GL (1983) Conversion symptoms. In: Blackton RS (ed) Signs and symptoms, 6th edn. Lippincott, Philadelphia, pp 635–636
9. Gidro-Frank L, Gordon T, Taylor HC (1960) Pelvic pain and female identity. Am J Obst Gyn 79:1184–1202

10. Green AH (1968) Self-destructive behaviour in physically abused schizophrenic children. Arch Gen Psychiatr 19:171–179
11. Green AH (1978) Psychopathology of abused children. Am Acad Child Psychiatr 17:92–103
12. Gross RJ, Doerr H, Della Caldirola G, Guzinski GM, Ripley HS (1980/81) Borderline syndrome and incest in chronic pelvic pain patients. Int J Psychiatr Med 10:79–96
13. Hill L, Brendis L (1967) Physical and psychological evaluation of non-organic abdominal pain. Gut 8:221–229
14. Hughes M (1984) Recurrent abdominal pain and childhood depression: Clinical observations of 23 children and their families. Am J Orthopsychiatr 54:146–155
15. Joyce PR, Walshe JWB (1980) A family with abdominal pain. NZ Med J 92:278–279
16. Katon W, Egan K, Miller D (1985) Chronic pain: life-time psychiatric diagnosis and family history. Am J Psychiatr 142:1156–1160
17. Katon W, Walker E, Russo J, Hickok L (1987) Chronic pelvic pain. The relationship to psychiatric diagnosis and childhood sexual abuse. Psychosom Med 49 (2):214 (abstract)
18. Large RC (1980) The psychiatrist and the chronic pain patient: 172 anecdotes. Pain 9:253–263
19. Liebman R, Honig P, Berger H (1976) An integrated treatment program for psychogenic pain. Fam Process 15:397–405
20. Merskey H (1965) Psychiatric patients with persistent pain. J Psychosom Res 9:299–309
21. Merskey H (1982) Comments on "Chronic pain as a variant of depressive disease": The pain-prone disorder. J Nerv Ment Dis 170:409–411
22. Merskey H, Boyd D (1978) Emotional adjustment and chronic pain. Pain 5:173–178
23. Mohammed SN, Weisz GM, Waring EM (1978) The relationship of chronic pain to depression, marital adjustment and family dynamics. Pain 5:285–292
24. Morgan ML, Engel GL (1969) The clinical approach to the patient. Saunders, Philadelphia
25. Morrison FR, Paffenbarger RA (1981) Epidemiological aspects of biobehavior in the etiology of cancer: a critical review. In: Weiss SM, Herd JA, Fox BH (eds) Perspectives on behavioral medicine. Academic Press, New York
26. Pilowsky I, Chapman CR, Bonica JJ (1977) Pain, depression and illness behavior in a painclinic population. Pain 4:183–192
27. Roy J (1985) Engel's pain-prone patient: 25 years after. Psychother Psychosom 43:126–135
28. Sauvant JD, Hürny C, Adler RH (1988) Validität der Diagnose „Psychogener Schmerz" bei der Kontrolle nach fünf Jahren. Schweiz Rundschau Med Prax 77 (50):1379–1382
29. Swanson DW, Swenson WM, Maruta T, Florin AC (1978) The dissatisfied patient with chronic pain. Pain 4:367–378
30. Tinling DC, Klein RF (1966) Psychogenic pain and aggression. The syndrome of the solitary hunter. Psychosom Med 28:738–748
31. Violon A (1980) The onset of facial pain. A psychological study. Psychother Psychosom 34:11–16
32. Wahl CW, Golden JS (1966) The psychodynamics of the polysurgical patient: report of 16 patients. Psychosom 7:65–72

Teil II: Diagnose – „Erkennen"

Definition, Terminologie, Klassifikation und Nosologie rheumatischer Erkrankungen

Wolfgang Eich, Henning Zeidler

Der Rheumabegriff

Der vorliegende Beitrag möchte eine komprimierte Einführung in die Rheumatologie geben. Er greift dabei auf bewährte Standardwerke zurück [5, 6, 7, 9, 12] und verknüpft hier die Darstellung der modernen Terminologie und Klassifikation des deutschsprachigen Raums (insbesondere [12]) mit einem kurzen Abriß der Definition und klinischen Nosologie rheumatischer Erkrankungen.

Rheuma und Rheumatismus

Rheuma (griechisch: Fluß, Strömung) bezeichnet ursprünglich in der antiken Säftelehre den Fluß des kalten Schleims aus dem Gehirn in die verschiedenen Körperregionen; eine fehlerhafte Zusammensetzung oder ein Stocken des Flusses führten nach diesen Vorstellungen zur Krankheit Rheuma mit Manifestationen in Gelenken, Augen, Ohren etc. Die Auffassung eines ätiopathogenetisch einheitlichen Geschehens lebt im Rheumabegriff vieler Laien und Patienten fort, gleichzeitig ist eine symptomatologische Ausgestaltung hinzugetreten: fließende, reißende und ziehende Schmerzen am Bewegungsapparat mit mehr oder weniger dauerhafter Bewegungsbehinderung. Im Erstgespräch mit dem Patienten werden deshalb zunächst die Begriffe Rheuma, Rheumatismus und rheumatisch so angenommen werden müssen, wie sie vom Kranken verwendet werden. Die Bezeichnungen „Rheuma" und „Rheumatismus" sind im klinischen Bereich als nosologisch und ätiologisch nicht klar definierte Sammelbegriffe abzulehnen, da sie keine Krankheitseinheit bzw. ursächliche Gemeinsamkeit darstellen.

Rheumatische Erkrankungen

Bei der heutigen differenzierten Untergliederung der rheumatischen Erkrankungen lebt die Bezeichnung „rheumatisch" fort im Zusammenhang mit Krankheiten ganz unterschiedlicher Ätiologie (entzündlich, infektiös, degenerativ, metabolisch), Lokalisation (z. B. Gelenke, Sehnen, Bursae, Muskulatur, Wirbelsäule) und Symptomatologie.

Ableitungen des Begriffs „rheumatisch" finden sich noch in einigen Krankheitsbezeichnungen, wie z. b. rheumatoide Arthritis, rheumatisches Fieber, Polymyalgia rheumatica und palindromischer Rheumatismus. Die Bezeichnung „rheumatische Beschwerden" zur Beschreibung von Beschwerden im Bereich des Bewegungsapparates kann ebensowenig akzeptiert werden, wie die Bezeichnung „rheumatische Manifestation" für Mitbeteiligungen, Folgeerscheinungen und Begleitmanifestationen am Bewegungsapparat bei primär inneren, neurologischen oder anderen Erkrankungen. Auch Begriffe wie rheumatische Genese, rheumatischer Herd, rheumatische Läsion sind abzulehnen, da ihnen keine wissenschaftlich bzw. nosologisch begründeten Gemeinsamkeiten zugrunde liegen.

Rheumatologie

Die Rheumatologie beschäftigt sich mit der Diagnostik, Behandlung, Lehre und Erforschung der rheumatischen Erkrankungen. Neben der allgemein ärztlichen Primärversorgung müssen rheumatologisch besonders erfahrene Ärzte zur Verfügung stehen. In vielen Ländern gibt es einen Facharzt für Rheumatologie, in der Bundesrepublik wurde das Teilgebiet Rheumatologie als Teilgebietsbezeichnung zum Facharzt für innere Medizin und zum Facharzt für Orthopädie eingeführt. Im Einzelfall müssen Patienten gleichzeitig oder nacheinander vom Allgemeinarzt, Internisten, Orthopäden, Chirurgen, Neurologen, Augenarzt, Dermatologen, Arzt für physikalische Therapie u.a. betreut werden. Die Rheumatologie als wissenschaftliches Fachgebiet und Forschungsrichtung ist interdisziplinär. Sie schließt naturwissenschaftlich-medizinische Fächer und viele Gebiete der psychosozialen, psychosomatischen und sozialmedizinischen Forschung ein: klassische biomedizinische Forschungsrichtungen (Pathologie, Physiologie und Biochemie) tragen zusammen mit Biomechanik, Immunologie, Genetik und Immungenetik, Bakteriologie und Virologie zur Aufklärung der Ätiopathogenese rheumatischer Erkrankungen bei; wegen der Chronizität und psychosozialen Auswirkungen vieler rheumatischer Erkrankungen sind auch Epidemiologie, Psychosomatik, Psychologie, Sozialmedizin und physikalische Therapie wesentliche Bestandteile der Forschung zur Prävention, Frühdiagnose, Prognostik, Behandlung und Rehabilitation rheumatischer Erkrankungen.

Die Rheumatologie hat sich in den letzten Jahrzehnten zu einem klinisch und wissenschaftlich sehr aktiven Spezialgebiet entwickelt. Neben Originalliteratur und aktuellen Übersichten in nationalen und internationalen Zeitschriften kann zunehmend auf ein wachsendes Angebot von Hand- und Lehrbüchern zurückgegriffen werden [6, 7, 9, 11, 12].

Rheumaligen

Zur Erforschung und Bekämpfung der rheumatischen Erkrankungen haben sich in fast allen entwickelten Ländern wissenschaftliche Gesellschaften für Rheumatologie und gleichzeitig soziale Rheumaligen bzw. Rheumaselbsthilfeorganisationen konstituiert. In der Bundesrepublik Deutschland die Deutsche Gesellschaft für Rheumatologie und die Deutsche Rheuma-Liga. Europäische Dachorganisation ist die European League Against Rheumatism (EULAR). Zweck und Aufgaben sind die Erforschung, Prävention, Behandlung und Rehabilitation der rheumatischen Erkrankungen zu aktivieren, zu fördern und zu unterstützen, wobei als rheumatische Erkrankungen schmerzhafte und funktionsbehindernde Erkrankungen des Bewegungsapparates sowie systemische Erkrankungen des Bindegewebes bezeichnet werden.

Zusammen mit der Pan American League Against Rheumatism (PANLAR) und der South East Asia And Pacific Area League Against Rheumatism (SEAPAL) bilden diese kontinentalen Ligen die International League Against Rheumatism (ILAR), die alle 4 Jahre einen internationalen Kongreß für Rheumatologie abhält.

Terminologie

Unterschiedliche historische Entwicklungen in verschiedenen Ländern, divergierende ätiopathogenetische Vorstellungen und sprachliche Besonderheiten haben zu einer Vielfalt der Terminologie geführt. Zum Beispiel wird die chronische Polyarthritis auch als rheumatoide Arthritis, primär chronische Polyarthritis, progressiv chronische Polyarthritis und Polyarthritis chronica rheumatica bezeichnet. Der *Thesaurus of Rheumatology* [10] stellt einen ersten, noch heute weitgehend gültigen Standardisierungsversuch dar. Eine Ergänzung und Erweiterung ist der von der amerikanischen Gesellschaft herausgegebene *Dictionary of the Rheumatic Diseases* [3], in dem Beschwerden, Symptome, Befunde und diagnostische Zeichen eindeutig definiert und ihre Durchführung bzw. Wertigkeit beschrieben werden. Die genannten Werke berücksichtigen infolge der amerikanischen Autorenschaft europäische und besonders deutsche Entwicklungen der Nomenklatur und Terminologie nicht, sie dienen aber als Hilfe für eine gemeinsame Nomenklatur und Terminologie in englischer Sprache.

Klassifikation

In rheumatologischen Lehrbüchern ist folgende Einteilung der rheumatischen Erkrankungen üblich:

- entzündlich-rheumatisch
- degenerativ-rheumatisch,
- weichteilrheumatisch bzw. extraartikulär-rheumatisch,
- pararheumatisch.

International sind alle nichttraumatischen Manifestationen, die durch Schmerzen und Funktionsbehinderung am Bewegungsapparat gekennzeichnet sind, der Rheumatologie zugeordnet. Von orthopädischer Seite wird demgegenüber in unserem Lande eine Eingrenzung der rheumatischen Erkrankungen auf entzündliche Formen gefordert.

Klassifikation nach Art und Ort der Störung

Hartmann hat eine Klassifikation der Kernsymptome rheumatischer Beschwerdebilder nach Art (Entzündungen, Verschleiß, Funktionsstörung) und Ort der Störung (Gelenke, Wirbelsäule, Muskeln, Sehnen) vorgeschlagen (Tabelle 1), die dem Allgemeinarzt, aber auch dem Internisten und Orthopäden bereits wichtige Hinweise auf Pathogenese, Prognose und Therapie geben kann [5] und die hier die Grundlage unserer Einteilung sein soll.

- Chronische Arthritiden und Spondylitiden neigen zu kontinuierlichem oder schubweisem Fortschreiten. Sie sind deswegen in der Regel dauernd behandlungsbedürftig, wenn auch mit Therapieplänen, die sich ständig dem wechselnden Verlauf anpassen. Wegen der Bedeutung der Immunpathogenese zielt die Therapie auch darauf ab.
- Degenerative Erkrankungen sind nicht rückbildungsfähig. Das muß den Kranken gesagt werden, aber auch, daß die Beschwerden nicht immer bestehen werden. Nebenwirkungsreiche Antiphlogistika sind zu vermeiden, außer bei vorübergehenden Entzündungsereignissen, der sog. aktivierten Arthrose. Im übrigen richtet sich die Behandlung auf Schmerzbefreiung, Muskelentspannung und Gebrauchsübung.
- Funktionelle Syndrome haben eine gute Prognose. Sie sind bedingt durch die mechanische Überbelastung, Lebensgeschichte und Lebenslage, arthrogen oder spondylogen begünstigt. Das einfühlsame, aufklärend belehrende, entspannende und vorbeugende ärztliche Gespräch ist das Wichtigste [5].

Tabelle 1. Kernsyndrome rheumatischer Beschwerdebilder. (Nach [5])

Art der Störung	Ort der Störung und Krankheitsbezeichnung			
	Gelenke	Wirbelsäule	Muskeln	Sehnen
Entzündungen	Arthritiden Spondylarthritiden	Spondylitiden Spondylarthritiden	Myositiden	Tendinitis, Tendovaginitis
Verschleiß	Arthrose großer Gelenke, Polyarthrose	Spondylosen, Bandscheibenschäden	(Myosen)	Riß, Verkalkung, z. B. Periarthrosis humeroscapularis
Funktionsstörungen	schmerzhafte Muskelverspannungen (Myalgien), psychosomatische Syndrome	Rückenschmerzen (Zervikalgien, Lumbalgien), psychosomatische Syndrome	Muskelschwäche bei Stoffwechselstörungen, psychosomatische Syndrome	Insertionstendinopathien, z. B. Tennisarm, psychosomatische Syndrome

Klassifikation der American Rheumatism Association (ARA)

Von der American Rheumatism Association wurde eine aktualisierte Klassifikation vorgenommen [1], die v.a. den Ansprüchen klinisch und wissenschaftlich orientierter Rheumatologen gerecht wird. Eine Zahl von 178 Diagnosen bzw. diagnostischen Kategorien verteilt sich auf 10 Hauptdiagnosegruppen, deren Taxonomie nach ätiologischen, pathologisch-anatomischen und topographischen Ähnlichkeiten bzw. Gemeinsamkeiten erfolgt.

Orthopädische Gesichtspunkte der Klassifikation von Erkrankungen des Bewegungsapparates sind in der ARA-Klassifikation nur teilweise, unzureichend oder gar nicht berücksichtigt. Auch wichtige Erkrankungen der Entwicklungsländer finden sich nicht ausreichend repräsentiert.

Klassifikation der European League Against Rheumatism (EULAR)

Eine umfassende Klassifikation aller Erkrankungen des Bewegungsapparates, die sowohl rheumatologischen als auch orthopädischen Forderungen ausreichend gerecht wird, wurde von Mathies et al. unter dem Patronat der EULAR herausgegeben [8]. Die Abfassung in deutscher, englischer und französischer Sprache sowie die Beteiligung ausländischer Rheumatologen weist auf den internationalen Konsens dieser von deutschsprachigen Rheumatologen erarbeiteten Klassifikation hin. Die Aufteilung der Diagnosen erfolgt in 9 Hauptgruppen, die überwiegend nach dem Ort der Erkrankung gegliedert sind. Die weitere Untergliederung richtet sich nach pathogenetischen, ätiologischen und nosologischen Gesichtspunkten. Ein vierstelliger Schlüssel macht die Einteilung für Dokumentationszwecke und EDV-Datenerfassung verwendbar. Ein Bezug zum Konzept der International Classification of Disease (ICD) besteht nicht. Hierin muß ein Nachteil dieser Klassifikation gesehen werden, da der ICD-Schlüssel international weit verbreitet ist und in unserem Lande die gesetzlich vorgeschriebene Form der Dokumentation von Krankheitsdiagnosen darstellt.

Nosologie

Entzündlich rheumatische Erkrankungen

Chronische Polyarthritis

Synonyma: Rheumatoide Arthritis (englisch: rheumatoid arthritis).

Definition: Die chronische Polyarthritis (cP) ist eine chronisch entzündliche Systemerkrankung unklarer Genese mit Entzündung der Gelenkinnenhaut (Synovialitis), allgemeinen Krankheitszeichen und häufigem Befall von Sehnenscheiden, Schleimbeuteln, serösen Häuten, Augen und inneren Organen.

Die Erkrankung kann in jedem Lebensalter auftreten und entwickelt sich am häufigsten zwischen dem 25. und dem 50. Lebensjahr. Frauen erkranken 3mal so häufig wie Männer. Die Prävalenz beträgt 0,1 % – 0,5 %, die Inzidenz wird auf 0,3 % – 0,6 % geschätzt. Die Erkrankung ist wegen ihrer Chronizität und Behandlungsbedürftigkeit die häufigste entzündlich rheumatische Erkrankung, die bis zu ⅔ der Patienten einer rheumatologischen Facharztpraxis oder Fachambulanz ausmacht.

Die *Ätiologie* der chronischen Polyarthritis ist unbekannt, diskutiert wird das Zusammenwirken von genetischer Anlage (HLA Dr 4 u.a.), exogenen Auslösern (z. B. Viren, Mykoplasmen u.a.), endokrinen Faktoren (weibliches Geschlecht, Klimakterium) und psychodynamischen Auslösesituationen. Bei der Pathogenese der lokalen und systemischen Entzündung werden humorale und zelluläre Immunprozesse angenommen mit der Bildung von Autoantikörpern und einer Störung des Gleichgewichtes von T-Helferzellen, die Antikörper bildende Lymphozyten stimulieren, zuungusten der sie hemmenden T-Suppressorzellen. Ort des pathologisch-anatomischen Primärvorgangs am Gelenk ist die Membrana synovialis, so daß korrekterweise von einer Synovialitis zu sprechen ist, anstelle der häufig benutzten Bezeichnung „Synovitis", denn die Gelenkflüssigkeit, die Synovia, kann nicht entzündet sein, sondern spiegelt lediglich die Entzündung der Gelenkinnenhaut wider.

Die chronische Synovialitis zeigt sowohl histologisch als auch klinisch Züge malignen Gewebes: autonomes Wachstum und Zerstörung der Nachbargewebe. Massiv-destruktiv ist v.a. der Pannus, ein zottenartig auf den Knorpel aufwachsender und ihn unterminierender synovialitischer Gewebsverband. Folge dieser Destruktionsprozesse sind die nachweisbaren morphologischen und röntgenologischen Zerstörungen.

Die Allgemeinsymptome sind auf die im Rahmen der lokalen und systemischen Immunreaktion freigesetzten Lymphokine (Interleukin 1, TNF u.a.) zurückzuführen. Die extraartikulären Organmanifestationen lassen sich als Ergebnis von Immunkomplexablagerungen in den Gefäßen verschiedener Organe und Bindegewebe auffassen.

Spondarthritiden (sog. seronegative Spondylarthropathien)
Erkrankungen, die unter dieser Krankheitsbezeichnung zusammengefaßt werden, befallen im Gegensatz zur chronischen Polyarthritis nicht die kleinen Gelenke, sondern vorwiegend periphere größere Gelenke. Der Befall ist meist asymmetrisch. In den meisten Fällen wird die Wirbelsäule miteinbezogen.

Die Krankheitsbilder haben folgende Gemeinsamkeiten:
- periphere Arthritis, Sakroiliitis, Spondylitis;
- familiäre Häufung;
- hohe Assoziation mit dem HLA B-27;
- Überschneidung der einzelnen Krankheitsbilder;
- fehlende Rheumafaktoren;
- extraartikuläre Symptome: Augenentzündung, ossifizierende Fibroostitis, Insertionstendopathien.

Die wichtigsten Krankheitsbilder sind:

Spondylitis ankylosans
Der Terminus „Spondylitis ankylosans" wird in Anlehnung an den internationalen Sprachgebrauch benutzt und ist den Bezeichnungen Spondylitis ankylopoetica und M. Bechterew vorzuziehen.

Definition: Die Spondylitis ankylosans ist eine chronisch-entzündlich rheumatische Erkrankung sowohl der Gelenke als auch der Wirbelsäule, wobei destruktive und produktive ankylosierende Veränderungen am Achsenskelett auftreten. Klinisch wird die Erkrankung aus der Kombination des radiologischen Befundes einer Sacroiliitis und den Symptomen der Wirbelsäulenerkrankung mit Schmerzen und Bewegungseinschränkungen diagnostiziert.

Die Häufigkeit der Erkrankung beträgt je nach Population und Untersuchungsmethode zwischen 0,1 % und 5 %, wobei bei der letzteren Angabe auch symptomarme Formen der Spondylitis ankylosans mitberücksichtigt wurden. Bei mehr als 80 % der Patienten treten die Symptome zwischen dem 16. und 40. Lebensjahr, also relativ früh auf. Die Ätiologie ist unbekannt, es gibt jedoch dezidierte Hinweise auf ein Zusammenspiel von genetisch determinierter Disposition, exogenen Faktoren und charakteristischen Auslösesituationen. Die Hypothese einer erblichen Prädisposition wird gestützt durch die 1973 erstmals beschriebene 88–96 %ige Assoziation mit dem genetisch determinierten Zelloberflächenantigen HLA B-27.

Als exogene Faktoren für die Entstehung werden seit langem Infektionen diskutiert. In der Vergangenheit wurden vielfach „infektiöse Herde" der Urogenitalorgane sowie Zahngranulome und Tonsillitiden für die Entstehung der Spondylitis ankylosans verantwortlich gemacht. Diese Fokushypothesen sind nicht gesichert, bemerkenswert ist jedoch die mögliche Entwicklung einer von der idiopathischen Spondylitis ankylosans nicht unterscheidbaren Achsenskelettbeteiligung nach reaktiver Arthritis infolge einer Enteritis oder Urogenitalinfektion. Ungeklärt ist die Frage, warum der Entzündungsprozeß bei der Spondylitis ankylosans und den HLA-B 27-positiven und reaktiven Arthritisformen gerade an der Wirbelsäule und in den Sacroiliacalgelenken lokalisiert ist.

Arthritis psoriatica
Definition: Die Arthritis psoriatica ist eine rheumafaktor-negative Arthritis der peripheren Gelenke und/oder eine Spondylitis, die mit einer Psoriasis der Haut oder Nägel assoziiert ist. Die Erkrankung bildet eine eigene nosologische Identität mit typischen destruktiven und produktiven Veränderungen der Endgelenke der Finger und Strahlbefall (Daktylitis).

Die Psoriasis kommt bei 0,2–2 % der Bevölkerung vor, bei ca. 18 % entwickelt sich eine Arthritis. Der Anteil der Arthritis psoriatica unter allen chronischen Arthritiden beträgt 3–7 %. Bei ⅓ der Patienten ist eine familiäre Belastung vorhanden. Neben einer polygenen Ätiologie werden unterschiedliche exogene und endogene Faktoren wie neurotope, traumatische, metabolische, infektiöse, autoimmunologische und psychische Faktoren diskutiert.

Reiter-Syndrom
Definition: Das Reiter-Syndrom ist definiert als Trias aus Arthritis, Konjunktivitis und Urethritis. Fehlt einer der extraartikulären Manifestationen, so wird das Krankheitsbild als inkomplettes Reiter-Syndrom bezeichnet. Es lassen sich 3 Formen des Reiter-Syndroms unterscheiden:

1) Posturethritische Verlaufsformen, wobei als wesentlicher Erreger der urogenitalen Infektion Chlamydien gefunden werden. Ob Mykoplasmen eine Arthritis verursachen, kann z. Zt. noch nicht beantwortet werden.
2) Postdysenterische Verlaufsformen. Die Dysenterien werden v.a. durch Yersinien und Salmonellen, sporadisch auch durch Campylobacter und Shigella-flexneri-Bakterien ausgelöst. Die Trennung von der reaktiven Arthritis ist unscharf und kann nur nosologisch durch die fehlenden extraartikulären Manifestationen vorgenommen werden.
3) Die idiopathische Form des Reiter-Syndroms zeigt weder laborchemische noch klinische Anzeichen einer vorausgegangenen Infektion.

Der Altersgipfel der Erkrankung liegt zwischen dem 20. und 30. Lebensjahr, Männer werden 9mal so häufig betroffen wie Frauen, die Inzidenz liegt bei 1,5 %, das HLA B-27 findet sich in 90–100 % der Fälle.

Intestinale Arthropathien

Als intestinale Arthropathien werden Arthritiden bezeichnet, die im zeitlichen Zusammenhang mit einer chronisch entzündlichen Darmerkrankung auftreten und einen mono-, oligo- oder polyartikulären Verlauf zeigen, wobei teilweise eine Sacroiliitis bis hin zu einer ankylosierenden Spondylitis auftritt. Zu den intestinalen Arthropathien werden die Arthritiden bei M. Crohn, Colitis ulcerosa, M. Whippel, Zöliakie und nach intestinalen Bypassoperationen gezählt.

Reaktive Arthritiden

Definition: Reaktive Arthritiden unterscheiden sich definitionsgemäß von postinfektiösen Arthritiden dadurch, daß nur bei den letzteren Erregermaterial im Gelenk nachweisbar sein soll. Durch die immer feiner werdenden Nachweismethoden gelingt es jedoch zunehmend auch bei reaktiven Arthritiden, Infektionserreger im Gelenk nachzuweisen, so daß die Grenzen hier verschwimmen. Ursprünglich war die Bezeichnung „reaktive Arthritis" für die Arthropathie nach Yersinienenteritis eingeführt.

Rheumatisches Fieber

Das rheumatische Fieber ist eine Zweiterkrankung nach vorausgegangener pharyngealer Infektion mit β-hämolysierenden Streptokokken der Gruppe A. Das klinische Charakteristikum ist die Kombination aus asymmetrisch springender Arthritis, Fieber, Karditis und weniger häufig Chorea minor und Erythema marginatum.

Das akute rheumatische Fieber ist in hochzivilisierten Ländern ein seltenes Krankheitsbild, in unterentwickelten Ländern aber weiterhin häufig. Der Altersgipfel liegt im 9. Lebensjahr, Erkrankungen vor dem 4. und 5. Lebensjahr sind ebenso selten wie Erkrankungen nach dem 20. Lebensjahr.

Postenteritische reaktive Arthritiden

- Yersinia enterocolitica ist der häufigste Erreger einer postenteritischen Arthritis. In bis zu 30 % der Fälle nach einer Yersinieninfektion kann eine reaktive Arthritis auftreten.
- Eine reaktive Arthritis nach Salmonellenenteritis tritt in 0,27–2,4 % der Infektionen auf. Erreger sind hauptsächlich Salmonella typhimurium und Salmonella enteritidis. Kinder werden ebenfalls betroffen.
- Shigellenenteritiden mit nachfolgender Arthritis zählen wahrscheinlich zu den häufigsten Erregern einer Enteritis, die nachfolgend das Reiter-Syndrom auslösen können.
- Campylobacter wird zunehmend häufiger als Erreger gastrointestinaler Infektionen des Menschen diagnostiziert. In 1–10 % der Enteritiden treten nachfolgend reaktive Arthritiden auf.

Posturethritische reaktive Arthritis
In 1–4% aller Urethritiden, die nicht durch Gonokokken hervorgerufen sind, wird als Folgeerkrankung eine Arthritis beobachtet, wobei sich serologisch und durch Harnröhrenabstriche in 50% der Fälle Chlamydia trachomatis nachweisen läßt. Ein Drittel dieser Patienten entwickelt wiederum das Vollbild eines Reiter-Syndroms. Aber der weitaus größere Teil der Patienten mit einer posturethritischen Arthritis entwickelt kein Reiter-Syndrom. Das Durchschnittsalter bei Beginn der Erkrankung beträgt 29 Jahre, Männer sind häufiger betroffen, die Arthritis tritt 2–4 Wochen nach der Urogenitalinfektion auf und dauert im Mittel 19 Wochen, Rezidive finden sich in ⅔ und Symptome, die länger als 1 Jahr dauern, in 16% der Fälle.

Borrelienarthritis (Lyme-Arthritis)
Terminus: Der Name Lyme-Arthritis geht zurück auf die Stadt gleichen Namens in Connecticut in USA, in der zum ersten Mal 1977 diese Arthritis beobachtet wurde. Der auslösende Erreger ist die Spirochäte Borrelia burgdorferi.

Definition: Die Arthritis stellt nur einen Teil der klinischen Symptomatik der Infektion dar, die ansonsten mit Erythema chronicum migrans, Lymphadenosis benigna cutis, mit Allgemeinerscheinungen wie Fieber, Kopfschmerzen und Krankheitsgefühl und im Spätstadium mit Meningopolyneuritis, Enzephalitis, Myelitis, Myokarditis und Perikarditis einhergeht. Typischerweise tritt die Arthritis im späten Stadium auf. Das auslösende Ereignis wird dann nicht mehr erinnert. Nur 5–31% der an einer Lyme-Arthritis Erkrankten berichten über einen Zeckenbiß. Die Arthritis manifestiert sich Wochen bis Monate, in Einzelfällen bis zu 2 Jahre nach dem Erythema chronicum migrans. Die meist mono- oder oligoartikuläre Arthritis ist durch akuten Beginn und intermittierenden Verlauf charakterisiert. Am häufigsten befallen ist das Kniegelenk. Eine Polyarthritis wird nur selten beobachtet. Die arthritischen Attacken dauern Monate und können jahrelang rezidivieren. Übergänge in chronische, selten auch erosive Arthritiden werden bei ca. 10% der Patienten mitgeteilt.

Kollagenosen

Systemischer Lupus erythematodes
Der systemische Lupus erythematodes (SLE) ist eine entzündliche Systemerkrankung mit gestörter Immunregulation, die verschiedene Organsysteme befallen kann und u.a. auch mit Synovialitiden einhergeht.

Diese klassische Autoimmunerkrankung ist charakterisiert durch das Auftreten von zahlreichen Antikörpern. Typisch für die Erkrankung ist das Auftreten von Antikörpern gegen native Doppelstrang-DNA (ds-DNA). Das wesentliche pathogenetische Prinzip ist eine Immunvaskulitis. Die Ätiologie der Erkrankung ist jedoch unbekannt. Neben exogenen Noxen scheint eine genetische Prädisposition Voraussetzung für die Krankheitsentwicklung zu sein.

Der systemische Lupus erythematodes manifestiert sich in jedem Lebensalter, am häufigsten jedoch erkranken Frauen im gebärfähigen Alter. Das Geschlechtsverhältnis beträgt 9:1 für Frauen gegenüber Männern. Die Inzidenz ist 8 Fälle/100000/Jahr. Das Krankheitsbild ist gekennzeichnet durch Fieber, Anämie, Leukopenie, Thrombopenie, Polyarthritis, Lymphome, Milzvergrößerung, Erytheme und Leberbeteiligung.

Die progressiv systemische Sklerose (PSS)
Die progressiv systemische Sklerose ist eine entzündliche Systemerkrankung mit charakteristischer Fibroseinduration und Atrophie der Haut, unterschiedlichen Gelenkaffektionen und einem progressiven Befall innerer Organe infolge diffuser Vaskulitiden und sekundärer Gewebsproliferation. Die Geschlechtsverteilung beträgt 6:1 für Frauen, der Manifestationsgipfel liegt zwischen dem 23. und 50. Lebensjahr, die Krankheitsursache ist unbekannt. Eine Kollagenüberproduktion führt zur Fibrosierung des betreffenden Gewebes, wobei Störungen des Serotonin- und Tryptophanmetabolismus als kausaler Faktor in der Pathogenese diskutiert werden. Auch vaskuläre und immunologische Bindegewebsabnormalitäten werden beobachtet.

Dermatomyositis, Polymyositis (DM, PM)
Die Polymyositis und Dermatomyositis sind systemische Erkrankungen mit Entzündungen der Muskulatur. Bei der Dermatomyositis liegt gleichzeitig eine entzündliche Hautbeteiligung vor. Das Leitsymptom ist eine allgemeine Schwäche der Muskulatur. Synovialitiden begleiten beide Erkrankungsgruppen, können aber auch der Erkrankung vorausgehen. Die Krankheit ist relativ selten, die Prävalenz liegt bei 8 Fällen/100000 Einwohner, die Ursache ist unklar, eine virusgesteuerte Autoimmunität wird diskutiert. Das Auftreten der Polymyositis in Verbindung mit Malignomen ist früher überbewertet worden, jedoch beträgt die Prävalenz von Malignomen bei Erwachsenen mit Polymyositis etwa 10%.

Panarteriitis nodosa und andere nekrotisierende Vaskulitiden
Unter dem Begriff Vaskulitis wird eine Krankheitsgruppe zusammengefaßt, die durch entzündlich nekrotisierende Gefäßveränderungen gekennzeichnet ist. Betroffen sind Arterien jeder Größe und Venen. Die Klassifikation erfolgt nach anatomischen und topographischen Merkmalen.

- Vaskulitiden der mediafreien kleinen Arterien, Arteriolen, Kapillaren und Venolen (Churg-Strauss-Vaskulitis, Wegener-Granulomatose).
- Vaskulitiden der mediahaltigen kleinen und mittleren Arterien (Periarteriitis nodosa).
- Vaskulitis der großen Arterien (Takayasu-Arteriitis und Riesenzellarteriitis).

Die Ätiologie der Vaskulitiden ist weitgehend unbekannt. Trotzdem werden sie in die Gruppe der Autoimmunerkrankungen mit entsprechenden Gewebsveränderungen eingereiht, ohne daß jedoch in der Regel Antikörper nachgewiesen werden können.

Polymyalgia rheumatica (PMR)

Die Polymyalgia rheumatica ist ein nicht genügend bekanntes und deswegen häufig übersehenes entzündliches Krankheitsbild, das klinisch durch Myalgien und laborchemisch lediglich durch die Erhöhung der Akutphaseproteine gekennzeichnet ist. Beweisende morphologische Befunde sind nicht bekannt.

Bei der Riesenzellarteriitis handelt es sich um ein pathologisch-anatomisch definiertes Krankheitsbild mit einer im typischen Fall segmental verteilten granulomatösen, durch Riesenzellen gekennzeichneten Arteriitis der ganzen Gefäßwand. Da die Polymyalgia häufig mit einer bioptisch nachweisbaren Riesenzellarteriitis vorkommen kann, wird sie meist als eine weitere Spielart der Riesenzellarteriitis interpretiert. Diese Hypothese stützt sich auch auf die der Polymyalgia rheumatica und der Riesenzellarteriitis gemeinsame Alters- und Geschlechtsbevorzugung sowie das gemeinsame Ansprechen auf Steroidbehandlung. Bevorzugt werden Frauen in der 7. Lebensdekade, weshalb besonders in Altersheimen auf diese Erkrankung zu achten ist. Ätiologie und Pathogenese sind nicht genau bekannt.

Undifferenzierte Arthritiden

Definition: Unter der Bezeichnung „undifferenziert" werden bisher nicht klassifizierbare Arthritiden bzw. entzündlich rheumatische Syndrome zusammengefaßt. Aus klinischer und prognostischer Sicht ist eine weitere Unterteilung in undifferenzierte Arthritiden, undifferenzierte Spondarthritiden und undifferenzierte systemisch entzündliche Bindgewebserkrankungen (sog. Mischkollagenosen, Overlapsyndrome), sinnvoll. Diese Zuordnung kann jedoch nicht als endgültige nosologische Abgrenzung verstanden werden, sondern als vorläufige Klassifikation. Es handelt sich hauptsächlich um Frühformen bekannter Erkrankungen, abortive Verlaufsformen, Überlappungssyndrome und ätiologisch-nosologisch unklare rheumatische Erkrankungen.

Häufigkeit: Mindestens 20 % der frühen Arthritiden von weniger als 6–12 Monate Krankheitsdauer können nicht einer definierten rheumatischen Erkrankung zugeordnet werden. Im rheumatischen Krankengut einer Frühdiagnoseambulanz sind undifferenzierte Arthritiden sogar häufiger als z. B. die chronische Polyarthritis. In der Praxis des Allgemeinarztes nehmen sie unter den akuten Arthritiden von weniger als 4 Wochen Dauer nach der akuten Gichtarthritis (18 %) und den reaktiven Arthritiden (17 %) zusammen mit der chronischen Polyarthritis (jeweils 13 %) einen führenden Platz ein.

Kristallarthropathien

Die wichtigsten Kristallablagerungskrankheiten in der Rheumatologie sind:

- Gicht mit Ablagerungen von Mononatriumuratkristallen, insbesondere an den Füßen und in den Händen,
- Chondrokalzinose-Arthropathie (auch: „Pseudogicht") mit der Ablagerung von Kalziumpyrophosphaten, insbesondere im Knie- und Handgelenk,
- Hydroxyapatitkrankheit mit bevorzugter Manifestation an zentralen Gelenken wie der Schulter, den Hüften und der Wirbelsäule.

Das Vollbild der Gicht umfaßt die Hyperurikämie, die rezidivierenden arthritischen Attacken (die klassischen Gichtanfälle), die paraartikulären Kristallablagerungen (Gichttophi), die Ablagerungen in den Nieren (Uratnephropathie) sowie die Nephrolithiasis. Diese Manifestationen können einzeln oder in Kombination auftreten. Die Prävalenz beträgt 1–2 % der Erwachsenenbevölkerung einer Überflußgesellschaft. Im Vergleich zur Nachkriegszeit hat die Gicht in der BR Deutschland um etwa das 20fache zugenommen. Die Gicht ist eine Erkrankung der Männer, sie wird in der Regel nicht vor dem 30. Lebensjahr symptomatisch und hat den Häufigkeitsgipfel für den 1. Gichtanfall im 5. Lebensjahrzehnt. Die isolierte Hyperurikämie ist nicht mit einer Gicht gleichzusetzen, aber bei etwa 5 % der Hyperurikämiker entwickelt sich eine manifeste Gicht.

Degenerative Gelenkerkrankungen

Den entzündlich rheumatischen Erkrankungen im engeren Sinne werden die degenerativen Erkrankungen gegenübergestellt. Die Arthrose ist per se keine Erkrankung, aber jede Störung, welcher Art auch immer, die den komplizierten Aufbau eines Gelenkes tangiert, führt letztlich zu einer veränderten Artikulation der Gelenkteile und kann damit zu einer Arthrose beitragen. Es entsteht dann zunehmend ein Ungleichgewicht zwischen den Kräften, die auf den Knorpel einwirken, und den Mechanismen, die diese Kräfte auffangen und mildern. Die dann nicht mehr optimale Artikulation erzeugt Wunden im Knorpel, die durch einen gesteigerten Stoffwechsel zu kompensieren versucht werden. Da dies in der Regel scheitert und die unphysiologische Artikulation fortbesteht, kommt es bei unverminderter Krafteinwirkung auf das Gelenk zu einer fortschreitenden Arthrose. Dabei können im einzelnen folgende Entstehungs- und Entwicklungsbedingungen differenziert werden:

- begünstigende und auslösende Umstände,
- sich selbst beschleunigende Verschleißvorgänge,
- Zusammenhang von pathobiomechanischen und pathobiochemischen Vorgängen,
- Folgen von Osteophytenbildung und Schmerzen.

Allgemein wird die Einteilung der Arthrose in sog. Primärarthrosen und sekundäre Arthrosen vorgenommen.

Die *primäre Arthrose* ist idiopathischer Genese. Bei dieser besteht eine Tendenz zum Betroffensein mehrerer Gelenke bis hin zu polyartikulären Formen. Die Bevorzugung des höheren Lebensalters und eine langsame Progredienz bis zu schließlich schwerer Gelenkdestruktion sind charakteristisch.

Epidemiologische Studien zeigen, daß schon im Alter von 40 Jahren 90 % aller Untersuchten degenerative Veränderungen der gewichtstragenden Gelenke aufweisen, obwohl noch keine klinische Symptomatik besteht. Zwischen den röntgenologischen Veränderungen und dem klinischen Schweregrad der Symptome findet sich keine verläßliche Korrelation.

Bei den *sekundären Formen der Arthrose* können Funktions- und Formstörungen der Gelenke mannigfacher Genese als Ursache der Arthrose verantwortlich gemacht werden, so

- angeborene Entwicklungsstörungen und Gelenkdeformationen, wie kongenitale Hüftgelenksluxation, Coxa vara congenita, Protrusio acetaboli u.a.,
- Gelenkerkrankungen des Kinder- und Jugendalters, wie M. Perthes, Epiphysiolysis capitis femoris u.a.,
- altersunabhängige Gelenkerkrankungen, wie die beschriebenen entzündlichen Gelenkserkrankungen,
- posttraumatische Veränderungen, die unter Inkongruenz ausheilen,
- statisch funktionelle Schäden, wie Überlastungen nach Amputationen, Übergewicht oder lang andauernde Immobilisierung,
- neurologische Erkrankungen, wie Tabes dorsalis, Syringomyolie, u.a.,
- systemische metabolische und endokrine Erkrankungen, wie Ochronose, M. Wilson, M. Paget, Hämochromatose u.a.

Die Klinik der Arthrosen zeigt eine oft über Jahre bis Jahrzehnte hinausgehende Initialphase. Hier finden sich flüchtige Schmerzzustände im Bereich eines Gelenks sowie eine geringfügige Funktionseinschränkung. Eine Therapiebedürftigkeit in dieser Anfangsphase besteht kaum. Es ist auffällig, daß subjektive Beschwerden und objektive Befunde, insbesondere das Röntgenbild, nicht miteinander korrelieren. Ausgesprochen fortgeschrittene röntgenologische Veränderungen können mit weitgehender Schmerzfreiheit einhergehen, während es auch Verläufe gibt, bei denen das Röntgenbild keine

Veränderungen ergibt, aber gleichzeitig starke Schmerzen und teilweise auch Gelenkergüsse bestehen. Im weiteren Verlauf schwenkt die subjektive Symptomatik dann meist in einen Verlauf ein, der dem objektiven Befund mehr entspricht. Typisch beim Arthrosepatienten ist der „Anlaufschmerz". Das Gelenk muß sich erst wieder einschleifen. Nach einer mehr oder minder langen Phase der Beschwerdeerleichterung tritt in der Spätphase wieder der Belastungsschmerz auf. Die fortgeschrittene Arthrose ist subjektiv durch irreversible Funktionseinschränkungen und Dauerschmerz gekennzeichnet. Schließlich sind nur noch Wackelbewegungen im Gelenk möglich. Meist erfolgt die Einsteifung in einer Fehlstellung des Gelenkes, so daß ungünstige statische Bedingungen für die Nachbargelenke die Folge sind.

Fibromyalgische Funktionsstörungen

Als 3. große Gruppe werden den entzündlichen und degenerativen rheumatischen Erkrankungen die Funktionsstörungen gegenübergestellt, wobei über die Terminologie dieser Funktionsstörungen noch keine Einigkeit besteht. Teilweise wird der Begriff „Tendomyopathie" benutzt, teilweise der aus dem Amerikanischen kommende, aber jetzt auch im deutschsprachigen Raum weitgehend akzeptierte Terminus „Fibromyalgie". Hervorzuheben ist, daß es sich bei diesen Störungen um funktionelle Störungen handelt, bei denen also kein morphologisches Substrat vorhanden ist. Auch intensive und invasive Forschungen haben nur zu minimalen morphologischen Befunden geführt, die in keinem Verhältnis zu der funktionellen Bewegungseinschränkung und zu den geäußerten Schmerzen stehen.

Häufigkeit: Die fibromyalgischen schmerzhaften Funktionsstörungen des Bewegungsapparates machen einen wesentlichen Anteil der Bewegungsstörungen aus, die der Hausarzt in seiner Praxis sieht (bis zu 60%). In einer rheumatologischen Fachambulanz finden sich bis zu 30% der Patienten mit fibromyalgischen Funktionsstörungen, in einer rheumatologischen Kurklinik bis zu 25% der Patienten.

Eingeteilt werden können die Fibromyalgien in generalisierte und lokalisierte Formen. Bei den lokalisierten Formen handelt es sich meist um Insertionstendopathien, z.B. das Ellbogensyndrom.

Definition: Bei der generalisierten Form, der sog. generalisierten Tendomyopathie oder Fibromyalgie, handelt es sich um ein Krankheitsbild, bei dem über mehr als 3 Monate an mehr als 3 anatomischen Regionen, also im Prinzip generalisiert, schmerzhafte Bewegungseinschränkungen vorherrschen, die objektiv durch das Vorhandensein von definierten Druckschmerzpunkten dokumentiert werden können, bei denen aber weder röntgenologische noch laborchemische Veränderungen vorliegen.

Ätiologie: Bei diesen generalisierten Fibromyalgien, aber auch bei lokalisierten Tendomyopathien, konnten zumindest für den Verlauf und die Chronifizierung, also das sog. Coping, aber auch für die Genese psychosoziale Faktoren verantwortlich gemacht werden, so daß das Krankheitsbild ähnlich wie die funktionellen Abdominal- oder Herzbeschwerden als funktionell beurteilt werden muß. Da gleichzeitig meist erhebliche Fehlhaltungen bestehen, ist ein erster, auch sehr symptomnaher Ansatzpunkt der Therapie in einer konsequenten Krankengymnastik zu sehen. Falls einfache Maßnahmen wie Information, aufklärendes Gespräch, Beratung und Begleitung hier nicht ausreichen, ist die konsequente psychosomatische Exploration und Situationsanalyse anzuwenden, die ggf. zu einer ambulanten oder stationären Psychotherapie führt.

Literatur

1. Decker JL (1983) Glossary subcommittee of the ARA committee on rheumatologic practice: American Rheumatism Association nomenclature and classification of arthritis und rheumatism. Arth Rheum 26:1023–1032
2. Dictionary of the rheumatic diseases (1982) Vol. I. Signs and Symptoms. American Rheumatism Association, Atlanta, pp 1–87
3. Dictionary of the rheumatic diseases (1985) Vol. II. Diagnostic Testing. American Rheumatism Association, Atlanta, pp 1–105
4. Engleman EP (ed) (1985) ICD-R & O: An application of the international classification of diseases for rheumatology and orthopaedics. International League Against Rheumatism, Indiana University School of Medicine
5. Hartmann F, Wittenborg A, Zeidler H (1987) Klinische Rheumatologie. Teil I. Allgemeine Grundlagen. In: Bock HE (Hrsg) Klinik der Gegenwart, Bd XII. Urban & Schwarzenberg, München Wien Baltimore, S 751
6. Kelly W, Harris ED, Ruddy S, Sledge CB (eds) (1989) Textbook of rheumatology 3rd ed. Saunders, Philadelphia London Toronto
7. Mathies H (Hrsg) (1983) Handbuch der Inneren Medizin. Rheumatologie, Bd A, B und C. Springer, Berlin Heidelberg New York Tokyo
8. Mathies H, Otte P, Villiaumay J, Dixon AS (1978) Klassifikation der Erkrankungen des Bewegungsapparates. Compendia Rheumatologica, Bd 4. EULAR Publishers, Basel
9. McCarty DJ (ed) (1989) Arthritis and allied conditions, 11th ed. Lea & Febiger, Philadelphia
10. Ruhl MJ, Sokoloff L (1965) A thesaurus of rheumatology. Arth Rheum 8:95–182
11. Scott JT (ed) (1986) Copeman's textbook of the rheumatic diseases, 6th ed. Churchill Livingstone, Edinburgh London Melbourne New York
12. Zeidler H (Hrsg) (1990) Rheumatologie Teil A, B, C und D. Urban & Schwarzenberg, Wien Baltimore

Schmerzentstehung und Schmerzverarbeitung im Bewegungssystem

Karl Meßlinger, Robert F. Schmidt

Physiologische und pathophysiologische Grundlagen und Grundbegriffe zur Schmerzentstehung im Bewegungssystem

In den letzten Jahren haben zahlreiche neuere Erkenntnisse der klinischen und grundlagenwissenschaftlichen Forschung unser Verständnis von Nozizeption und Schmerz beträchtlich verändert und erweitert. Nicht nur die Nomenklatur ist präziser, auch die Hypothesen über Aufnahme, Weiterleitung und Verarbeitung nozizeptiver Signale sind konkreter und die Zusammenhänge zwischen Nozizeption und Schmerz sind durchsichtiger geworden. Auf diesem Hintergrund beginnen sich auch neue Behandlungsmethoden abzuzeichnen, deren Einführung in das therapeutische Routinearsenal erhebliche Vorteile, insbesondere bei der Behandlung chronischer, z. B. rheumatischer Schmerzen, erwarten läßt.

In dem nachfolgenden Überblick über die strukturellen und funktionellen Grundlagen der Schmerzentstehung im Bewegungssystem soll diesem raschen Erkenntnisfortschritt Rechnung getragen werden. In diesem 1. Abschnitt wird versucht, eine Definition und Darstellung der wesentlichen Grundbegriffe mit einem kurzen Abriß der heutigen Betrachtungsweise des Schmerzgeschehens zu verbinden. Anschließend werden wir strukturelle und funktionelle Eigenschaften von Nozisensoren im tiefen Gewebe besprechen und auf die Entstehungsmechanismen von Schmerzen im Bewegungssystem am Beispiel von Gelenkschmerzen eingehen (s. S. 91). Der 3. Abschnitt ist den Gemeinsamkeiten und Besonderheiten von Schmerzen aus den anderen Anteilen des Bewegungssystems gewidmet. Den Abschluß bilden einige Bemerkungen zu Schmerzen im Bewegungsapparat, die unabhängig von den Nozisensoren entstehen (s. S. 108).

Die subjektive Empfindung „Schmerz" ist nicht gleichzusetzen mit den objektiven Prozessen der Nozizeption

Praktisch alle Gewebe des Bewegungssystems (Knochen, Skelettmuskeln, Sehnen, Gelenke, Bindegewebe) verfügen über spezielle Sensoren, die eine so hohe Schwelle haben, daß sie nur durch gewebsschädigende oder den Körper bedrohende Reize („Noxen") erregt werden. Diese Sensoren werden als *Nozizeptoren* (synonym: Nozisensoren) bezeichnet. Ihre überschwellige Erregung ist normalerweise mit Schmerzen verbunden. Eine wesentliche primäre Funktion der „normalen" physiologischen Schmerzen, d. h. Schmerzen, die durch noxische Reize ausgelöst werden, ist ihre Warnfunktion. Sie signalisieren, daß die von außen (z. B. bei Verletzung) oder von innen kommenden Reize (z. B. bei rheumatischer Entzündung) dem Körper Schaden zuzufügen drohen.

Als Nozizeption wird die Aufnahme noxischer Signale, ihre Umsetzung in nozizeptive Information und deren Weiterleitung und zentrale Verarbeitung bezeichnet. Die mit diesen Vorgängen befaßten zentralnervösen Strukturen nennen wir das nozizeptive System. Die subjektive Erfahrung Schmerz ist zwar häufig eine Folge der Aktivierung des nozizeptiven Systems, aber nicht jede Erregung von Nozisensoren ist von Schmerzen gefolgt. Umgekehrt können Schmerzen aber auch ohne eine Erregung von Nozizeptoren auftreten, wie noch gezeigt wird. Weiterhin löst die Aktivierung des nozizeptiven Systems auch eine Reihe anderer zentralnervöser Vorgänge aus.

Struktur und Funktion des nozizeptiven Systems können auch analog zu anderen spezifischen Sinneskanälen gesehen werden

Das nozizeptive System besteht aus peripheren und zentralnervösen Gliedern. Die obere Reihe der Abb. 1 zeigt schematisch die am afferenten Schenkel des nozizeptiven Systems beteiligten Strukturen. Darunter sind die normalen Funktionen dieser Strukturen angegeben. Peripher liegen die Nozisensoren, das sind sensorische, sog. „freie" Nervenendigungen (s. unten) die über dünne afferente Fasern mit den Zellkörpern (Somata) der primären afferenten Neurone in den Spinalganglien verbunden sind. Im Nozisensor finden die Transduktion, d. h. die Umwandlung des noxischen Reizes in ein Generatorpotential, und die Transformation, d. h. die Umwandlung des Generatorpotentials in Aktionspotentiale, statt, wobei der genaue Ort dieser Vorgänge noch weitgehend hypothetisch ist. Die Aktionspotentiale werden über die Leitungsstrecke der primären afferenten Fasern, dünn myelinisierte (Gruppe-III- oder A_δ-) und unmyelinisierte (Gruppe-IV- oder C-)Nervenfasern über die Spinalganglien zum Rückenmark geleitet. Mit ihren zentralen Endigungen sind die primären Afferenzen im ipsilateralen Hinterhorn spezifischer Rückenmarksegmente auf Interneurone oder direkt auf aszendierende (aufsteigende) Neurone geschaltet. Die meisten aszendierenden Neurone kreuzen auf die Gegenseite, wo sie vorwiegend im anterolateralen (Vorderseiten-)trakt des Rückenmarks zentralwärts ziehen. Ein Teil von ihnen endet in Kerngebieten des Hirnstamms, ein Teil projiziert zu bestimmten Kernen (Nuclei) des Thalamus. Das periphere nozizeptive Leitungssy-

Schmerzentstehung im Bewegungssystem 85

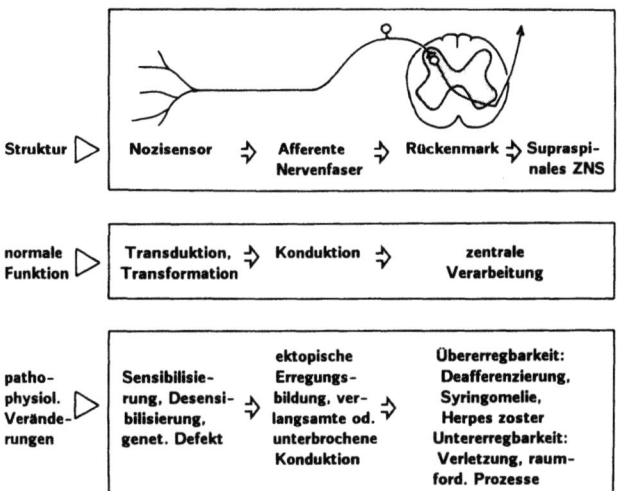

Abb. 1. Aufnahme, Weiterleitung und Verarbeitung nozizeptiver Information und Beispiele für pathophysiologische Veränderungen im nozizeptiven System. Auf jeder Ebene des Systems kann es sowohl zur Übererregbarkeit wie zur Untererregbarkeit kommen. Übererregbarkeit im nozizeptiven System führt in der Regel zu pathophysiologischen Schmerzempfindungen (z. B. Allodynie, Hyperalgesie, Hyperpathie)

stem aus dünnen afferenten Fasern setzt sich also in einem weitgehend eigenständigen System spinaler und supraspinaler Verarbeitungsstrukturen fort.

Das Konzept eines spezifischen Sinneskanals für die Sinnesmodalität Schmerz entspricht dem der anderen Sinnessysteme. Man faßt die hier skizzierte Auffassung über die neurobiologischen Grundlagen des somatischen Schmerzes, also auch der Schmerzen aus dem Bewegungsapparat, unter dem Schlagwort Spezifitätstheorie des Schmerzes zusammen (Literatur und weitere Diskussion s. [1, 36, 46–50]).

Nicht zu sehen in Abb. 1 ist, daß das nozizeptive System auch über *deszendierende Hemmsysteme* verfügt, die als endogene Schmerzkontrollsysteme dienen. Für die Arbeitsweise dieser Systeme, die Beteiligung der körpereigenen Opiate (Endorphine, Enkephaline, Dynorphine) an ihrer Aktivität und ihre Aktivierbarkeit durch Pharmaka (z. B. Opiate) und physikalische Maßnahmen (z. B. transkutane elektrische Nervenstimulation, TENS) soll auf die eben angeführte Literatur verwiesen werden.

Bezüglich der Arbeitsweise der endogenen Schmerzkontrollsysteme auf spinaler Ebene wurde durch die „gate-control theory" (Kontrollschrankentheorie [26]) postuliert, daß die nach zentral projizierenden Hinterhornneurone des nozizeptiven Systems durch Erregung dicker, nichtnozizeptiver Afferenzen gehemmt („gate closed",

Schranke geschlossen) und durch Erregung dünner nozizeptiver Afferenzen aktiviert werden (Schranke offen). Eine zweite, wesentliche Aussage der Theorie ist, daß die spinalen Hemmechanismen der Nozizeption in der Substantia gelatinosa auch durch absteigende Hemmsysteme aktiviert werden können, und daß auf diese Weise die nozizeptive Information bereits auf spinaler Ebene einer zentrifugalen Kontrolle unterliegt. Obwohl die „gate-control theory" als Gegenthese zur Spezifitätstheorie aufgestellt wurde und auch heute noch meist so verstanden wird, ergänzen sich die beiden Konzepte eher, als daß sie sich ausschließen. Die Annahme spinaler Hemmechanismen setzt im Gegenteil sogar das Konzept eines spezifischen nozizeptiven Systems voraus, ohne das auf das Schmerzgeschehen beschränkte Hemmwirkungen nicht möglich wären. Einige Hypothesen der „gate-control theory", die vielfach zur Erklärung „pathophysiologischer" Schmerzen (s. unten) herangezogen wurde, wurden aber widerlegt [43, 44]; sie mußte daher in dieser Hinsicht von ihren Autoren modifiziert werden. In ihrer neuen Formulierung bildet sie aber nach wie vor das theoretische Fundament einer Reihe schmerzhemmender Anwendungen, die von einfacher physikalischer Applikation bis zur elektrischen Reizung des Rückenmarks reichen [45, 49, 51, 54].

Auf die zentrale Verarbeitung nozizeptiver Information in Medulla, Mesenzephalon, Hypothalamus, limbischem System, Thalamus und Hirnrinde kann hier nicht näher eingegangen werden. Es stehen eine Reihe von Lehrbüchern und Übersichtsartikeln zur Verfügung, die dafür zu Rate gezogen werden können [1, 45, 51, 52, 56].

Alle Anteile des nozizeptiven Systems können durch pathophysiologische Prozesse verändert werden

Schmerzen, die als Folge der Erregung von normal funktionierenden Nozisensoren auftreten, stellen nach unserer Auffassung die physiologische Form von Schmerzen dar. Im Gegensatz hierzu kann Schmerz aber auch dadurch entstehen, daß Änderungen in der normalen Funktion des nozizeptiven Systems auftreten. Der untere Anteil der Abb. 1 zeigt exemplarisch, daß es tatsächlich auf allen Stufen des nozizeptiven Systems zu derartigen pathophysiologischen Veränderungen kommen kann. Die meisten dieser Veränderungen resultieren in einer Fehl- und Überregbarkeit des nozizeptiven Systems, in deren Gefolge abnorme und in der Regel gesteigerte Schmerzempfindungen auftreten. Bezüglich der Schmerzen im Bewegungsapparat werden Einzelheiten dazu weiter unten besprochen.

Da Schmerzen häufig als Folge krankhafter Veränderungen im Körper auftreten, bleibt eine Abgrenzung von physiologischen und pathophysiologischen Vorgängen im nozizeptiven System selbst immer problematisch. Auch die hier angebotene Abgrenzung enthält eine breite Übergangs- oder Grauzone von Symptomen und Syndromen, bei denen es offenbleibt, ob der resultierende Schmerz als „physiologisch" oder „pathophysiologisch" anzusehen ist.

Nach der obigen Erläuterung ist neben dem akuten auch der chronische Schmerz (Definition s. unten) physiologisch, falls und solange er durch anhaltende Impulsfolgen aus Nozisensoren aufrechterhalten wird. Der Übergang zur Pathophysiologie ist aber hier fließend, da die chronische Reizung von Nozisensoren meist in einem pathologisch veränderten (z. B. rheumatisch entzündeten) Gewebe erfolgt, in dem auch die rezeptiven Eigenschaften der Nozisensoren verändert werden (periphere Sensibilisierung, s. unten). Zusätzlich, wie ebenfalls unten diskutiert, führen länger anhaltende Impulsfolgen aus Nozisensoren zu zentralen (spinalen und evtl. supraspinalen) Veränderungen der Erregbarkeit des nozizeptiven Systems (zentrale Sensibilisierung) und damit ebenfalls zu pathophysiologischen Steigerungen der Schmerzempfindung.

Schmerzen im Bewegungsapparat setzen eine Aktivierung des nozizeptiven Systems voraus, aber nicht jede Aktivierung dieses Systems führt zu einer bewußten Schmerzempfindung

Wir sind aus neurophysiologischer Sicht davon überzeugt, daß Schmerzen ebenso wie jede andere Sinnesempfindung nur dann auftreten, wenn dafür spezifische Erregungsvorgänge in speziellen Strukturen des Nervensystems ablaufen. Wie schon erwähnt, führt aber nicht jede Aktivierung des nozizeptiven Systems zwangsläufig zu Schmerzen. Offensichtlich ist die Schmerzentstehung an komplexe Erregungsmuster im zentralnervösen Teil des nozizeptiven Systems gebunden. Es sei betont, daß diese Erregungsmuster andererseits durchaus auch ohne einen afferenten Zufluß aus den Nozisensoren auftreten können, wie z. B. die psychogenen oder viele Formen der neuralgischen Schmerzen zeigen. Unklar ist aber gegenwärtig noch, wo sich die zentralnervöse „Schnittstelle" zwischen dem nozizeptiven System und den für das bewußte Schmerzempfinden zuständigen Hirnstrukturen befindet, wo vermutlich auch die diesen psychogenen Schmerzempfindungen vorausgehenden pathophysiologischen Informationen einfließen.

Zur Schmerzempfindung und -bewertung tragen sensorische, affektive, vegetative und motorische Komponenten bei

Die Bewertung eines Schmerzes, also ob wir ihn beispielsweise als mild, unangenehm, beunruhigend, heftig oder unerträglich empfinden, wird von der sensorisch-diskriminativen, der affektiven (emotionalen), der vegetativen (autonomen) und der motorischen Komponente des Schmerzes in variierendem Ausmaß beeinflußt (zur Definition dieser Schmerzkomponenten [1, 49–51]). Gewöhnlich treten diese 4 Schmerzkomponenten gemeinsam auf, wenn auch in jeweils unterschiedlicher Ausprägung. Sie verfügen aber über z. T. sehr unterschiedliche zentrale Bahnen, und an ihrer Entstehung wirken die verschiedensten Anteile des Nervensystems mit. So sind für die sensorisch-diskriminative Komponente thalamokortikale, für die affektive Komponente überwiegend limbische Strukturen zuständig; dazu kommt die Beteiligung des vegetativen und des motorischen Systems. Deswegen stehen die Schmerzkomponenten im Grunde nur in loser Beziehung zueinander und können durchaus völlig getrennt voneinander ablaufen.

Entscheidend für die Schmerzbewertung ist der Vergleich der aktuellen Schmerzen mit den in der Vergangenheit erlittenen Schmerzen und ihren damaligen Folgen. Der aktuelle Schmerz wird also an den im Kurz- und Langzeitgedächtnis gespeicherten Schmerzerfahrungen gemessen und entsprechend diesen Erfahrungen bewertet. Die Schmerzbewertung kann daher als die erkennende oder kognitive Komponente des Schmerzes bezeichnet werden. Das Ergebnis dieses kognitiven Prozesses führt häufig zu entsprechenden Schmerzäußerungen, z. B. in Form von Wehklagen oder als Verlangen nach schmerzstillenden Medikamenten. Die Schmerzäußerungen werden auch als psychomotorische Komponente des Schmerzes bezeichnet. (Erinnert sei daran, daß soziale, familiäre und ethnische Faktoren zusammen mit den aktuellen Umständen des Schmerzereignisses ebenfalls die Schmerzbewertung beeinflussen.)

Alle Komponenten des Schmerzes können durch pathophysiologische Prozesse verändert sein

Die oben angesprochenen und in Abb. 1 zusammengefaßten „objektiven" pathophysiologischen Veränderungen auf den verschiedenen Ebenen des nozizeptiven Systems führen in der Regel zu charakteristischen Veränderungen der „subjektiven" Schmerzempfindung. Wie Abb. 2 im Überblick zeigt, können alle Komponenten des Schmerzes von solchen pathophysiologischen Veränderungen betroffen sein.

Die sensorisch-diskriminative Komponente ist besonders durch pathophysiologische Veränderungen im peripheren nozizeptiven System betroffen. So lösen die anschließend zu besprechenden Sensibilisierungsprozesse der Sensoren teils allodynische, teils hyperalgetische, teils hyperpathische Schmerzen aus (zur Definition der verschiedenen Schmerzformen s. [22]). Eine ektopische Erregungsbildung in den nozizeptiven Afferenzen führt dagegen zu den verschiedenen Formen der neuralgischen Schmerzen.

Bei manchen Schmerzsyndromen, wie z.B. bei der sympathischen Reflexdystrophie und bei chronischen und chronifizierten Schmerzen (s. unten), kommt es neben der Veränderung der Schmerzempfindung auch zu ausgeprägten Veränderungen der anderen Schmerzkomponenten, so daß diese Veränderungen sogar im Vordergrund des jeweiligen Krankheitsbildes stehen können (z.B. eine depressive Erkrankung bei chronischen Arthritisschmerzen). Mit anderen Worten: diese pathophysiologischen Veränderungen greifen im Zentralnervensystem weit über das nozizeptive System im engeren Sinne hinaus und schließen die für Emotion, Motivation und Ko-

Schmerzentstehung im Bewegungssystem 89

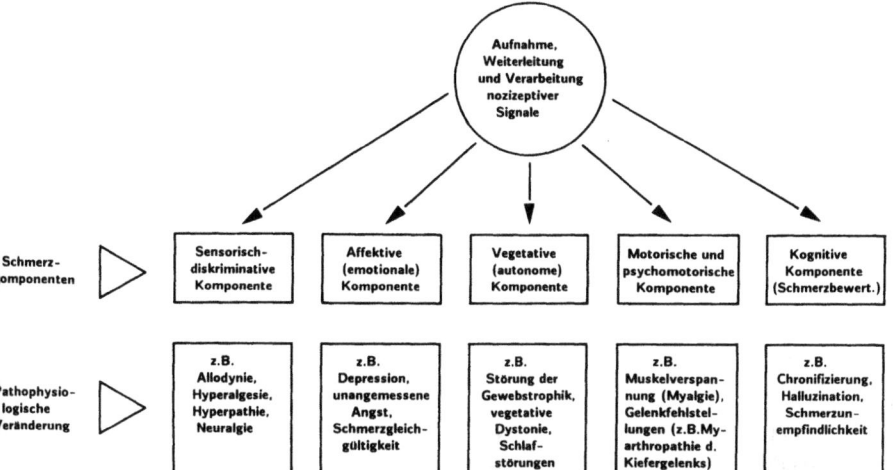

Abb. 2. Schematische Darstellung der durch nozizeptive Signale aktivierten Komponenten des Schmerzes und ihrer pathophysiologischen Veränderungen. In die resultierende Schmerzbewertung (kognitive Komponente) und Schmerzäußerung (psychomotorische Komponente) gehen die sensorischen, affektiven und vegetativen Komponenten je nach Art des Schmerzes in unterschiedlichem Ausmaß ein. Störungen des peripheren und zentralen nozizeptiven Systems können ebenso pathophysiologische Schmerzempfindungen auslösen wie Störungen in den für Emotion, Motivation und Kognition zuständigen Arealen des supraspinalen Zentralnervensystems. Das Schema gilt daher auch für Schmerzen, die nicht durch physiologische oder pathophysiologische Aktivierung der Nozisensoren oder der peripheren Leitungsstrecke bedingt sind (z. B. für „zentrale" Schmerzen)

gnition verantwortlichen zentralnervösen Strukturen in die pathophysiologischen Vorgänge ein [1, 22]. Besonders deutlich wird diese „Ausbreitung" und in deren Gefolge die Veränderung des Schmerzcharakters, sobald akute Schmerzen in chronische und chronifizierte Schmerzen übergehen.

Neben ihrem Zeitablauf unterscheiden sich akute, chronische, chronifizierte und primär psychologisch bedingte Schmerzen auch in ihrer Genese und in ihren Eigenschaften

Beim *akuten Schmerz* ist der Schmerz in der Regel auf den Ort der Schädigung begrenzt. Dieser Ort ist eindeutig lokalisierbar, und das Ausmaß des Schmerzes hängt direkt von der Intensität des Reizes ab. Akute Schmerzen weisen auf eine drohende oder bereits eingetretene Gewebeschädigung hin. Sie haben also eine Signal- oder Warnfunktion. Nach Beseitigung der Schädigung klingen sie rasch wieder ab. Bei akuten Schmerzen sind Herzfrequenz und Blutdruck erhöht, die Atmung vertieft, die Pupillen erweitert, die Spannung der Muskulatur erhöht und die Schweißdrüsen der Handflächen verstärkt tätig. Das gesamte autonome Nervensystem und Teile des motorischen Systems werden also durch akute Schmerzen in charakteristischer Weise aktiviert (vegetative und motorische Schmerzkomponente).

Als *chronischen Schmerz* bezeichnen wir lang anhaltende oder intermittierend wiederkehrende Schmerzen mit identifizierbaren organischen Ursachen, also z. B. rheumatisch bedingte Dauerschmerzen oder die immer wiederkehrenden Schmerzen einer Migräne. Bei chronischen Schmerzen verwischt sich häufig, anders als beim akuten Schmerz, die enge Beziehung zwischen Reizintensität und Ausmaß der Schmerzempfindung. Chronische Schmerzen werden daher oft intensiver oder auch weniger intensiv empfunden als vom Ausmaß der Schädigung erwartet würde. Auch die vegetativen Veränderungen werden vielgestaltiger (z. B. vegetative Dystonie), und es können erhebliche affektive Störungen auftreten (z. B. eine depressive Erkrankung). Eine allgemein akzeptierte Definition des chronischen Schmerzes steht noch aus, viele Autoren betonen den zeitlichen Faktor, andere halten diesen eher für willkürlich (für eine aktuelle Übersicht dazu s. [22]).

Ein chronischer Schmerz kann nach Beseitigung der ihn verursachenden Noxe in derselben oder ähnlichen Form weiterbestehen bleiben oder nach einem schmerzfreien Intervall in dieser Form wieder auftreten, ohne daß eine erneute Noxe dafür vorhanden ist. Dieser Schmerz wird als *chronifizierter Schmerz* bezeichnet [22]. In seiner Symptomatologie entspricht dieser Schmerz weitgehend dem chronischen Schmerz. Wie diesem kommt ihm keine erkennbare physiologische funktionelle Bedeutung, nicht selten aber eine soziale Funktion zu [1, 51, 56].

Dem chronifizierten Schmerz fehlt definitionsgemäß eine eindeutig identifizierbare organische Gewebeschädigung als Schmerzursache. Wir sind daher geneigt, diese Schmerzen als *psychologisch bedingte* (synonym: *psychogene*) Schmerzen anzusehen (s. unten). Im Schrifttum wird hier häufig von einer „Verselbständigung" des Schmerzes gesprochen und eine „Schmerzkrankheit" als eigenständiges Krankheitsbild charakterisiert [51, 56]. Nach der Auffassung zahlreicher Autoren können solche Schmerzbilder aber auch vorkommen, ohne daß eine Periode chronischer Schmerzen vorhergegangen ist. Schmerzen können nämlich wahrscheinlich auch unmittelbar Folge sozialer Ursachen, emotionaler Vorgänge oder einer psychischen Erkrankung sein. Diese Schmerzzustände werden als *primär psychogener Schmerz* bezeichnet [1]. Der Patient erlebt den psychogen bedingten Schmerz jedenfalls genauso wie einen organisch verursachten und sieht in der Regel nicht ein, daß eine körperliche Ursache nicht gefunden werden kann (zum Pathomechanismus psychologisch bedingter Schmerzen s. [22, 28]).

Sympathische Aktivität kann auf unbekanntem Wege zur Aufschaukelung und Selbsterhaltung von chronischen somatischen Schmerzen beitragen

Als *sympathische Reflexdystrophien* (SDR) werden heute eine ganze Reihe von Krankheitsbildern zusammengefaßt, wie der M. Sudeck, die Kausalgie, die posttraumatische Osteoporose, die Algodystrophie und die posttraumatischen Vasospasmen. Meist liegt eine Symptomenkonstellation vor, die unabhängig vom auslösenden Ereignis umfaßt: 1) ein Schmerzsyndrom als Ausdruck einer sensiblen Störung, 2) eine Schwellung und 3) eine Temperaturregulationsstörung, beide zusammen Ausdruck einer vegetativen Störung, die auch für die Aufschaukelung und Selbsterhaltung der Schmerzen verantwortlich gemacht wird; schließlich 4) eine Bewegungseinschränkung als Ausdruck einer motorischen Störung (für eine Darstellung der derzeit plausibelsten Hypothesen zur Pathogenese der Schmerzen der SDR s. [19], zur Symptomatologie und Klinik s. [2]).

Schmerzentstehung im Bewegungssystem am Beispiel des Gelenkschmerzes

In den letzten Jahren sind wesentliche Fortschritte auf dem Gebiet der neurobiologischen Grundlagenforschung zur Schmerzentstehung im Bewegungssystem erzielt worden, wozu auch unsere Arbeitsgruppe beitragen konnte. Unser Ziel war und ist es, die neuronalen Grundlagen des Schmerzes im entzündeten Gelenk aufzuklären, d. h. die an der Schmerzentstehung beteiligten nozizeptiven Mechanismen aufzudecken. Antworten auf viele, auch klinisch-therapeutisch ungemein wichtige Fragen können dabei nur mit Hilfe des Tierexperimentes gewonnen werden. Wir wählten aus guten Gründen das Kniegelenk der Katze als unser Untersuchungsobjekt.

Gelenke werden überwiegend von feinen afferenten Nervenfasern innerviert

Das Kniegelenk der Katze wird, ähnlich wie ein menschliches Kniegelenk, hauptsächlich von 2 Nerven versorgt, dem medialen und dem posterioren Kniegelenknerven. Beide sind etwa gleich dick und enthalten jeder rund 1200 Nervenfasern. Die meisten davon sind sensorisch (afferent), aber eine nicht unbeträchtliche Anzahl gehört zum autonomen Nervensystem, ist also efferent (postganglionär sympathisch). Die sympathischen Nervenfasern versorgen wahrscheinlich überwiegend, wenn nicht ausschließlich die glatte Muskulatur der Wände der feinen Blutgefäße des Gelenks.

Die elektronenmikroskopische Untersuchung dieser Gelenknerven brachte überraschenderweise zutage, daß es in diesen Nerven sehr viel mehr feine als dicke Nervenfasern gibt (Tabelle 1, [11, 23]). Bisherige Zählungen hatten viel kleinere Zahlen besonders der langsamleitenden marklosen Nervenfasern (Gruppe-IV- oder C-Fasern) ergeben, weil die damals verwende-

Tabelle 1. Innervation des Kniegelenks der Katze mit den Hauptfunktionen der verschiedenen Nervenfasergruppen. (Nach [37])

Nervenfasertypen	Rezeptive Eigenschaften	Funktionen
Afferente Fasern: n = 680 (posteriorer Gelenknerv) + 630 (medialer Gelenknerv) ≈ 1300		
Gruppe II: (n = 210) dick myelinisierte Axone mit korpuskulären Endigungen	mechanosensitiv – niederschwellig	Propriozeption
Gruppe III: (n = 230) dünn myelinisierte Axone mit freien Nervenendigungen	mechanosensitiv – niederschwellig – hochschwellig – (nur bei Gewebsschädigung) chemosensitiv	Propriozeption Nozizeption (und Sekretion)
Gruppe IV: (n = 850) unmyelinisierte Axone (C-Fasern) mit freien Nervenendigungen	mechanosensitiv – (niederschwellig) – hochschwellig – nur bei Gewebeschädigung chemosensitiv	(Popriozeption) Nozizeption und Sekretion
Efferente Fasern: n = 1000 unmyelinisierte postganglionäre sympathische Fasern	keine Sensitivität	Vasokonstriktion

ten Techniken diese Nervenfasern nicht ausreichend sichtbar machten. Auch bei genauerer Untersuchung anderer Nerven von der Muskulatur, den Sehnen und der Haut wurden die Zahlen nach oben korrigiert. Sensorische Nerven scheinen damit generell überwiegend nicht dicke, schnelleitende, sondern dünne, langsamleitende Nervenfasern zu enthalten.

Die Endigungen feiner afferenter Nervenfasern („freie Nervenendigungen") sind verzweigt und nicht mehr von Perineurium umhüllt

Im Bereich des Kniegelenks teilen sich die Gelenknerven in immer dünnere periphere Nerven auf, die dem sich verzweigenden Gefäßsystem folgen und in unterschiedlicher Dichte alle Teile der Gelenkkapsel und des Bandapparates versorgen. Dick myelinisierte (markhaltige) Nervenfasern, die, wie oben erwähnt, in der Minderzahl sind, enden in korpuskulären Sensoren (Ruffini- und Pacini-artige Körperchen), die wahrscheinlich ausschließlich oder überwiegend mechanosensorische Aufgaben haben. Die Endigungen der dünn myelinisierten (Gruppe-III- oder A_δ-) und der unmyelinisierten (Gruppe-IV- oder C-)Fasern, die schon erwähnten „freien Nervenendigungen", sind viel zahlreicher, wobei die Gruppe-IV-Endigungen weitaus am häufigsten sind. Charakteristisch für die Endigungen feiner Afferenzen ist, daß sie im Gegensatzu zu den korpuskulären Endigungen „frei" sind, d.h. keine Nervenhülle (Perineuralscheide) mehr besitzen. Man muß daher annehmen, daß sie für diffusible höhermolekulare Substanzen, wie etwa Entzündungsmediatoren (s. unten) besser zugänglich sind als die isolierten korpuskulären Sensoren. Die meisten dieser Endigungen liegen als Nervenfaserbündel vor, bestehend aus bis zu etwa 12 sensorischen Axonen, die in eine Schwann-Zelle eingebettet sind. Gruppe-III-Fasern, die noch innerhalb der Nervenhülle ihre dünne Markscheide verlieren, treten einzeln aus den peripheren Nerven aus, münden aber nach kurzer Laufstrecke häufig in ein freies Nervenbündel ein. Diese Bündel teilen und verzweigen sich sukzessive, wobei sich auch jedes sensorische Axon mehrfach verzweigt. Jede Nervenfaser der Gruppen III und IV bildet demnach ein sensorisches Endbäumchen aus (Abb. 3A; [13]). Interessanterweise durchdringen die Endbäumchen der Gruppe-IV-Fasern einen größeren Geweberaum als die Gruppe-III-Endbäumchen. Dies entspricht der Beobachtung bei elektrophysiologischen Ableitungen (s. unten), daß die langsam leitenden Gruppe-IV-Fasern häufig größere rezeptive Felder haben als die schneller leitenden Gruppe-III-Fasern.

Im normalen Gelenk weisen feine Gelenkafferenzen teils niedrige, teils nozizeptive Schwellen auf; viele sind mechanisch unerregbar

Die neurophysiologische Untersuchung feiner Afferenzen mittels der Technik der Einzelfaserableitung (vgl. Abb. 4) ergab, ähnlich wie die Morphologie, unerwartete Erkenntnisse. Bisher hatte allgemein gegolten, daß alle diese feinen Afferenzen sehr hohe Schwellen auf Bewegung haben, also wahrscheinlich als Nozisensoren dienen, deren Erregung durch gewebsschädigende Reize zu Schmerzen führt. Wir fanden allerdings, daß ein nicht unerheblicher Prozentsatz keineswegs sehr hohe Schwellen hat, sondern schon bei Bewegungen im normalen Arbeitsbereich des Gelenks anspricht und damit über Dauer, Ausmaß und Schnelligkeit der Gelenkbewegung Auskunft gibt (Abb. 4A, 6 rechts, Tabelle 1). Diese niederschwelligen Sensoren sind daher als Mechanosensoren zu klassifizieren.

Am anderen Ende des Schwellenspektrums fanden sich, wie erwartet, eine größere Anzahl von Sensoren mit feinen Nervenfasern, die nur bei noxischen Gelenkreizen erregt wurden (Nozisensoren im engeren Sinne).

Daneben sahen wir aber überraschenderweise auch eine nicht unerhebliche Anzahl von feinen Nervenfasern, die unzweifelhaft als sensorisch identifiziert werden konnten, die aber auf jeglichen Bewegungsreiz, ob im normalen oder im noxischen Bereich, unerregbar blieben (Abb. 4D, 6 rechts; [6, 39]). Diese Afferenzen erfüllen in einem normalen Gelenk keine offensichtliche sensorische Funktion („schlafende" Nozisensoren). Sie haben aber vielleicht efferente Aufgaben, und sie werden bei einer entzündlichen Gewebeschädigung aktiviert (s. unten).

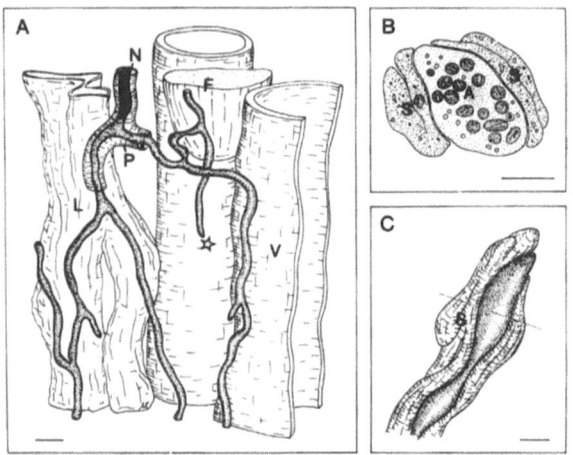

Abb. 3. A Halbschematische Rekonstruktion der sensorischen Endigung einer Gruppe-III-Faser („freie Nervenendigung"). Aus der innerhalb der Perineuralhülle (*P*) noch myelinisierten Nervenfaser (*N*) entsteht ein sensorisches Endbäumchen mit mehreren Ästen. Diese ziehen zu verschiedenen Strukturen: Ein langer Ast läuft an einem venösen Gefäß (*V*) nach unten (*rechts*), ein anderer legt sich einem Lymphgefäß (*L*) an (*links*), während ein mittlerer Ast sich aufzweigt und mit einem Teil zu einer Fettzelle (*F*) zieht, mit dem anderen im dichten kollagenen Bindegewebe (nicht dargestellt) endet (*Stern*). B Querschnitt durch den in Abb. 3 C dargestellten Endabschnitt einer sensorischen Endigung, in dem das sensorische Axon (*A*) verdickt ist, viele Mitochondrien und Vesikel enthält und nur unvollständig von der gelappten Schwann-Zelle (*S*) bedeckt wird. Solche Abschnitte betrachten wir als rezeptive Stellen. *C* Oberflächenansicht eines sensorischen Endabschnitts mit der freien, von Schwann-Zelle (*S*) unbedeckten Fläche des sensorischen Axons (dunkel punktiert). Eichmarken entsprechen 10 µm (*A*) bzw. 1 µm (*B, C*). Der Rekonstruktion liegen elektronenmikroskopische Aufnahmen von Serienschnitten aus der Kniegelenkkapsel der Katze aus unserem Laboratorium zugrunde

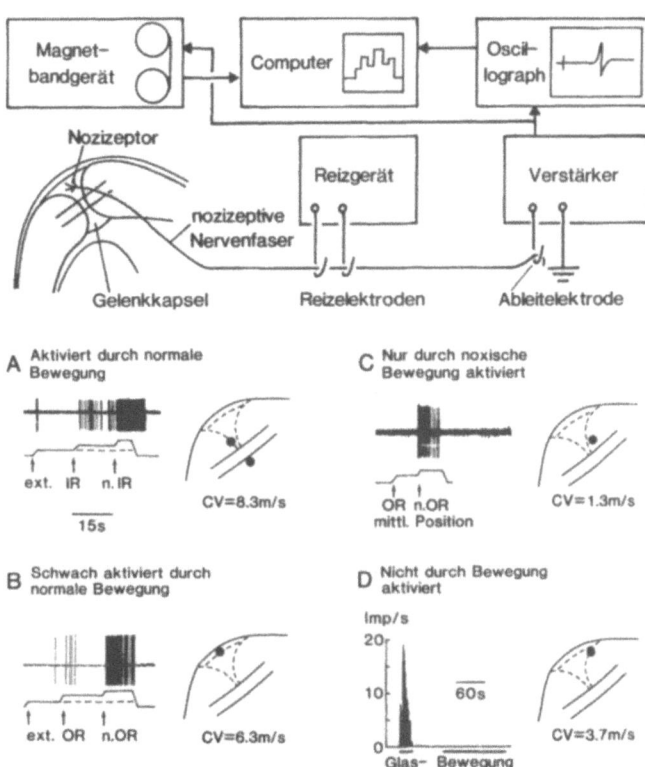

Abb. 4. Entladungsverhalten von Nozisensoren des normalen Kniegelenks der Katze bei mechanischer Reizung. *Oben:* Schema des Versuchsaufbaus und der Ableitmethodik. Die Ableitung der Aktionspotentiale (Impulse) über eine Platinelektrode erfolgt von einzelnen, unter dem Präpariermikroskop aus dem N. femoralis freigelegten dünnen afferenten Nervenfasern. Durch elektrische Reizung am N. articularis medialis können einzelne Impulse ausgelöst und die Leitungsgeschwindigkeit der Nervenfaser gemessen werden. Der Rechner summiert die Impulse pro Zeiteinheit zu einem Histogramm, wie es in *D* dargestellt ist. *Unten: A* rezeptive Felder und Antwortverhalten einer niederschwelligen Gruppe-III-Einheit bei Extension (*ext.*), Innenrotation (*IR*) und noxischer Innenrotation (*n.IR*). Leitungsgeschwindigkeit CV = 8,3 m/s. *B* rezeptives Feld und Antwortverhalten einer mittelschwelligen afferenten Einheit bei Extension (*ext.*) Außenrotation (*OR*) und noxischer Außenrotation (*n.OR*). Leitungsgeschwindigkeit CV = 6,3 m/s. *C* rezeptives Feld und Antwortverhalten eines Nozisensors der Gruppe IV bei Außenrotation (*OR*) und bei noxischer Außenrotation (*n.OR*) in Mittelstellung des Gelenks (*mittl. Position*). Leitungsgeschwindigkeit CV = 1,3 m/s. *D* Histogramm des Entladungsverhaltens eines Nozisensors der Gruppe III (CV = 3,7 m/s), der auf lokale mechanische Reizung, nicht aber auf normale und noxische Bewegungen reagierte („schlafender" Nozizeptor). (A – D aus [42])

Die sensorischen Endigungen feiner Afferenzen besitzen Transduktionsareale mit unterschiedlicher Organellendichte

Die räumliche Rekonstruktion elektronenmikroskopischer Bilder feiner sensorischer Endigungen aus dem Kniegelenk ergab, daß die sensorischen Axone (Nervenzellfortsätze), die in den Ästen der genannten Endbäumchen laufen, nicht kabelförmig gleichmäßig wie im Nerv, sondern periodisch verdickt sind. In den Verdickungen sind Mitochondrien angehäuft, und sie weisen freie Zellmembranflächen auf, d.h. Stellen, an denen die übliche Umhüllung durch die Schwann-Zelle fehlt (Abb. 3B, C; [12, 13]). Die Verdickungen sind höchstwahrscheinlich die Rezeptorstellen, an denen die Reiztransduktion stattfindet.

Es ist nun auffällig, daß unterschiedliche Endigungen sehr verschieden viele Mitochondrien in ihren rezeptorischen Verdickungen haben. Der Grund dafür könnte sein, daß ein unterschiedlicher Energiebedarf für die Transduktionsprozesse besteht, abhängig von der Häufigkeit der Aktivierung der jeweiligen Endigung, wie es für Sensoren mit unterschiedlicher Schwelle anzunehmen ist. Niederschwellige Sensoren würden demnach häufiger aktiviert und hätten einen höheren Energiebedarf als hochschwellige, nozizeptive Sensoren. Möglicherweise haben wir damit ein morphologisches Kennzeichen für Nozisensoren gefunden.

Feine Gelenkafferenzen sind i. allg. polymodal; ihre sensorischen Endigungen finden sich an unterschiedlichen Gewebsstrukturen

Neben der so unterschiedlichen Mechanosensibilität sind die meisten Afferenzen mit freien Nervenendigungen darüber hinaus chemosensitiv, d.h. durch chemische Substanzen zu erregen [10]. Man spricht auch von polymodalen Sensoren, insbesondere wenn noch Thermosensitivität (Empfindlichkeit gegen Kälte oder Hitze) hinzukommt [33]. Von besonderem Interesse ist die Chemosensitivität für Substanzen, die im geschädigten Gewebe freigesetzt oder synthetisiert werden (Entzündungsmediatoren). Der Chemosensitivität kommt eine wichtige Rolle bei der Sensibilisierung von Afferenzen für mechanische Reize zu (s. unten).

Die feinen sensorischen Endigungen verlaufen wie die peripheren Nerven zum größten Teil entlang von Blutgefäßen (Arterien, Arteriolen, postkapillären Venolen, Venen), entweder in der äußeren Bindegewebsschicht des Gefäßes (Adventitia) oder etwas weiter davon entfernt (periadventitiell) im kollagenen Bindegewebe. An Kapillaren wurden nie sensorische Endigungen gesehen. Nicht selten kann man sie aber auch an Lymphgefäßen, im lockeren Bindegewebe zwischen Fettzellen und besonders im dichten kollagenen Bindegewebe von Gelenkkapsel und Bändern finden. Interessant dabei ist, daß die Äste ein und desselben sensorischen Endbäumchens verschiedene Gewebsstrukturen innervieren können und so z. B. Gefäßwand und kollagenes Bindegewebe der Gelenkkapsel versorgen (Abb. 3 A). Möglicherweise ist dies eine Grundvoraussetzung für das polymodale Verhalten der feinen Afferenzen.

Die feinen Afferenzen haben wahrscheinlich auch zusätzliche efferente Aufgaben

Die efferente Innervierung des Kniegelenks wird von zahlreichen postganglionären Fasern des sympathischen Nervensystems getragen. Es sind zumeist tonisch aktive vasokonstriktorische Fasern, die die Gefäßweite durch die Abstufung ihrer Entladungsfrequenz kontrollieren [23, 35]. Diese Vasokonstriktoren stehen unter der ständigen deszendierenden Kontrolle sympathischer Zentren in Hirnstamm und Rückenmark. Über ihre Aufgaben im einzelnen sind wir aber noch nicht genügend unterrichtet.

Es mehren sich andererseits die Befunde, daß die feinen afferenten Nervenfasern der Gelenke, insbesondere die C-Fasern (Gruppe-IV-Fasern), neben ihrer afferenten auch eine efferente Funktion haben. Häufig führt nämlich ihre Aktivierung (z. B. durch elektrische Reizung) zur Vasodilatation im Gewebe [16]. Eine Erklärung für dieses schon länger bekannte Phänomen wurde in den letzten Jahren geliefert: Viele der dünnen Afferenzen enthalten eine Reihe von Peptiden, in Gelenkafferenzen wurden bisher Substanz P, „calcitonin gene-related peptide" (CGRP) und Somatostatin nachgewiesen [8]. Diese Peptide haben verschiedene physiologische Wirkungen, z. B. auf die Blutgefäße (Vasodilatation, Erhöhung der Durchlässigkeit der Gefäßwand). Bei der Aktivierung der afferenten Fasern (retrograd z. B. durch elektrische Stimulierung) können Substanz P und vermutlich andere Peptide aus den Endigungen in das Gelenk sezerniert werden und auf die benachbarten Gefäße vasodilatorisch wirken [5, 16, 55]. Bei experimenteller Reizung von feinen Afferenzen lassen sich damit sogar Entzündungsprozesse im Innervationsgebiet der Afferenzen auslösen (sog. neurogene Entzündung, s. unten).

Die morphologische Zuordnung verschiedener Neuropeptide zu möglicherweise nozizeptiven Afferenzen und ihren Endigungen mit Hilfe immunzytochemischer Methoden ist zur Zeit Gegenstand intensiver Forschung. Die Ultrastruktur zeigt in den charakteristischen Verdickungen der sensorischen Axone neben den Mitochondrien regelmäßig auch verschiedene Bläschen (Vesikel), die den synaptischen Vesikeln in efferenten Nervenendigungen sehr ähnlich sind (Abb. 3 B). Ob einige dieser Vesikel Träger oder Speicherformen der genannten Peptide sind, ist nicht sicher bekannt, wird aber vermutet [7].

Gelenkentzündung sensibilisiert alle feinen Gelenkafferenzen, auch die „schlafenden" Nozisensoren „wachen auf"

Gelenkentzündungen gehen oft mit erheblichen Ruhe- und Bewegungsschmerzen einher, weshalb das Gelenk häufig in einer Schonhaltung bewegungsarm gehalten wird. Diese Schmerzen sind wahrscheinlich durch die auch in unseren Untersuchungen gefundene, erhebliche Sensibilisierung der feinen Afferenzen bedingt, deren Ruheaktivität ebenso dramatisch ansteigt, wie die durch Bewegungen induzierte (Abb. 5). Beispielsweise führen bei den Gelenknozisensoren leichte Druckreize und Bewegungen im normalen Arbeitsbereich des Gelenks, die vorher nicht beantwortet wurden, jetzt zu starken Entladungen, d. h. die Schwellen für Druck- und Bewegungsreize sind deutlich gesenkt. Die durchschnittlichen Veränderungen des Ruheentladungsverhaltens (Spontanaktivität) von Gelenkafferenzen bei einer experimentellen Arthritis verdeutlicht Abb. 6, *links*; die Veränderungen des Entladungsverhaltens bei Bewegungen sind *rechts* in der gleichen Abbildung zu sehen. Die in der Abbildung dokumentierte Zunahme spontanaktiver und bewegungsaktiver Afferenzen, v.a. die fast vollständige Rekrutierung der Population von „schlafenden" Nozisensoren, führt zur massiven Verstärkung des afferenten Einstroms aus dem entzündeten Gelenk in das Zentralnervensystem.

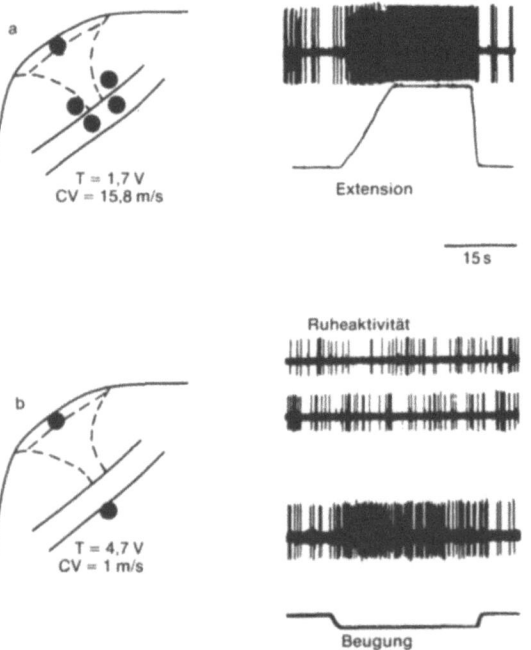

Abb. 5a, b. Veränderung des Entladungsverhaltens von Gelenknozisensoren nach einer akuten experimentellen Entzündung. *a* Gruppe-III-Einheit, Leitungsgeschwindigkeit 15,8 m/s, 5 rezeptive Felder. Die Ruheaktivität geht bei der Bewegung von der Gelenkmittelstellung in volle Extension über in hochfrequente Entladungen, die nicht adaptieren. *b* Gruppe-IV-Einheit, Leitungsgeschwindigkeit 1 m/s, 2 rezeptive Felder (Messungen von H.-G. Schaible und R.F. Schmidt. Aus [47])

Schmerzentstehung im Bewegungssystem 99

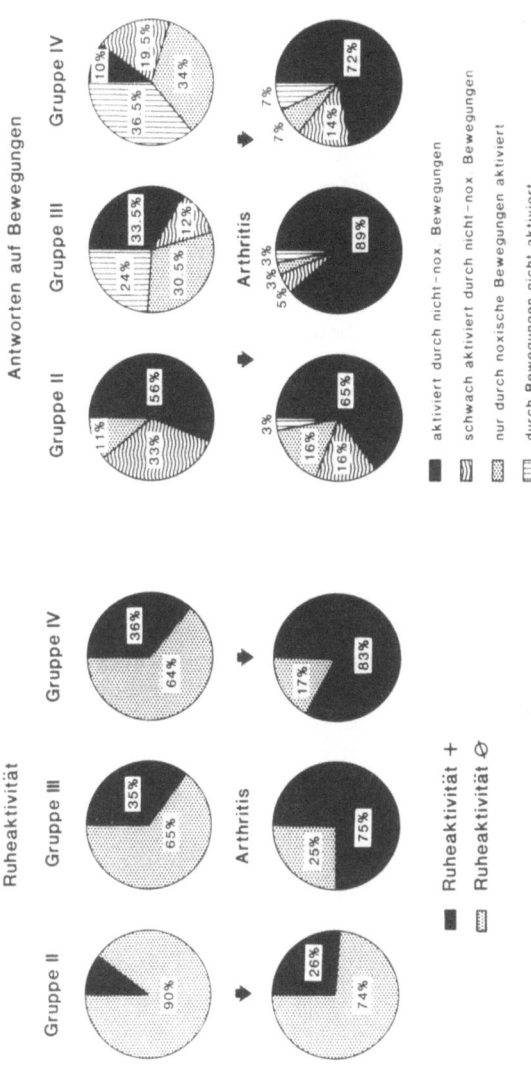

Abb. 6. Prozentuale Anteile verschiedenschwelliger Mechanosensoren im Kniegelenk der Katze und Veränderungen des spontanen (*links*) und evozierten Entladungsverhaltens (*rechts*) durch eine experimentelle Entzündung. Oben sind jeweils die Verhältnisse am normalen Gelenk, unten bei der Arthritis zu sehen. Die Sensoren sind nach der Leitungsgeschwindigkeit ihrer afferenten Nervenfasern (Gruppe II > 20 m/s, Gruppe III 2,5–20 m/s, Gruppe IV < 2,5 m/s) und nach ihrer Schwelle für Bewegungsreize im normalen Gelenk (Schlüssel *rechts unten*) klassifiziert. Man beachte die relativ geringen entzündungsbedingten Veränderungen unter den durchweg niederschwelligen Gruppe-II-Afferenzen im Vergleich zu den überwiegend hochschwelligen Afferenzen der dünn myelinisierten Gruppe-III-Fasern und der unmyelinisierten Gruppe-IV-Fasern. Nicht zu sehen ist, daß durch die Entzündung auch die Frequenz der spontanen und evozierten Entladungen erheblich zunimmt. (Aus [22])

Welche der zahlreichen durch die Entzündung bewirkten Gewebeveränderungen für die Sensibilisierung und Erregung der Nozisensoren verantwortlich sind, ist nicht endgültig klar. Mechanische Faktoren (Erhöhung der Gewebsspannung durch zelluläres und interstitielles Ödem) und thermische Faktoren (Temperaturerhöhung als Folge der Vasodilatation, nicht die Vasodilatation selbst) können an der Sensibilisierung beteiligt sein, aber deutliche klinische und experimentelle Anhaltspunkte gibt es dafür kaum.

Vieles spricht dagegen dafür, daß chemische Faktoren bei der Sensibilisierung durch Entzündung die entscheidende Rolle spielen. Im entzündeten Gewebe findet sich eine Akkumulation von Entzündungsmediatoren, z. B. Bradykinin, Prostaglandine, Leukotriene. Diese werden v.a. lokal freigesetzt oder synthetisiert. Solche Mediatoren können Nozisensoren erregen oder diese für andere Reize sensibilisieren [50]. Experimentell wird z. B. durch Injektion von Prostaglandinen in die Blutstrombahn des Kniegelenks die Antwort auf mechanische Bewegungsreize, aber auch auf Injektion von Bradykinin bei einem Großteil der afferenten Fasern erheblich verstärkt. Aufgrund der Wirkungscharakteristika dieser einzelnen Mediatoren an Afferenzen (Anteil der erregten und/oder sensibilisierten Fasern, Wirkdauer u.a.) muß davon ausgegangen werden, daß mehrere Mediatoren synergetisch zusammenwirken müssen („Entzündungscocktail"), um das Vollbild der bei Entzündung beobachteten Entladungsänderungen zu induzieren. Das schließt aber nicht aus, daß auch zahlreiche andere Substanzen an solchen Sensibilisierungsprozessen beteiligt sein mögen. Dazu zählen beispielsweise die Kaliumionen, das Serotonin, das Histamin und möglicherweise auch die H^+-Ionen (pH) und die Katecholamine [14, 30, 31, 33, 38, 50, 53].

Den Neuropeptiden wird derzeit keine wesentliche Rolle bei der Sensibilisierung zugesprochen [16]. Möglicherweise regen aber einige von ihnen im synovialen Gewebe die Produktion von Prostaglandin E_2 an [24], und Prostaglandine ihrerseits wirken auf Gelenkafferenzen erregend und/oder sensibilisierend [39].

Neurogene Entzündung. Die Aktivierung nozizeptiver Afferenzen führt zur Vasodilation im Bereich ihrer sensorischen Endigungen. Dabei beteiligt ist das Neuropeptid Substanz P, das aus den feinen Afferenzen freigesetzt wird (die Afferenzen enthalten z. T. auch andere Peptide, wie „calcitonin gene-related peptide", CGRP, und Somatostatin). Die Vasodilation mit der sie begleitenden Exsudation wird als neurogene Entzündung bezeichnet, die sich lokal ausbreitet. Welche Rolle diese efferente Funktion der Nozisensoren bei Arthritiden und anderen Entzündungsprozessen für den Schmerz spielt, ist noch offen. Diskutiert wird für die Peptide sowohl eine symptomverschlimmernde wie eine heilungsunterstützende Wirkung. Ob sympathische Efferenzen eine wesentliche Rolle bei Entzündungsvorgängen spielen, ist ebenfalls noch unklar (weitere Diskussion und Literatur [14, 33, 50]).

Pathophysiologisch erhöhte Nozisensoraktivität führt sekundär zu zentraler Sensibilisierung

Die Gelenkafferenzen enden nach den Ergebnissen aus unserer Arbeitsgruppe sowohl in der oberflächlichen Schicht der grauen Substanz des Rückkenmarks (Lamina I nach Rexed[1]) als auch in deren tieferen Schichten (Lamina V–VII), wie später noch ausführlicher besprochen wird [3]. Spinale Zielneurone der Gelenkafferenzen sind in der Regel konvergente Neurone, d.h. sie erhalten zusätzlichen afferenten Zustrom aus anderen Gebieten, nämlich von der Skelettmuskulatur und in manchen Fällen auch von der Haut [40]. Die rezeptiven Felder dieser Neurone sind also nicht auf das Gelenk beschränkt, sondern wesentlich ausgedehnter. Diese Konvergenz ist eine Erklärung dafür, daß Gelenkschmerzen häufig nicht streng auf das erkrankte Gelenk beschränkt sind.

Von ihren Antworteigenschaften her sind spinale Neurone mit Gelenkafferenz entweder „wide-dynamic-range" Neurone oder „nozizeptiv-spezifische" Neurone. Erster reagieren sowohl auf nichtnoxische als auch auf noxische Reize, wobei die Entladungsrate mit der Intensität der Reizung am Gelenk zunimmt. Letztere reagieren dagegen nur auf potentiell oder tatsächlich gewebeschädigende Reize. Wie zu Beginn dieses Abschnitts bereits angesprochen, projiizieren beide Neuronentypen entweder auf andere Neurone im selben Segment, d.h. sie sind spinale Interneurone, oder sie besitzen aszendierende Axone, die die Information nach supraspinal, z.B. in den Hirnstamm oder den Thalamus leiten (spinoretikuläre bzw. spinothalamische Neurone).

Als Folge der peripheren Sensibilisierungsprozesse bei Entzündungen und des daraus resultierenden erhöhten afferenten Zustroms ändern auch die Zielzellen der Gelenkafferenzen im Rückenmark ihr Entladungsverhalten. Diese Änderungen sind in folgender Übersicht zusammengefaßt.

Änderung des Entladungsverhaltens spinaler Neurone mit Gelenkafferenz bei Arthritis [37]
Änderung der Antworten in NS-[2] und WDR-Neuronen[3] auf Reizung des Gelenks:

- Induktion von Antworten auf Bewegungen (NS-Neurone),
- Verstärkung der Antworten auf Bewegungen (WDR-Neurone),
- Verstärkung der Antworten bei Druck auf das Gelenk.

---

[1] Rexed B (1952) Cytoarchitectonic organization of the spinal cord. J Comp Neurol 96:415–494.
[2] NS-Neurone: nozizeptiv-spezifische Neurone.
[3] WDR-Neurone: „Wide-dynamic-range"-Neurone.

Änderungen der Antworten in NS- und WDR-Neuronen auf Reizung gelenknaher Strukturen:

– Verstärkung der Antworten bei Druck auf Muskeln.

Änderungen der Antworten in NS- und WDR-Neuronen auf Reizung gelenkferner Strukturen:

– Erhöhung der Antworten auf Druckreize,
– Ausbreitung erregender rezeptiver Felder,
– Auftreten inhibitorischer rezeptiver Felder.

Induktion oder Verstärkung von tonischen Entladungen in NS- und WDR-Neuronen

Es treten dabei anscheinend sekundär, also neben den im Vordergrund stehenden peripheren Sensibilisierungsprozessen an den Gelenksensoren (Abb. 5, 6), auch zentrale Sensibilisierungsprozesse an den spinalen Neuronen auf [32]. Es kommt jedenfalls im Verlauf einer experimentellen Arthritis zu einer extremen Verstärkung der Entladungen vor allem nozizeptiv-spezifischer Neurone des Rückenmarks auf ipsi- und übrigens auch kontralaterale Gelenkbewegungen (Abb. 7), die ebenso wie eine Reihe anderer Veränderungen der rezeptiven Felder und des Entladungsverhaltens dieser Neurone (vgl. Übersicht) für einen zusätzlichen spinalen Sensibilisierungsprozeß sprechen [31, 50]. Die massive Zunahme der Entladungen des Neurons in Abb. 7 ist also durch das Zusammenwirken einer peripheren und einer spinalen Komponente der Sensibilisierung bedingt. Beide Komponenten scheinen gemeinsam für die extreme Schmerzhaftigkeit eines entzündeten Gelenks verantwortlich zu sein.

Für die Entwicklung chronischer und chronifizierter Schmerzen sind möglicherweise pathophysiologische (biochemische) Veränderungen des zentralnervösen nozizeptiven Systems verantwortlich

Die Mechanismen der zentralen Sensibilisierung sind noch ungeklärt. Bisher sind bei länger anhaltendem, erhöhtem afferenten Einstrom („chronischer" Schmerz) langfristige biochemische Veränderungen im Rückenmark nachgewiesen worden [34]: Beschrieben werden die Induktion eines C-fos-artigen Proteins in sensorischen Neuronen [17] und erhebliche Veränderungen der endogenen Opioide (der Gehalt an Dynorphin nimmt stark zu, während der Enkephalingehalt nahezu gleich bleibt [15, 18, 29]). Hinzu kommen neuere Befunde, daß es bei Anbahnung einer Arthritis zur Freisetzung von Tachykininen im Rückenmark kommt ([37a], Technik in [4]). Dabei wurde für Substanz P und Neurokinin A ein unterschiedliches Freisetzungsprofil in bezug auf die Tiefe im Rückenmark gefunden. Der Ort der Freisetzung läßt darauf schließen, daß die Hauptquelle der Neuropeptide die afferenten Ner-

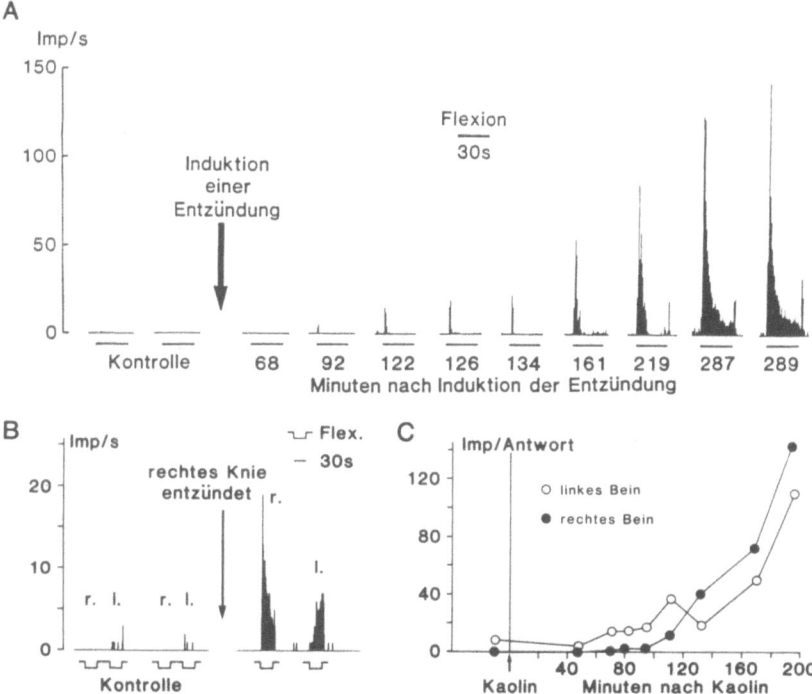

Abb. 7 A–C. Wirkungen einer akuten experimentellen Entzündung eines Kniegelenks der Katze auf spinale Neurone mit aszendierenden Axonen. *A* Zeitverlauf des Antwortverhaltens eines hochschwelligen spinalen Neurons auf passive Flexionen des Kniegelenks im normalen Arbeitsbereich des Gelenks vor (Kontrolle) und in den ersten 289 min nach Induktion einer Arthritis. *B* Antwortverhalten eines weiteren Neurons mit ipsi- und kontralateralen Zuflüssen von Gelenksensoren. Nach Entzündung des rechten Knies (*r.*) sind die Antworten auch bei Bewegen des linken Knies (*l.*) deutlich verstärkt (Evidenz für zentrale Sensibilisierung). *C* Steigerung der Impulszahl pro Bewegungsreiz im Zeitverlauf nach Induktion der Entzündung durch Kaolin. (Mod. nach Schaible et al. 1987 [41])

venfasern sind, in denen die Peptide mit einem klassischen Transmitter (vermutlich Glutamat) koexistieren.

Bei der experimentellen Arthritis sind die spinalen Sensibilisierungsprozesse bei der spinalisierten Katze deutlicher zu sehen als bei Tieren mit intakter Neuraxis (unveröffentlicht). Diese Beobachtung weist darauf hin, daß auch die oben erwähnten deszendierenden endogenen Schmerzkontrollsysteme an der Verarbeitung des pathophysiologisch gesteigerten afferenten Zuflusses aus dem entzündeten Gelenk beteiligt sind, wobei sie anscheinend insgesamt, zumindest unter unseren experimentellen Bedingungen, einen eher dämpfenden Einfluß ausüben. Dieser Eindruck scheint sich in einer gegenwärtig bei uns durchgeführten Serie von Experimenten zu bestätigen, bei denen mit Hilfe reversibler, durch Kühlung induzierter Spinalisation im oberen Lumbalbereich der Einfluß der absteigenden Hemmung im Kontrollzustand und zu den verschiedensten Zeiten während der Entwicklung einer experimentellen Arthritis gemessen wird. Jedenfalls läßt sich jetzt schon festhalten, wie in Abb. 8 skizziert, daß die beobachteten Veränderungen des Entladungsverhaltens der spinalen Neurone das Resultat peripherer, spinaler und supraspinaler Prozesse sind, die allesamt die erhebliche Plastizität des Nervensystems unter pathophysiologischen Einflüssen widerspiegeln.

Die Untersuchungen zu den plastischen Veränderungen in den physiologischen und biochemischen Eigenschaften spinaler Neuronensysteme im Verlauf peripherer Gelenkentzündungen stehen erst am Anfang. Jedenfalls ist aber dadurch schon deutlich geworden, daß das primäre Krankheitsgeschehen im entzündeten Organ alsbald zentrale Folgen hat. Hier zeichnet sich erstmals ein auch im Tierexperiment nachweisbarer neurobiologischer Mechanismus der Schmerzchronifizierung ab: die zentralen Sensibilisierungsprozesse scheinen sich ab einer gewissen Intensität durch lokale Aufschaukelungsprozesse „selbständig" machen zu können [54]. Mit anderen Worten: es läßt sich jetzt gut vorstellen (zumal es dafür in anderen Bereichen, z. B. bei der Bildung von Engrammen, entsprechende Befunde gibt), daß die kurzfristigen Plastizitätsvorgänge, wie sie z. B. in Abb. 7 zu sehen sind, in mittel- bis langfristigen Zeiträumen strukturelle Veränderungen nach sich ziehen und damit verfestigt werden, z. B. durch den Aufbau neuer oder verstärkter Verbindungswege mit einer Zunahme der Spontanaktivität auf diesen gebahnten Wegen. Schließlich ist dann ein Zustand erreicht, bei dem durch diese plastischen Veränderungen im zentralen Nervensystem auch die Beseitigung der schmerzenden Noxe nicht mehr zu einer völligen Schmerzfreiheit führt. So wäre dann nicht durch psychogene, sondern durch somatische Veränderungen aus dem akuten ein chronifizierter Schmerz geworden.

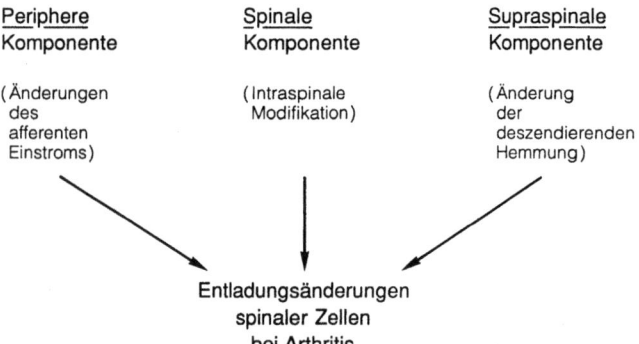

Abb. 8. Komponenten der Entladungsänderungen spinaler Zellen bei Arthritis. Ausführliche Diskussion im Text. (Aus [37])

Neurobiologie der Schmerzentstehung in Skelettmuskeln, Sehnen, Knochen und Bindegewebe

Dieser Abschnitt ist nur kurz gefaßt, weil für die Skelettmuskeln und ihre Sehnen ausgezeichnete Übersichten bereits existieren [21, 27], für die Knochen und den bindegewebigen Anteil des Bewegungsapparates unsere neurobiologischen Kenntnisse der Schmerzentstehung dagegen noch sehr lückenhaft sind. Insgesamt zeichnet sich aber eine große Ähnlichkeit der nozizeptiven Prozesse des Tiefenschmerzes ab, so daß wir weitgehend auf den exemplarischen Charakter der für den Gelenkschmerz skizzierten Prozesse verweisen können. Einige wichtige Gemeinsamkeiten und Besonderheiten verdienen dennoch Erwähnung.

Muskel- und Sehnenschmerzen werden über feine Afferenzen aus diesen Geweben kodiert

Die Nerven zu den Skelettmuskeln enthalten wesentlich mehr sensorische als motorische Nervenfasern. Innerhalb der sensorischen Fasern kommen einerseits dicke myelinisierte Fasern vor (Gruppen Ia, Ib und II), die die Muskelspindeln und Golgi-Sehnenorgane afferent versorgen und Information über die Länge und Spannung des Muskels signalisieren (Einzelheiten bei [52]). Weit häufiger als diese dicken Afferenzen sind aber dünne myelinisierte Fasern und vor allem unmyelinisierte Fasern. Von diesen dient ein großer Teil der Nozizeption, zahlreiche andere werden aber durch alltägliche, nichtnoxische mechanische, thermische und chemische Reize erregt. Sie helfen möglicherweise bei der Anpassung von Herz, Kreislauf und Atmung an die von den Skelettmuskeln geleistete Arbeit.

Einen Überblick über die Eigenschaften feiner Muskelafferenzen gibt Abb. 9, die das Antwortverhalten verschiedener Typen solcher Afferenzen auf Muskeldehnung und auf Muskelkontraktion bei normaler Durchblutung und unter Ischämiebedingungen zeigt. Die Gruppe-III-Einheit in Abb. 9a, b antwortete sowohl auf normale Dehnung des Muskels (*b*) wie auf tetanische Kontraktionen (*a*). Sobald unter Ischämie die Kraft der Kontraktion nachließ, verringerte sich auch die Entladungsfrequenz des Sensors. Man darf hier also schließen, daß dieser Sensortyp mechanosensitiv ist und an der Messung der aktuellen Muskelspannung teilnimmt.

Im Gegensatz dazu blieb die Gruppe-IV-Einheit in Abb. 8c bei Dehnung stumm (nicht abgebildet). Sie antwortete zwar auch auf Muskelkontraktion, aber mit erheblicher Latenz nach Kontraktionsbeginn und in sehr unregelmäßiger Form. Es ist daher zu vermuten, daß Sensoren dieses Typs indirekt, nämlich über bei Muskelarbeit auftretende Metaboliten aktiviert werden und auf diese Weise als „Metabosensoren" über die aktuelle Stoffwechsellage im Muskel Auskunft geben.

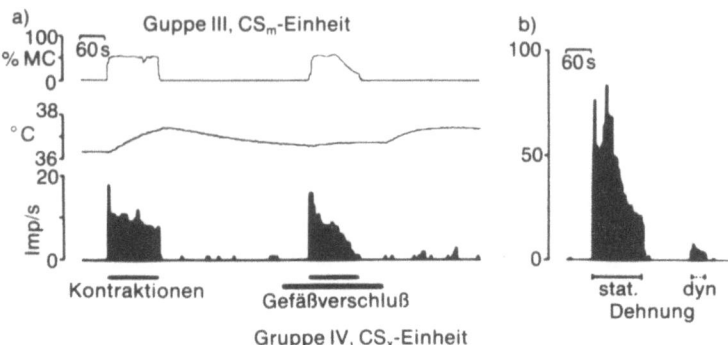
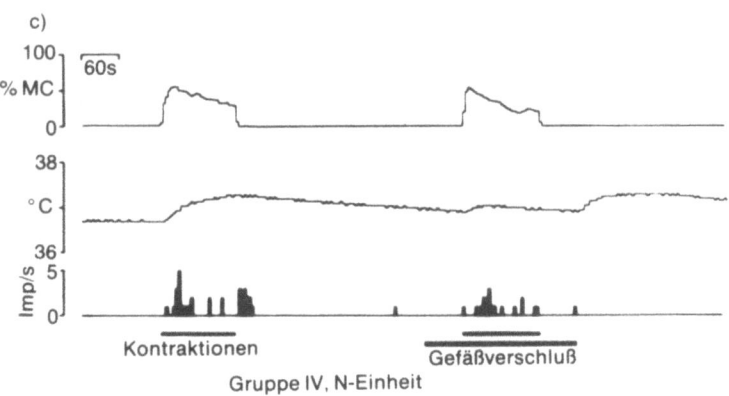
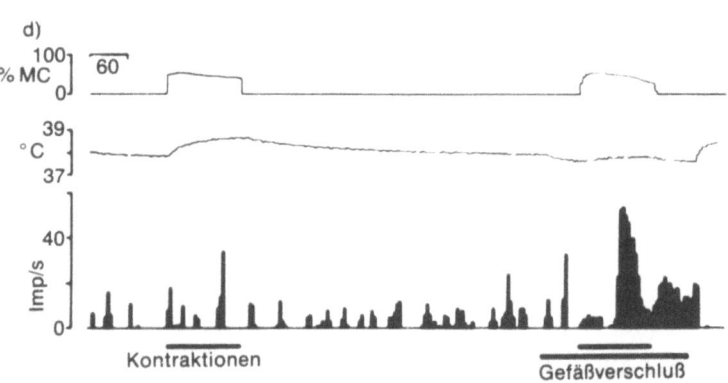

Schließlich ist in Abb. 9d das Antwortverhalten eines Gruppe-IV-Muskelsensors abgebildet, dessen salvenartige Spontanaktivität durch normale Muskelkontraktionen nicht verändert wird, während Kontraktionen unter Ischämie nach einer Latenz von etwa 1 min zu massiven Entladungen führen, die sich auch nach dem Ende des Tetanus fortsetzen, solange die Blutzufuhr unterbrochen bleibt. Von Sensoren dieses Typs muß angenommen werden, daß sie an der Übermittlung nozizeptiver Information aus dem Muskel beteiligt sind und beispielsweise den ischämischen Muskelschmerz der Claudicatio intermittens vermitteln.

Über die neurophysiologischen Grundlagen von Knochenschmerzen sind wir angesichts ihrer großen klinischen Bedeutung noch erstaunlich wenig unterrichtet

Allgemein wird angenommen, daß insbesondere die Knochenhaut von nozizeptiven Fasern innerviert ist. Diese Annahme geht von der häufigen Beobachtung aus, daß intensive mechanische Reizung der Knochenhaut (z. B. Anstoßen des Schienbeins an einer scharfen Kante) starken Schmerz verursacht, aber es gibt unseres Wissens keine modernen histologischen, ultrastrukturellen oder funktionellen Untersuchungen über die Innervation des Periosts.

Bei primären und metastatischen Tumoren des knöchernen Apparates bestehen häufig sehr starke Schmerzen, die durch eine alleinige nozizeptive Innervation des Periosts nicht zu erklären sind. Es ist daher anzunehmen, daß nozizeptive Afferenzen auch mit den Knochengefäßen in die Knochenkanälchen und das Knochenmark eintreten und die Umgebung der Gefäßwände sensorisch innervieren. Die Aktivierung dieser Afferenzen wird bei raumfordernden und entzündlichen Prozessen des Knochens zu teils nozizeptiven, teils neuralgischen Schmerzen führen.

◄───

Abb. 9a–d. Entladungsverhalten feiner Muskelafferenzen des M. gastrocnemius soleus der Katze auf isometrische Kontraktionen. Die Arbeitsleistung (*MC*) ist jeweils in Prozent der maximalen Kontraktionsstärke angegeben. Die Temperatur im Inneren des Muskels ist ebenfalls aufgezeichnet. Die Histogramme geben die Entladungen der Muskelafferenzen in Impulsen/4 s an. *a* Gruppe-III-Einheit mit einer Leitungsgeschwindigkeit von 14,2 m/s. Diese Einheit wurde wahrscheinlich mechanisch aktiviert (*CSm-Einheit*). *b* Antworten dieser Einheit auf statische und dynamische Dehnung. *c* Gruppe-IV-Einheit mit einer Leitungsgeschwindigkeit von 0,9 m/s. Diese Einheit wurde wahrscheinlich nicht durch mechanische, sondern durch chemische Vorgänge bei der Muskelkontraktion aktiviert (*CS-Einheit*). Unterbrechung der Durchblutung änderte das Entladungsverhalten nicht wesentlich. *d* Gruppe-IV-Einheit mit einer Leitungsgeschwindigkeit von 0,7 m/s. Diese Einheit antwortete v. a. während ischämischer Muskelkontraktionen. (Aus [27])

"Schlafende" Nozisensoren kommen anscheinend in allen Geweben des Bewegungsapparates ebenso vor wie in der Haut und in den Eingeweiden

Zunehmend mehren sich die Befunde, daß in praktisch allen somatischen und viszeralen Geweben "schlafende" oder "schweigende" Nozisensoren in beträchtlicher Anzahl existieren, die zwar in gesundem Gewebe nicht auf akute und schnell vorübergehende noxische Reize antworten, aber in entzündetem oder anderweitig chronisch geschädigtem Gewebe massiv zu entladen beginnen (neueste Übersicht [25]). Ihre Sensibilisierung und damit Aktivierung bewirkt wahrscheinlich, wie oben diskutiert, nicht nur einen zusätzlichen, beträchtlichen afferenten Zufluß in das zentrale Nervensystem, sondern auch den Beginn einer Kette von Prozessen, die zur zentralen Sensibilisierung führen.

Die spinalen Projektionsgebiete der feinen Gelenkafferenzen sind identisch mit denen der anderen feinen Afferenzen aus dem Bewegungsapparat

Die afferenten Fasern der beiden Gelenknerven des Kniegelenks der Katze projizieren mit ihren zentralen Endigungen in unterschiedliche Schichten im Hinterhorn des Rückenmarks (neueste Übersicht [9]): Ein Teil der Fasern endet in den äußersten dorsalen Anteilen der Lamina I nach Rexed. Keine Termination afferenter Nervenfasern kann dagegen in den Laminae II, III und IV beobachtet werden. Ein 2. Projektionsgebiet der Gelenkafferenzen befindet sich in den tieferen Schichten des Hinterhorns, in den Laminae V und VI sowie im dorsalen Teil von Lamina VII.

Was die Projektion in Lamina I anbetrifft, so ist diese weitgehend identisch mit der Projektion von feinen Afferenzen aus Muskel- und Viszeralnerven. Dies gilt auch, wenngleich weniger konstant und überwiegend dickere Afferenzen betreffend, für die tieferen Schichten (Laminae V–VII) des Rückenmarks. Bei Hautnerven findet sich dagegen überwiegend eine Projektion in den Laminae II, III und IV. Diese Befunde zeigen also ein ähnliches Projektionsmuster von viszeralen und tiefen somatischen, nicht aber kutanen Afferenzen im Hinterhorn des Rückenmarks. Der Lamina I kommt dabei möglicherweise eine integrative Rolle bei der Verarbeitung von viszerozeptiven und somatischen nozizeptiven Informationen zu

Schmerzentstehung im Bewegungsapparat unabhängig von den Nozisensoren des Tiefenschmerzes

Schmerzen des Bewegungsapparates gehen normalerweise, wie oben geschildert, von der Erregung der Nozisensoren aus, so z. B. die Schmerzen bei

Muskelverletzungen und bei Frakturen, bei Entzündungen, insbesondere der Gelenke, und bei degenerativen Erkrankungen oder bei ischämischen Schmerzen wie der Claudicatio intermittens. Nicht alle Impulse in den nozizeptiven Bahnen, die dem Gehirn zugeleitet werden, entstehen aber in den Nozisensoren. Es ist vielmehr eine Reihe von pathophysiologischen Störungen des nozizeptiven Systems selbst bekannt, die zu seiner Aktivierung und in deren Gefolge zu Schmerzen führen. Dies sei an einigen Beispielen erläutert.

Zug- und Druckläsion sowie Demyelinisierung peripherer Nerven führen zu neuralgischen Schmerzen, die in das Ausbreitungsgebiet der erkrankten Nerven projizieren

Normalerweise ist eine gesunde nozizeptive afferente Nervenfaser außerhalb des sensorischen Endigungsbereiches durch einen mechanischen, thermischen oder chemischen Reiz nicht oder kaum zu erregen. Selbst ein kräftiger Schlag auf einen peripheren Nerven verursacht nur eine kurzdauernde Entladung (bekannt ist z. B., daß eine heftige mechanische Reizung des N. ulnaris am Ellenbogen eine starke, kurzdauernde Mißempfindung im Versorgungsgebiet dieses Nervs auslöst). Wird aber ein Nerv nachhaltig durch vollständige oder unvollständige Durchtrennung oder durch chronischen Zug und/oder Druck auf Dauer geschädigt, entstehen Schmerzen, die wir als neurogene oder neuralgische Schmerzen bezeichnen. Die vollständige Durchtrennung eines peripheren Nervs führt häufig zu Neuromen, das sind Sprossungen des proximalen Nervenstumpfes, in denen Reparaturvorgänge stattfinden. Neurome sind häufig spontan oder auf Berührung schmerzhaft.

Als Auslöser neuralgischer Schmerzen können neben von außen wirkenden Druck- oder Zugkräften auch raumfordernde Prozesse oder pathologisch veränderte Strukturen in der Nachbarschaft des Nervs wie Kallusbildungen, Knochenfragmente, Osteophyten, Einengungen von Nervenlogen und vieles andere in Frage kommen. Dies gilt auch für die wenigen primär entzündlichen Nervenerkrankungen, bei denen es durch Schwellungen und Narbenbildungen zu mechanischer Reizung kommt. Auch lokal demyelinisierte Axone (z. B. bei einer multiplen Sklerose) zeigen eine erhöhte Erregbarkeit. Geringe mechanische und wahrscheinlich auch chemische Reize können bei einem so geschädigten Nerven zu anhaltenden Entladungen führen (Pathomechanismus s. [22]), die dann im Ausbreitungsgebiet dieses Nerven als Schmerz empfunden werden. Wir bezeichnen dies als projizierten Schmerz.

Die mechanische Erregbarkeit geschädigter Axone hat einen diagnostischen Nutzen: Leichter Druck oder Beklopfen der Haut über der vermuteten Läsionsstelle löst einen Schmerz aus, der in das Versorgungsgebiet des betroffenen Nervs projiziert wird

(Tinel-Zeichen). Die durch die Nervenkompression bedingte Funktionsumwandlung der peripheren Nerven beginnt in den dünnen und damit den nozizeptiven Afferenzen, doch auch andere Nervenfasern, z. B. solche niederschwelliger Mechanosensoren, können betroffen sein, so daß es zu Berührungsparästhesien (Prickeln, „Ameisenlaufen") kommt.

Spinale Wurzelkompressionen können ebenfalls zu neuralgischen Schmerzen führen. Diese Schmerzen projizieren in die Head-Zonen

Normalerweise ist der Spinalnerv bei seinem Austritt aus dem Wirbelkanal gegen die ihn umgebenden knöchernen und bindegewebigen Strukturen durch Fettgewebe und Venengeflechte abgepolstert. Pathologische Veränderungen wie Bandscheibenvorfälle, degenerative Prozesse, Tumoren, Verletzungen und anderes können zur Kompression mit Herabsetzung bzw. Unterbrechung der Durchblutung führen. Hierbei treten neuralgische Schmerzen auf, die im Versorgungsgebiet der entsprechenden Wurzel empfunden werden. In bezug auf die Haut sind diese Versorgungsgebiete relativ scharf als Dermatome abgegrenzt und können (in Analogie zum übertragenen Eingeweideschmerz) als Head-Zonen aufgefaßt werden. Da die sensorische Innervierung von Organen der tiefen Gewebe i. allg. mehrere Rückenmarksegmente umfaßt, ist die Zuordnung von projizierten Muskel- und Gelenkschmerzen zu bestimmten Wurzeln des Rückenmarks weniger scharf.

Vermutlich entspricht der Pathomechanismus der Schmerzen bei Wurzelkompression dem beim Nervenkompression. Allerdings scheint die akute Wurzelkompression per se nicht immer schmerzhaft zu sein [20]. Dies ist vielleicht die Erklärung für viele asymptomatische Bandscheibenvorfälle. Auch tierexperimentell verursacht eine akute mechanische Wurzelkompression lediglich eine kurze Serie von Entladungen in sensiblen Axonen, was sicherlich nicht pathophysiologisch mit dem akuten Wurzelschmerz beim Menschen korreliert. Andererseits kommt es, wie am peripheren Nerven, auch bei einer Schädigung der Nervenwurzel oder des Spinalganglions zur ektopischen Schrittmacheraktivität [22].

Die Erfolge bei einigen therapeutischen Eingriffen inplizieren, daß normale afferente Impulse an der Entstehung von Wurzelschmerzen beteiligt sind. Zum Beispiel können durch einen lokalanästhetischen Block distal zur Wurzelläsion die Wurzelschmerzen vorübergehend ausgeschaltet werden. Auch vermögen lokalanästhetische Blockaden benachbarter Strukturen oder benachbarter Wurzeln, die den Gesamtimpulsstrom in das Rückenmark reduzieren, eine Schmerzlinderung hervorzurufen. Weiterhin ist nicht ungewöhnlich, daß z. B. durch eine anästhetische Blockade der kleinen Wirbelgelenke ein bis in den Fuß übertragener Schmerz vorübergehend gestoppt werden kann. Auch eine Infiltrationsanästhesie von Triggerpunkten in Muskeln und Bändern der Nachbarschaft der geschädigten Wurzel vermag den Schmerz vorübergehend zu blockieren.

Als zentrale Schmerzen werden Schmerzzustände bezeichnet, die durch Schädigungen des Rückenmarks, des Hirnstammes und des Thalamus auftreten

Zentrale Schmerzen sind insgesamt seltene Ereignisse. Sie seien daher hier nur kurz angesprochen (neuere Übersicht [22]). Allerdings sind Läsionen und degenerative Prozesse des Rückenmarks häufig mit Schmerzzuständen verbunden. So werden bei der traumatischen Rückenmarkläsion verschiedene Schmerzphänomene beschrieben, die von Schmerzen im betroffenen Segment bis zu spontanen oder reizinduzierten Schmerzen in den gelähmten Körperregionen reichen. Auch bei der Syringomyelie treten als Folge der intraspinalen Höhlenbildung teils intermittierende, teils beständige unilaterale und bilaterale Schmerzen auf. Ähnliches gilt für die heute seltenen Schmerzen bei einer Tabes dorsalis.

Auch die Schmerzen nach Herpes zoster sind zentral bedingt. Es können sich nämlich nach einer Herpesinfektion in den befallenen Segmenten aus den primär hyperpathischen Zonen brennende, tiefe Dauerschmerzen mit intermittierenden Schmerzkrisen entwickeln. Sensibel besteht eine Hyper- oder Dysästhesie und eine Allodynie. Bei der Erkrankung kommt es zu lymphozytären Infiltraten in den Spinalganglien und zu hämorrhagischen Nekrosen, die zu Ganglienzelluntergängen führen. Diese entzündlichen Veränderungen dringen in die angrenzenden Rückenmarkzonen vor, wodurch es zu einer Vermehrung von Mikroglia sowie zentraler Chromatolyse auch in den Vorderhornzellen und zu perivaskulären monozellulären Infiltraten und fokaler Demyelinisierung kommen kann.

Schließlich sei erwähnt, daß bei Irritationen des Thalamus und anderer zentraler Strukturen ebenfalls starke Schmerzen auftreten können. Solche Dauerschmerzen von brennendem Charakter treten als Teil des „thalamischen Syndroms" v.a. bei vaskulären (ischämischen, hämorrhagischen) Affektionen der posteriomedialen und medioventralen Thalamuskerne (VPL, VPM) auf. Dem Thalamusschmerz vergleichbare zentrale Schmerzen können auch bei Läsionen der Medulla oblongata, der Pons, dem Mittelhirn, der Großhirnhemisphären im parietalen Bereich bzw. bei raumfordernden Prozessen in diesen Arealen vorkommen [54].

Literatur

1. Birbaumer N, Schmidt RF (1990) Biologische Psychologie. Springer, Berlin Heidelberg New York Tokyo
2. Blumberg H (1988) Zur Entstehung und Therapie des Schmerzsyndroms bei der sympathischen Reflexdystrophie. Der Schmerz 2:125–143
3. Craig AD, Heppelmann B, Schaible HG (1988) The projection of the medial and posterior articular nerves of cat's knee to the spinal cord. J Comp Neurol 276:279–288

4. Duggan AW, Hope PJ, Jarrott B, Schaible HG, Fleedwood-Walker SM (1990) Release, spread and persistence of immunoreactive neurokinin A in the dorsal horn of the cat following noxious cutaneous stimulation. Studies with antibody microprobes. Neurosci 35:195–202
5. Ferrell WR, Russel NJW (1985) Plasma extravasation in the cat knee joint induced by antidromic articular nerve stimulation. Pflügers Arch 404:91–93
6. Grigg P, Schaible HG, Schmidt RF (1986) mechanical sensitivity of group III and IV afferents from PAN in normal and inflamed cat knee. J Neurophysiol 55:635–643
7. Gulbenkian S, Merighi A, Wharton J, Varndell IM, Polak JM (1986) Ultrastructural evidence for the coexistence of calcitonin gene-related peptide and substance P in secretory vesicles of peripheral nerves in the guinea pig. J Neurocytol 15:535–542
8. Hanesch U, Heppelmann B, Schmidt RF (1989) Distribution of substance P and calcitonin gene-related peptide in articular afferent neurons. Eur J Neurosci 2:69
9. Heppelmann B (1990) Morphologische Grundlagen peripherer und spinaler Prozesse beim Gelenkschmerz. (Habilitationsschrift, Medizinische Fakultät Universität Würzburg)
10. Heppelmann B, Herbert MK, Schaible HG, Schmidt RF (1987) Morphological and physiological characteristics of the innervation of cat's normal and arthritic knee joint. In: Pubols LM, Sessle B (eds) Effects of injury on somatosensory system. AR Liss, New York, p 19
11. Heppelmann B, Heuß C, Schmidt RF (1988) Fiber size distribution of myelinated axons in the medial and posterior articular nerves of the cat's knee joint. Somatosensory Res 5:273–281
12. Heppelmann B. Meßlinger K, Neiss WF, Schmidt RF (1990) Ultrastructural three-dimensional reconstruction of group III and group IV sensory nerve endings ("free nerve endings") in the knee joint capsule of the cat: Evidence for multiple receptive sites. J Comp Neurol 292:103–116
13. Heppelmann B, Meßlinger K, Neiss WF, Schmidt RF (1990) The sensory terminal tree of "free nerve endings" in the articular capsule of the knee. In: Zenker W, Neuhuber WL (eds) The primary afferent neuron – a survey of recent morphofunctional aspects. Plenum Press, New York London, p 73
14. Heyer G, Hornstein OP, Handwerker HO (1989) Skin reactions and itch sensation induced by epicutaneous histamine application in atopic dermatitis and controls. J Invest Dermatol 93:492–495
15. Höllt V, Haarmann J, Millan MJ, Herz A (1987) Prodynorphin gene expression is enhanced in the spinal cord of chronic arthritic rats. Neurosci Lett 73:90–94
16. Holzer P (1988) Local effector functions of capsaicin-sensitive sensory nerve endings: involvement of tachykinins, calcitonin gene-related peptide and other neuropeptides. Neuroscience 24:739–768
17. Hunt SP, Pini A, Evan G (1987) Induction of c-fos-like protein in spinal cord neurons following sensory stimulation. Nature 328;632–634
18. Iadarola MJ, Douglass J, Civelli O, Naranjo JR (1988) Differential activation of spinal cord dynorphin and enkephalin neurons during hyperalgesia: evidence using CDNA hybridization. Brain Res 455:205–212
19. Jänig W (1991) Peripheres und zentrales vegetatives Nervensystem. In: Schmidt RF, Hierholzer K (Hrsg) Pathophysiologie des Menschen. edition medizin, Weinheim
20. Kelly M (1956) Is pain due to pressure on nerves? Neurology 6:32–36

21. Kniffki KD (1986) Muskuläre Nociception. edition medizin, Weinheim
22. Krainick JU, Schmidt RF (1991) Nozizeption und Schmerz. In: Schmidt RF, Hierholzer K (Hrsg) Pathophysiologie des Menschen. edition medizin, Weinheim
23. Langford LA, Schmidt RF (1983) Afferent and efferent axons in the medial and posterior articular nerves of the cat. Anat Rec 206:71-78
24. Lotz R, Carson DA, Vanghan JH (1987) Substance P activation of rheumatoid synoviocytes: neural pathway in pathogenesis of arthritis. Science 235:893-895
25. McMahon SB, Koltzenburg M (1990) Novel classes of nociceptors: beyond Sherrington. TINS 13/6
26. Melzack R, Wall PD (1965) Pain mechanisms: a new theory. Science 150:971
27. Mense S (1986) Muskelreceptoren mit dünnen markhaltigen und marklosen afferenten Fasern: Receptive Eigenschaften und mögliche Funktion. (Habilitationsschrift, Medizinische Fakultät, Universität Kiel)
28. Merskey H (1989) Pain and psychological medicine. In: Wall PD, Melzack R (eds) Textbook of Pain, 2nd ed. Churchill Livingstone, Edinburgh, p 656
29. Millan MJ, Millan MH, Czlonkowski A, Höllt V, Pilcher CWT, Herz A, Colpaert FC (1986) A model of chronic pain in the rat: response of multiple opioid systems to adjuvant-induced arthritis. J Neurosci 6:899-906
30. Moncada S, Ferreira SH, Vane JR (1979) Pain and inflammatory mediators. In: Vane JR, Ferreira SH (eds) Inflammation. (Handbook of Experimental Pharmacology, vol. 50/1). Springer, Berlin Heidelberg New York Tokyo, p 588
31. Neugebauer V, Schaible H-G (1988) Peripheral and spinal components of the sensitization of spinal neurons during an acute experimental arthritis. Agents and Actions 25:234-236
32. Neugebauer V, Schaible HG (1990) Evidence for a Central Component in the Sensitization of Spinal Neurons with Joint Input During Development of Acute Arthritis in Cat's Knee. J Neurophysiol 64:299-311
33. Raja SN, Meyer RA, Campbell JN (1988) Peripheral mechanisms of somatic pain. Anesthesiology 68:571-590
34. Ruda MA, Cohen L, Shiosaka S, Takahashi O, Allen B, Humphrey E, Iadarola MJ (1989) In situ hybridization, histochemical and immunocytochemical analysis of opioid gene products in a rat model of peripheral inflammation. In: Cervero F, Bennett GJ, Headley PM (eds) Processing of sensory information in the superficial dorsal horn of the spinal cord (NATO ASI Series). Plenum, New York London, p 383
35. Sato Y, Schaible HG (1987) Discharge characteristics of sympathetic efferents to the knee joint of the cat. J Auton Nerv Syst 19:95-103
36. Schaible B (1990) Über die Erforschung des Schmerzes im Neunzehnten Jahrhundert. (Inauguraldissertation, Medizinische Fakultät, Universität Würzburg)
37. Schaible HG (1990) Neurobiologische Grundlagen des Gelenkschmerzes. TW Neurol Psych 4:313-319
37a. Schaible HG, Jarrott B, Hope PJ, Duggan AW (1990) Release of immunoreactive substance P in the spinal cord during development of acute arthritis in the knee joint of the cat: a study with antibody microprobes. Brain Res 529:214-223
38. Schaible HG, Schmidt RF (1988) Time course of mechanosensitivity changes in articular afferents during a developing arthritis. J Neurophysiol 60:2180-2195
39. Schaible HG, Schmidt RF (1988) Excitation and sensitization of fine articular afferent units from cat's knee joint by prostaglandin E_2 (PG E_2). J Physiol (Lond) 403:91-104

40. Schaible HG, Schmidt RF, Willis WD (1987a) Convergent inputs from articular, cutaneous and muscle receptors onto ascending tract cells in the cat spinal cord. Exp Brain Res 66:479–488
41. Schaible HG, Schmidt RF, Willis WD (1987b) Enhancement of the responses of ascending tract cells in the cat spinal cord by acute inflammation of the knee joint. Exp Brain Res 66:489–499
42. Schaible HG, Schmidt RF, Willis WD (1987c) Neurophysiologische Mechanismen des Arthritisschmerzes. In: Gross D, Thomalske G, Schmitt E (Hrsg) Schmerzkonferenz. Ein Handbuch für Therapie, Pathogenese und Klinik des Schmerzes. Lieferung 5. Fischer, Stuttgart New York, S 31
43. Schmidt RF (1972) Die Gate-Control-Theorie des Schmerzes: eine unwahrscheinliche Hypothese. In: Janzen R et al. (Hrsg) Schmerz. Thieme, Stuttgart, S 133
44. Schmidt RF (1973) Control of the access of afferent activity to somatosensory pathways. In: Iggo A (ed) Somatosensory system. (Handbook of sensory physiology, vol 2) Springer, Berlin Heidelberg New York Tokyo, p 151
45. Schmidt RF (1985) Neurobiologische Aspekte der Akupunktur und ihre Konsequenzen. Dtsch Ärztebl 82(7):413–416. Schlußwort: Dtsch Ärztebl 82:34:2380–2382
46. Schmidt RF (1986) Physiologische und pathophysiologische Aspekte. In: Wörz R (Hrsg) Pharmakotherapie bei Schmerz. edition medizin, Weinheim, S 1
47. Schmidt RF (1987a) Physiologie und Pathophysiologie von Schmerzen im Bein. In: Münzenberg KJ, Thomalske G (Hrsg) Beinschmerz. edition medizin, Weinheim, S 1
48. Schmidt RF (1987b) Bauchschmerzen aus physiologischer Sicht. In: Wackenheim A, Vouge M, Schmidt RF: Bauchschmerz. edition medizin, Weinheim, S 1
49. Schmidt RF (1987c) Nociception und Schmerz. In: Schmidt RF, Thews G (Hrsg) Physiologie des Menschen. 23. Aufl. Springer, Berlin Heidelberg New York Tokyo, S 234
50. Schmidt RF, Schaible B, Schaible HG (1990) Was ist Schmerz? Akademie der Wissenschaften und der Literatur, Mainz, Abhandlungen der mathematisch-naturwissenschaftlichen Klasse
51. Schmidt RF, Struppler A (1983) Der Schmerz. Ursachen, Diagnose, Therapie, 2. Aufl. Piper, München
52. Schmidt RF, Thews G (1987) (Hrsg und Mitautoren) Physiologie des Menschen, 23. Aufl. Springer, Berlin Heidelberg New York Tokyo, S 1–880
53. Sicuteri F (1980) Vascular supersensitivity to serotonin and other monoamines in migraine and in morphine abstinence: a related mechanism? In: Bevan GA (ed) Vascular neuroeffector mechanism. Raven, New York, p 357
54. Wall PD, Melzack R (eds) (1989) Textbook of pain, 2nd ed. Churchill Livingstone, Edinburgh
55. Yaksh TL (1988) Substance P release from knee joint afferent terminals: modulation by opiods. Brain Res 458:318–324
56. Zimmermann M, Handwerker HO (1984) Schmerz: Konzepte und ärztliches Handeln. Springer, Berlin Heidelberg New York Tokyo

Rheumatologie in der Praxis.
Von der Immunologie zur Biographie

Rieke Alten

Der Dialog zwischen psychosomatisch und immunologisch tätigen Ärzten hat erst vor kurzem begonnen. Ein Beispiel hierfür ist das von Weintraub und der Gesellschaft für Psychosomatik in der Rheumatologie im Juni 1988 in Zürich veranstaltete Symposion über „Psychoneuroimmunologie" (Publikation in Vorbereitung). Dieser Dialog ist gekennzeichnet von der Schwierigkeit, einander zu verstehen, da die Beteiligten der verschiedenen Richtungen nicht ein und dieselbe Sprache sprechen. Auch Subspezialitäten anderer Disziplinen, so z. B. der inneren Medizin, haben sich partiell so weit auseinanderentwickelt, daß eine gemeinsame Sprache verlorengegangen scheint.

Patienten mit entzündlich-rheumatischen Erkrankungen präsentieren sich am Anfang ihrer Erkrankung häufig mit recht uncharakteristischen Symptomen. Derartige Erkrankungen können langsam schleichend, aber auch äußerst foudroyant beginnen. Sowohl in dem einen als auch in dem anderen Fall fehlen uns zuverlässige Prädiktoren, die uns den weiteren Krankheitsverlauf sicher vorauszusagen vermögen. Während dieser ersten Begegnung läuft in uns quasi simultan ein innerer Film ab, in dem wir alle möglichen Verläufe – vom eher blanden zum rasch progredienten, destruierenden und invalidisierenden – vor uns sehen. Wir wissen, daß es uns trotz kompetenter Intervention nicht immer gelingen kann, die entzündliche Situation so zu beherrschen, daß eine Progression zu verhindern ist. Auch der Patient hat Ängste, hat er doch schon die Einschränkungen durch Schmerzen, Steifigkeit und Kraftverlust erfahren müssen und fürchtet bereits in einem frühen Krankheitsstadium den Verlust von körperlicher Autonomie. Werden diese subjektiven Gefühle von Arzt und Patient wahrgenommen und findet ein verbaler Austausch darüber statt, ist ein möglicher 1. Schritt zum Aufbau einer gemeinsamen Wirklichkeit getan. Des weiteren eint Arzt und Patienten die Hoffnung auf einen möglichst guten Verlauf, wobei der Patient zunächst in der Regel die Verantwortung an uns als Experten delegiert. Erst in einem späteren Stadium, wenn sich erste Erfolge von Bewegungstherapie und Pharmakotherapie zeigen, ist er in vielen Fällen in der Lage, einen Prozeß der aktiven Auseinandersetzung mit dem Kranksein zu beginnen. Wie ein solcher aussehen kann, möchte ich anhand einiger Krankengeschichten demonstrieren.

Kasuistik 1

Bei der ersten Patientin handelt es sich um eine 60jährige Frau, die vor der ersten Vorstellung in der Rheumaambulanz bereits seit mehr als ½ Jahr unter schmerzhaft geschwollenen Hand-, Finger- und Kniegelenken mit ausgeprägter Morgensteifigkeit von mehr als 1 h litt. Zusammen mit dem positiven Rheumafaktornachweis im Serum erfüllte sie 4 ARA-Kriterien, so daß wir die Diagnose einer seropositiven rheumatischen Arthritis stellten und der Patientin vorschlugen, eine Basistherapie mit oralem Gold, wie sie dem heutigen medizinischen Standard bei dieser Diagnose entspricht, einzuleiten. Die Patientin vertrug das Medikament sowohl subjektiv als hinsichtlich der durchgeführten laborchemischen Kontrollen gut. Die Schwellungen, insbesondere aber auch die Kraftminderung der Hände bildeten sich allmählich zurück, die Patientin konnte schließlich völlig auf die zusätzliche Einnahme von nichtsteroidalen Antirheumatika verzichten. In dieser Zeit entdeckte sie ein längst verschüttet geglaubtes Hobby erneut. In den 3 Jahren ihrer rheumatischen Arthritis hat sie so viele, offensichtlich künstlerisch interessante Bilder erstellt, daß diese in einer Galerie in Kassel in diesem Jahr ausgestellt wurden und Anerkennung fanden. In der gleichen Zeit erfolgte die Lösung aus einer als einengend empfundenen Ehe sowie ein Umzug.

Begleitend zur schulmedizinischen Intervention konnte in dieser Arzt-Patienten-Beziehung rasch eine Kommunikationsebene aufgebaut werden, in der Probleme der aktuellen familiären Situation, des Erkrankungszeitpunkts und zugrundeliegender Konfliktkonstellationen bearbeitet werden konnten. Seitens dieser Patientin war eine große Bereitschaft zu einer derartigen Herangehensweise vorhanden, hatte sie sich doch zum Zeitpunkt der ersten Symptome bereits mit einer möglichen Wechselwirkung zu ihren inneren und äußeren Lebenszusammenhängen befaßt. Es würde in diesem Zusammenhang zu weit führen, die Inhalte aller Gespräche im einzelnen zu referieren. Zusammenfassend ist die Patientin jetzt nach 3 Jahren in einer anhaltenden Remission, sie benötigt keine Schmerz- oder antientzündlichen Medikamente.

Systematische Untersuchungen, die Lebensgeschichte und Krankheitsverlauf miteinander in Beziehung setzen, fehlen in den rein somatischen Fächern, meist werden diese als exotische Einzelfälle gesehen.

Psychoneuroimmunologie

Bevor ich mich in der inneren Medizin und ihrem Teilgebiet der Rheumatologie weiterbildete, beschäftigte ich mich mit immunologischer Grundlagenforschung. Ich untersuchte u. a. das lymphatische System von sog. „Nude"-Mäusen, einer thymusaplastischen genetischen Variante einer BALB/c-Maus. Bei diesem Tier bewirkt das Fehlen des Thymus, daß die Besiedlung mit Lymphozyten in den thymusabhängigen Zonen von Milz und Lymphknoten ausbleibt. Zum damaligen Zeitpunkt studierten wir das Immunsystem als solches, wir kannten die engen Verbindungen, die zwischen Nerven-

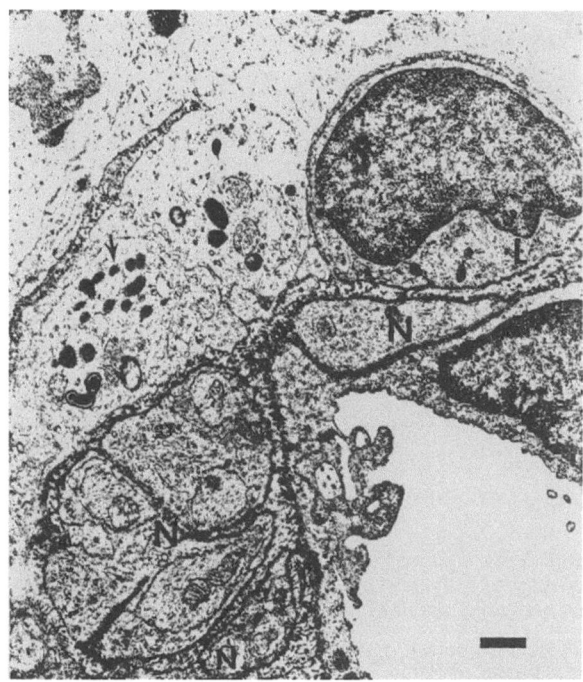

Abb. 1. Elektronenmikroskopische Aufnahme eines Lymphknotens. Gezeigt werden Nervenfasern am korticomedullären Übergang. Besonders zu beachten ist die Nervenfaser, die direkt am Lymphozyten anliegt (N Nerv, L Lymphozyt (Marker = 0,3 µm). (Aus Blalock 1985)

system und Immunsystem bestehen, noch nicht. Der Arbeitsgruppe von Blalock und Mitarbeitern verdanken wir den elektronenoptischen Nachweis, daß das Immunsystem selber von feinsten Nervenfasern durchzogen ist und damit die Interaktion dieser beiden Systeme auf molekularer Ebene herstellt (Abb. 1).

Pert (1985) zeigte, daß Lymphozyten Rezeptoren auf ihrer Oberfläche tragen, die wie z. B. die Monozyten – mittels Chemotaxis bestimmte Neuropeptide binden können (wie z. B. endogene Opiate oder die Substanz P). Eines dieser Neuropeptide – die Substanz P – wurde insbesondere von der Arbeitsgruppe Levine im Hinblick auf den Zusammenhang der Initiation des rheumatischen Entzündungsprozesses untersucht.

Das Wissen um diese Zusammenhänge beeinflußt unsere Arbeit mit Patienten, die an entzündlichen, autoimmunologisch bedingten Systemerkrankungen leiden, in einer Weise, die eine isolierte Betrachtung eines dieser Systeme nicht mehr zuläßt. Um eine Verknüpfung derartiger Zusammen-

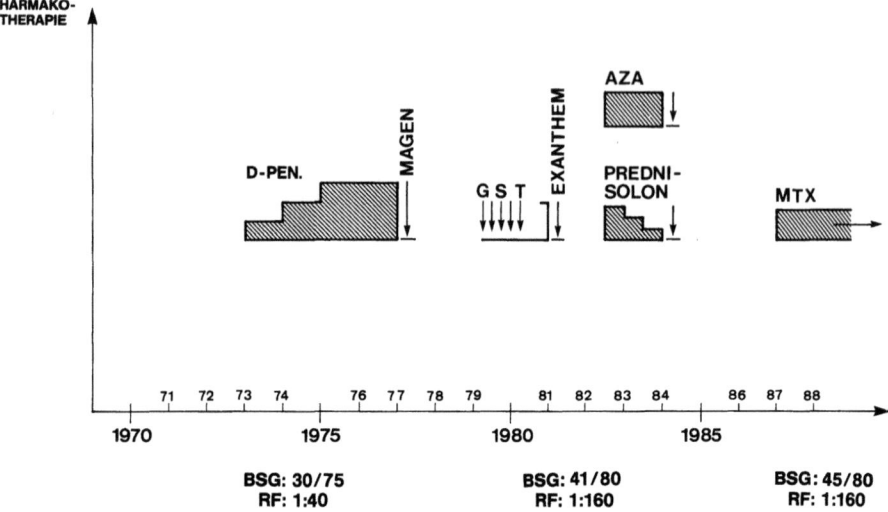

Abb. 2. Krankheitsverlauf der Patientin E. M., geb. 1943 (Kasuistik 2). Diagnose: chronische Polyarthritis. *D-Pen* D-Penicillamin, *AZA* Azathioprin, *MTX* Methotrexat, *RF* = Rheumafaktor

hänge zu erhellen, bedarf es einer gemeinsamen Wirklichkeit von Arzt und Patient, in der eine beiden verständliche Sprache gesprochen wird. Seitens des Arztes bedarf es gleichermaßen der Geduld als auch der erhöhten Aufmerksamkeit, um denjenigen Zeitpunkt zu erkennen, an dem sich der Patient in der Lage fühlt, sich dem Arzt zu öffnen. Häufig sind erst viele wegen Unverträglichkeit oder erhöhter Nebenwirkungsrate abgebrochene Therapieversuche mit Basistherapeutika Anlaß für die Eröffnung eines wirklichen Dialogs zwischen Patient und Arzt. Daß dieser Prozeß Jahre dauern kann, möchte ich an der Kasuistik der Patientin E.M. zeigen (Abb. 2).

Kasuistik 2

Frau E. M., geboren 1943, leidet seit 1973 an einer chronischen Polyarthritis. Ich betreue diese Patientin seit 1982, zunächst in der Rheumaambulanz des Klinikums Charlottenburg der FU Berlin, dann im Immanuel-Krankenhaus. Die Patientin erhielt zunächst eine Basistherapie mit D-Penicillamin, welche jedoch wegen gastrointestinaler Nebenwirkungen abgebrochen wurde. Die Therapie mit parenteralen Goldsalzen konnte wegen eines ausgeprägten Exanthems nicht fortgeführt werden, auch auf eine Kombinationsbehandlung mit Azathioprin und Prednisolon reagierte die Patientin mit Unverträglichkeit seitens des Magens. Während des gesamten Beobachtungszeitraums war laborchemisch eine ausgeprägte entzündliche Aktivität nachweisbar, röntgenologisch schritten die destruierenden Veränderungen voran, die zu großen Usuren im Bereich beider Handwurzeln sowie einzelner Metacarpophalangealgelenke führten. Erstmalig im Jahre 1987 äußerte Frau M. von sich aus den Wunsch, erneut auf eine Basistherapie eingestellt zu werden. Gleichzeitig begann sie über sich, ihre Kindheit, Jugend sowie ihre aktuelle Lebenssituation zu sprechen. Sie brachte zum Ausdruck, große Angst zu verspüren, überhaupt Wünsche zu äußern. Dieses habe sie sich weder als junger Mensch noch in ihrer Ehe getraut. Das Medikament, das wir auswählten, verträgt die Patientin bis zum heutigen Tage ohne relevante Nebenwirkungen. Sie braucht keine zusätzliche Medikation, trotz rezidivierender Kniegelenkschwellungen kann sie unter Zuhilfenahme einer Gehstütze Spaziergänge von 1–2 h Dauer unternehmen.

Zusammenfassung

Derartige Kasuistiken ließen sich beliebig aneinanderreihen. Allen gemeinsam ist die Tatsache, daß eine Beeinflussung der rheumatischen Grunderkrankung erst möglich wird, wenn der Patient sein Leben annimmt und selbst in die Hand nimmt. Die Rolle des Arztes reduziert sich in diesem Prozeß zunehmend auf den des kompetenten Krankheitsbegleiters, der sein medizinisches Wissen jederzeit zur günstigen Beeinflussung dieses Heilungsprozesses zur Verfügung stellt. Gleichermaßen ist zu beobachten, daß ein großer Teil der Patienten selbst Experte für seine Erkrankung wird, indem er die Sprache seines Körpers, die sich in Schmerzen oder Unwohlsein äußert, zunehmend wahrnimmt und in ihrem Bedeutungszusammenhang versteht.

Es ist davon auszugehen, daß das Immunsystem ein sensibles Organ ist, das nach entsprechender Stimulation – Ärger, Wut, Streß – chemische Signale verarbeitet und vermittelt. Durch geeignete Psychotherapie kann eine Modulation der Wahrnehmung erfolgen. Es ist zu hoffen, daß diese Modu-

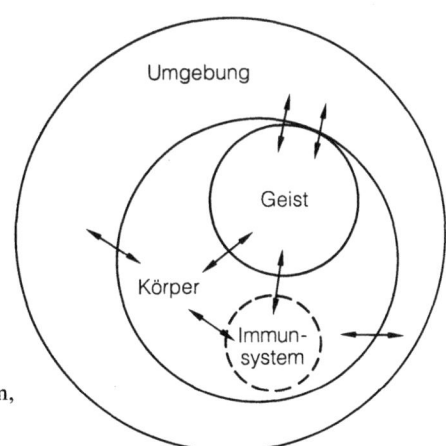

Abb. 3. Schematische Darstellung der Beziehung zwischen Immunsystem, Körper, Geist und Umwelt. (Aus Good 1981)

lation eine veränderte Immunantwort nach sich zieht. Offen bleibt die Frage, ob eine in jungen Jahren geprägte einzigartige immunologische Konstellation im späteren Lebensalter durch veränderte Wahrnehmung zu einer nicht mehr „fehlerhaften" Immunantwort führen kann. Die derzeit erarbeiteten Forschungsergebnisse der Psychoneuroimmunologie lassen den Schluß zu, daß sich der Versuch der Verknüpfung von biographischer und rheumatologischer Arbeit lohnt. Dies wird belegt durch Verläufe von geheilten bzw. bedingt gesund gewordenen Patienten, bei denen es offensichtlich neben Eingriffen in das fehlerhaft arbeitende Immunsystem von Patienten mit Autoimmunerkrankungen auch Korrekturen von psychisch krankmachenden Lebensumständen bedurfte (Abb. 3).

Literatur

Andreoli A, Taban C, Rabaeus M, Keller S (1989) Psychoneuroimmunologie: une mise au point. Med et Hyg 47:2712–2717

Besedovsky HO, Del Rey A, Sorkin E (1985) Immune–neuroendocrine interactions. J Immunol 135:750–754

Besedovsky H, Del Rey A, Sorkin E, Dinarello CA (1986) Immunoregulatory feedback between interleukin-1 and glucocorticoid hormones. Science 233:622–654

Blalock JE, Harbour MC, Menahim D, Smith EM (1985) Peptide hormones shared by the neuroendocrine and immune systems. J Immunol 135:858–861

Felten DL, Felten SY, Carlson SL, Olschowska JA, Livnat S (1985) Noradrenergic and peptidergic innervation of lymphoid tissue. J Immunol 135:755–765

Good RA, Ader R (1981) Psychoneuroimmunology. Academic Press, New York

Keller SE, Weiss IM, Schleifer SJ, Miller NE, Stein M (1983) Stress induced immunosuppression in adrenalectomized rats. Science 22:1301–1304

Keller SE, Schleifer S, Stein M (1989) Depression and immunity. Arch Sen Psychiatr 46:73–75

Levine JD, Moscowitz MA, Basbaum AI (1985) The contribution of neurogenic inflammation in experimental arthritis. J Immunol 135:843–847

Pert CB, Ruff MR, Weber RJ, Herkenham M (1985) Neuropeptides and their receptors: a psychosomatic network. J Immunol 135:820–826

Rimon R, Laakso RL (1985) Life stress and rheumatoid arthritis – a 15-year-follow-up study. Psychother Psychosom 43:38–43

Rimon R, Kronquist K (1988) Life stress and course of illness in patients with systemic lupus erythematodes. Symposium Psychoneuroimmunologie, Zürich, Juni 1988 (noch unveröffentlicht)

Schleifer SJ, Keller SE, Camerino M, Thornion JC, Stein M (1983) Suppression of lymphocyte stimulation following bereavement. JAMA 250:374–377

Klinische Rheumatologie. Der allgemeine und der psychosomatische Zugang

Wolfgang Eich

Klinische Rheumatologie

Die Rheumatologie hat in den letzten 100 Jahren eine Entwicklung durchgemacht, als deren Ergebnis sich aus klinischer Sicht im wesentlichen 3 Grundphänomene beschreiben lassen, mit denen die Vielzahl der Erkrankungen des Bewegungssystems geordnet werden kann (Hartmann et al. 1989). Es sind dies:

1) Entzündung,
2) Verschleiß,
3) schmerzhafte Funktionsstörung.

1) Die *entzündlich-rheumatischen Erkrankungen* sind bis auf wenige Ausnahmen chronisch. Sie haben – wie das klassische Beispiel der chronischen Polyarthritis – einen kontinuierlichen oder schubweisen Verlauf. Sie sind ständig behandlungsbedürftig und damit je nach Verlauf auf eine stabile, teilweise dichter werdende, dann wieder größere Distanz zulassende Arzt-Patienten-Beziehung angewiesen. Wegen der gemeinsamen immungenetischen und immunpathologischen Ursache zielt die Therapie auf die Modulation dieser Phänomene, wegen der im einzelnen meist unklaren Ätiologie ist die Therapie symptomatisch.
2) Die *degenerativen oder sog. Alters- und Verschleißerkrankungen* sind nicht rückbildungsfähige Erkrankungen, wie z. B. die Arthrosen der großen Gelenke. Diese Erkrankungen, die sich erst jenseits der 2. Lebenshälfte manifestieren, haben eine langsame, über die Jahrzehnte dauernde Progredienz, so daß nur unter erheblichen Schwierigkeiten eine wissenschaftliche Verlaufsbeobachtung möglich ist.
3) Für die *schmerzhaften Funktionsstörungen* gibt es heute keinen allgemein akzeptierten Überbegriff. Früher als Weichteilrheumatismus tituliert, werden sie von manchen auch als Tendomyopathien terminologisch gefaßt. Generell scheint sich jedoch durchzusetzen, daß man sie als fibromyalgische Funktionsstörung betrachtet. Diese schmerzhaften Zustände sind potentiell rückbildungsfähig und dadurch gekennzeichnet, daß röntgenologisch und vom Labor her keine Auffälligkeiten bestehen,

Tabelle 1. Häufigkeit rheumatologischer Beschwerden/Diagnosen in verschiedenen Praxisfeldern

	Prävalenz	Allgemein-medizinische Praxis	Rheumato-logische Fachpraxis	Universitäre Rheuma-ambulanz
Entzündlich rheumatisch	RA <1%	10%	27%	60%
Degenerativ	?	12%	13%	13%
Fibromyalgisch	>53%	40%	34%	15%
	Raspe, Hannover Stadt, 1989 (n=996)	Bjelle et al, Schweden 1981	Healey et al., USA 1977 (n=165)	Eich, Heidelberg, 1988 (n=177)

während es gleichzeitig zu einer schmerzhaften Bewegungseinschränkung kommt, die durch palpable Druckschmerzpunkte dokumentiert werden kann. Psychosoziale Belastungsfaktoren und Persönlichkeitsmerkmale spielen hier, insbesondere bei der Chronifizierung, eine Rolle.

Diese 3 Grundphänomene der Rheumatologie verteilen sich in verschiedenen Praxisfeldern recht unterschiedlich (Tabelle 1).

Tabelle 1 gibt an, daß die Prävalenz der entzündlich rheumatischen Erkrankungen in der Bevölkerung recht gering ist. Exakte Prävalenzzahlen stehen nur für Hannover Stadt und hier nur für die chronische Polyarthritis zur Verfügung, wobei eine Prävalenz von unter 1% gefunden wurde (Raspe 1987). Über die anderen, viel selteneren rheumatologischen Erkrankungen, wie den M. Bechterew, den M. Reiter oder andere Spondarthritiden, liegen keine verläßlichen epidemiologischen Daten vor. In der allgemeinmedizinischen Praxis findet man bis zu 10% entzündlich rheumatische Erkrankungen, in der rheumatologischen Fachpraxis bis zu 27%, in unserer universitären Rheumaambulanz sind ca. 60% aller Patienten mit entzündlichen rheumatischen Erkrankungen behaftet.

Über die degenerativen Erkrankungen existieren keine epidemiologischen Daten in der BRD, sie machen aber einen Gutteil der Allgemeinpraxis aus und finden sich auch in der rheumatologischen Fachpraxis sowie bei uns.

Der weitaus häufigste Teil rheumatischer Beschwerden wird durch Fibromyalgien verursacht. In der Untersuchung von Raspe (1987) in Hannover Stadt haben mehr als 50% der deutschsprachigen Einwohner zwischen 25 und 75 Jahren zum Befragungszeitpunkt Beschwerden im Bewegungssystem. Auch wenn man alle diese Beschwerden noch nicht im engeren Sinn als Fibromyalgien deuten kann, so finden sich in der allgemeinmedizinischen Praxis doch bis zu 40 % Fibromyalgien, ebenso in der rheumatologischen Fachpraxis (34 %), während sie in unserer universitären Rheumaambulanz nur zu 15 % erscheinen, wobei hier die schweren chronifizierten und generalisierten Fälle anzutreffen sind. Generell kann man an diesen Zahlen ablesen, welche Selektion die einzelnen Beobachtungsfelder bieten, wie aus epidemiologisch häufigen Krankheiten in der universitären Rheumaambulanz seltene Krankheiten werden und wie andererseits epidemiologisch seltene Krankheiten sich hier konzentrieren. Ich kann mich in den folgenden Fallbeispielen nur auf diese hochselektierten Patienten einer universitären Rheumaambulanz beziehen, deshalb das Thema klinische Rheumatologie.

Allgemeiner Zugang

Der allgemeine Zugang bei Patienten mit Erkrankungen des Bewegungssystems besteht nun im Erkennen und Auffinden dieser 3 Grundphänomene beim Erkrankten und in der Kenntnis der grundsätzlich anthropologischen Bedeutung der Bewegungseinschränkung für den einzelnen. Hierzu zählen die Kenntnisse der Entwicklungspsychologie ebenso wie die der Biomechanik der Gelenke. Hierunter fällt auch die Metaphorik der Ausdruckspsychologie, also die Möglichkeit, das „verbogene Rückgrat" als Unterwerfungsgeste, den steifen Hals als Hinweis auf die Unbeugsamkeit, das lahme Kreuz als Zeichen der Hinfälligkeit zu sehen (Weintraub 1983). Auch die für die Haltung und Bewegung wichtigen anthropologischen Entwicklungsschritte gehören hierher, denn die aufrechte Haltung der Erwachsenen wird erst relativ spät und schwierig erworben (vgl. hierzu den Artikel von F. Hartmann in diesem Band).

So ist es ein weiter Weg vom intrauterinen stark kyphosierten Embryo über das krabbelnde Kleinkind zum aufrechtgehenden Erwachsenen, der mit beiden Füßen auf der Erde steht und dessen Hände zum Werkzeuggebrauch freigehalten werden können. Dies ist in den Bildern von Leonardo da Vinci sehr schön dargestellt (Abb. 1, 2). Dieser Homo erectus bipedes bildet sich erst im Alter wieder zurück (Abb. 3). Die Muskulatur atrophiert, die Knochenmasse wird geringer, die gebeugte Haltung des alten Menschen tritt auf. So ist die aufrechte Haltung des Menschen, wie der Züricher Rheumatologe Wagenhäuser formuliert, ein ständiger Kampf gegen die Schwerkraft der Erde.

Psychosomatischer Zugang

Der psychosomatische Zugang nun versucht diese allgemeinen Tatsachen der Bewegungsentwicklung in die Lebensgeschichte des einzelnen zu vermit-

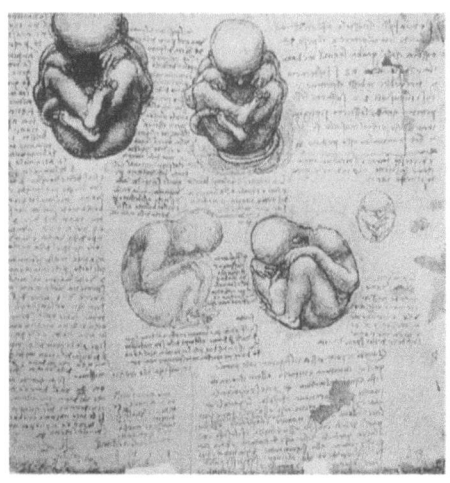

Abb. 1. Leonardo da Vinci: Embryologie, Federzeichnung um 1490 (Foto: Medizinisch-historisches Institut der Universität Heidelberg)

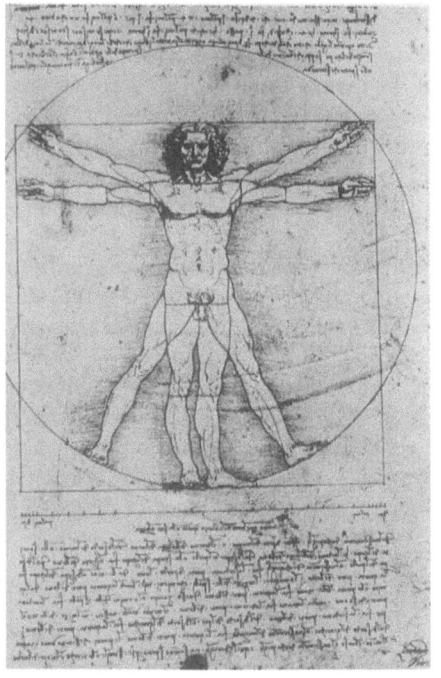

Abb. 2. Leonardo da Vinci: Proportionsschema der menschlichen Gestalt (nach Pollio Vitruvius), Federzeichnung um 1490. (Foto: Medizinisch-historisches Institut der Universität Heidelberg)

Klinische Rheumatologie. Allgemeiner und psychosomatischer Zugang 125

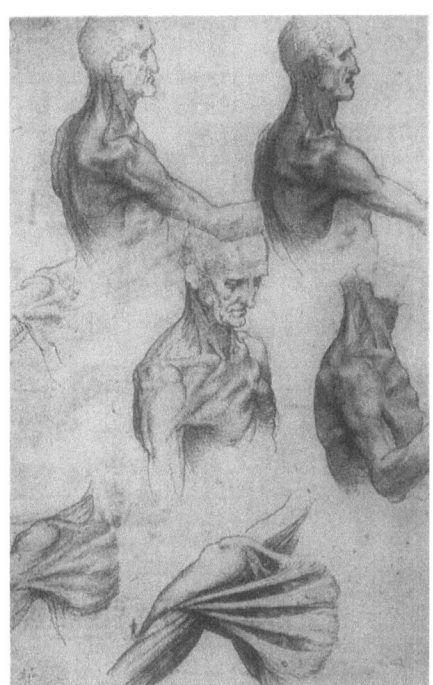

Abb. 3. Leonardo da Vinci: Studienblatt zur Anatomie der Schulter- und Armmuskulatur. Federzeichnung um 1510. (Foto: Medizinischhistorisches Institut der Universität Heidelberg)

teln. Dies gelingt nur, wenn der Patient dabei ein Evidenzgefühl erlebt, daß die je für ihn subjektiven Faktoren für seinen Krankheitsprozeß und seine Person bedeutsam sind. Diese Prozesse der Psychosomatik können aber nur zum Erfolg führen, wenn sie nicht nur im deutenden oder metaphorischen Interpretieren eines auffälligen Bewegungsverhaltens bestehen, sondern wenn es gelingt, durch aktive Mitarbeit des Patienten zusammen mit ihm auf die Suche nach einer solchen Erklärung zu gehen und zu überlegen, warum er in dieser Situation und zu diesem Zeitpunkt diese Bewegungsstörung entwickelte. Wenn ich nun im folgenden konkrete Beispiele unseres Vorgehens kasuistisch aufzeige, so nicht deshalb, um diese Berichte als Illustration dienen zu lassen, sondern deswegen, weil die Kasuistik unsere zentrale Forschungsmethode in der Psychosomatik ist.

Beispiel 1: Die Patientin mit dem unklaren Befund

Frau A., eine 40jährige Sekretärin, wird Anfang 1990 mit einer schweren Raynaud-Symptomatik in unserer Ambulanz vorgestellt. Hier berichtet sie über seit Jahren bestehende Schmerzen in der rechten Hüfte, in der rechten Leiste, im rechten Knie. Zusätzlich zeigt sich im Labor ein erhöhter antinukleärer Faktor mit 1:320, was in Anbetracht des jungen Alters der Patientin zu einer Abklärung unter dem Verdacht einer Kollagenose führt.

Bei der Untersuchung konnten keine entzündlich veränderten Gelenke festgestellt werden. Die Röntgenaufnahme beider Knie, des Beckens, der Lendenwirbelsäule, beider Hände und der Schultern zeigten keine gravierenden Veränderungen. Die Laborwerte waren unauffällig bis auf den erwähnten antinukleären Faktor. Es fanden sich auch keine Hinweise auf einen Lupus erythematodes, eine Sklerodermie oder eine andere Systemerkrankung. Der durch ein stark schuppendes Ekzem geäußerte Verdacht auf eine Psoriasis ließ sich durch Untersuchungen in der Hautklinik nicht bestätigen. Erst relativ spät verriet uns die Patientin, welch intensive Abklärung schon in den Vorjahren erfolgte. So wurde sie z. B. wegen unklarer Leisten- und Abdominalbeschwerden vor 2 Jahren laparoskopiert.

Sie merken, wie hier im Diskurs der Klinik die Ideen der Nosologie durchgespielt werden, um zu einer Krankheitseinsicht zu gelangen, die handlungsleitend sein könnte.

Die Patientin hatte im Erstgespräch schon ihre Familiensituation geschildert. Sie war verheiratet, hatte 2 Töchter, die Ehe schien ohne wesentliche Probleme. Sie selbst war in einer größeren Firma als Sekretärin tätig. Es gab also keine Probleme, jedenfalls keine, über die sie jetzt oder hier sprechen wollte.

Die Therapie war zunächst symptomatisch orientiert und bestand aus physikalischer Therapie, Krankengymnastik und bei Bedarf leichten Analgetika. Dies wurde von einer allmählichen Besserung belohnt. Die Gelenke waren, auch subjektiv, gut beweglich, die Schmerzmittel konnten abgesetzt werden, und die Patientin konnte schließlich, ohne daß wir eine genaue Diagnose stellten, entlassen werden. Der ganze Verlauf war also unbefriedigend, die Diagnose nicht gestellt, der Verdacht auf eine Kollagenose weiterbestehend, ohne endgültig ausgeräumt zu sein.

Durch die stationäre Abklärung hatte sich aber ein „therapeutisches Milieu" strukturiert, was in den Voruntersuchungen, die sich über Jahre hinzogen, kaum der Fall war. Es war der Station, den Stationsärzten und Schwestern zumindest in Ansatzpunkten gelungen, über die Abklärung der medizinisch notwendigen Untersuchungen hinaus der Patientin ein Gefühl dafür zu vermitteln, daß möglicherweise auch andere Dinge im Spiel sein könnten.

Vier Wochen nach der stationären Behandlung kommt die Patient erneut in die Ambulanz. Sie hat wieder angefangen zu arbeiten. Die Beschwerden sind jetzt wieder stärker, sie kann kaum laufen, sie kann nicht arbeiten. Dieses Mal ist die Patientin zu einem längeren Gespräch bereit. Sie konnte genau angeben, wie die Beschwerden waren. Das Diffuse war verschwunden, es handelte sich eigentlich um Hüftgelenkbeschwerden. Die Hüfte war blockiert. Die Beschwerden traten, so wurde jetzt deutlich, nur während der Arbeit auf. Am Wochenende, wenn sie zu Hause war, waren sie verschwunden. Sie zeigte die Stellung, in der sie verkrampft am Arbeitsplatz dasaß, in dem sie spielerisch ihr linkes Bein immer vor und zurück bewegen konnte, während das rechte Bein wie krampfhaft festgehalten wurde, und – so schien es – nicht bewegt werden durfte. So kam es zu einer Dauerinnervation und Blockierung der Muskulatur. Meine Frage: „Wen schützen Sie vor ihrem Fußtritt", sollten sie auf die unbewußte Seite der Situation anzusprechen. Die sonst eher schüchtern und unsicher wirkende Patientin brach daraufhin in schallendes Gelächter aus. Ja, sie wisse genau, wem sie an ihrem Arbeitsplatz einen Fußtritt verpassen würde. Diese Erkenntnis führte zu einer Symptombesserung. Nach 14 Tagen kam die Patientin wieder. Die Schmerzen in der Hüfte waren weg, die Blockade aufgehoben. Der antinukleäre Faktor bestand natürlich weiter.

Klinische Rheumatologie. Allgemeiner und psychosomatischer Zugang

Aus diesem Beispiel können wir 4 Grundsätze lernen:

1) Bei der Bewegungseinschränkung handelt es sich um eine nicht ausgeführte gehemmte Bewegung, die subjektiv bedeutsam ist.
2) Der Grund der gehemmten Bewegung kann in einem aktuellen Konflikt liegen, hier also in einem Konflikt am Arbeitsplatz.
3) Das Diffuse des Beschwerdebildes kann sich erst lichten, nachdem eine einigermaßen tragfähige Beziehung hergestellt ist, die auch Platz läßt für subjektive Symptomdeutungen.
4) Wird eine Bewegungseinschränkung in ihrer subjektiven Bedeutung nicht aufgelöst, so neigt sie, je länger sie besteht, zum Einbeziehen weiterer Gelenke und schließlich zu Generalisierungen, die das gesamte Bewegungssystem betreffen. (Charakteristisch an diesem Beispiel ist, daß schon eine Teilgeneralisierung stattgefunden hatte. Im Verlauf der Behandlung war es der Patientin möglich gewesen, auf die Kernsymptomatik zurückzukommen und dies zu verstehen. So konnte zumindest dieser Konflikt aufgelöst werden.)

Beispiel 2: Die sich psychosomatisch präsentierende Patientin

Frau B., eine 45jährige Patientin, betritt die Rheumaambulanz mit einer schwersten Bewegungsstörung. Die Schmerzen, die die Bewegung einschränken, sind deutlich zu sehen. An Armen und Schultern, an der Hüfte, überall tut es ihr weh. Die Beschwerden begannen relativ plötzlich im Oktober 1989 nach einem Umzug. Der behandelnde Kollege schickte sie im Januar 1990 unter der Vermutungsdiagnose einer Polymyalgia rheumatica, also einer ernsthaften, rheumatisch-entzündlichen, vaskulitischen Erkrankung, die mit schwersten Bewegungsstörungen einhergeht und dringend mit Kortison behandelt werden muß. Die Untersuchung verdeutlichte die starke Bewegungseinschränkung. Das Labor bestätigte zunächst die Vermutungsdiagnose mit einer hohen Blutsenkungsgeschwindigkeit von 50/80 mm. Das C-reaktive Protein war nicht so deutlich erhöht. Im Röntgen fanden sich leichte Kalkeinlagerungen in den Sehnenansätzen der Schulter, wobei die sonst angefertigten Röntgenaufnahmen der Gelenke unauffällig waren.

Eine weitere Abklärung der Senkungsbeschleunigung wurde veranlaßt, paraneoplastische Syndrome ausgeschlossen und was sonst noch alles bei unklaren Senkungsbeschleunigungen differentialdiagnostisch beachtet werden muß.

Die Patientin ihrerseits bot von Anfang an Hinweise auf eine psychosomatische Genese, indem sie ihre Klage deutlich darstellte. Sie hatte die Beschwerden nach dem Umzug bekommen, nachdem es ihr nach einem ersten vergeblichen Anlauf nun nach 15 Jahre Ehe gelungen war, sich von ihrem Ehemann, einem Alkoholkranken, zu lösen, mit dem zusammen sie 2 Kinder hatte. Nachdem nun auch die letzten Kinder das Haus verlassen hatten, konnte auch sie es wagen auszuziehen.

Therapeutisch erhielt die Patientin von Anfang an Gespräche, die den Sinn hatten, ihre Entscheidung, nämlich auszuziehen, zu stützen.

Die gleichzeitig erfolgte somatische Abklärung kam zu dem Ergebnis, daß sie gerade einen Influenza-A-Infekt durchmachte, daß sich in den Schultern Hinweise für eine Periarthritis humeroscapularis fanden und daß bei klinisch genauen Untersuchungen zahlreiche Fibromyalgien vorlagen.

Es kamen also viele Faktoren in Betracht, die jetzt in ihrer Bedeutung noch nicht eingeordnet werden konnten. Die Zweigleisigkeit der Behandlung blieb zunächst bestehen. Die Beschwerden besserten sich, die Senkungsbeschleunigung ging zurück, die Krankengymnastik tat ihr übriges. Unklar blieb, warum die Beschwerden, die sich zunehmend besserten und zu einer besseren Funktionsfähigkeit sämtlicher Gelenke führten, lediglich in den Schultern persistierten. Erst zu einem späteren Zeitpunkt konnte hier ein subjektives Verständnis gefunden werden.

Das Durcharbeiten der Konflikte zeigte, wie schwer es der Patientin mit ihrer Entscheidung war, auszuziehen, und wie sie die daraus entstandenen Konflikte mit starken Schuld- und Schamgefühlen belegte. In diesem Zusammenhang sagte sie in einer der Besprechungen relativ plötzlich und wie quasi nebenbei: „Wissen Sie, ich schäme mich ja so, aber ich habe die Vorstellung, ich könnte meinem Ehemann den Hals zudrehen ohne dabei Mitleid zu empfinden."

Diese unbändige Wut, die sie sich keineswegs zubilligen durfte und für die sie sich so schämte, schien also in dem Symptom der Unbeweglichkeit der Schultern repräsentiert. Der Ambivalenzkonflikt zwischen der aggressiven Phantasie und der schuldbewußten Unterdrückung war in den Schultergelenken manifestiert. Mit zunehmendem Durcharbeiten dieser Konflikte konnte auch die Spannung in den Schultergelenken nachlassen und die Patientin die Schultern wieder bewegen, wenngleich eine vollständige Bewegungsfreiheit auch heute noch nicht vorliegt.

In diesem Zusammenhang sind mir 2 Beobachtungen wichtig:

1) Das Symptom ist oft in seiner Genese überdeterminiert: der Umzug mit seinen körperlichen Anstrengungen, der Influenza A-Infekt, die Kalkeinlagerungen in der Sehne. Doch ist das Symptom erst dann subjektiv verstehbar, d. h. einfügbar in die Lebensgeschichte, wenn der zugrundeliegende Impuls und dessen Abwehr, d. h. der Konflikt erkennbar wird.
2) Die Patientin kam zu einem recht frühen Zeitpunkt in die Behandlung. Sie bot von vornherein erhebliche psychosoziale Belastungen an, und doch gelang es erst zu einem relativ späten Zeitpunkt, also dann, als sie es wagen konnte, auch ihr Unverständliches und Peinliches zu sagen, die volle Bedeutung der Bewegungseinschränkung zu erkennen. Solche Behandlungen erfordern also neben der Etablierung einer tragfähigen Arzt-Patienten-Beziehung auch viel Zeit und Geduld.

Beispiel 3: Die Schwierigkeit des aufrechten Gangs

Herr C. ist ein 53 Jahre alter Versicherungsbeamter. Er kommt von weither um seine Schmerzen, die er im gesamten Bewegungssystem hat, abklären zu lassen, wobei die Fragestellung nach der Osteoporose die Kernfrage seiner Vorstellung ist. Herr C. vermittelt beim Erstkontakt einen geradezu erschreckenden Eindruck. Durch seine Operationen an der Halswirbelsäule und der Lendenwirbelsäule ist er völlig versteift. Maschinengleich bewegt er Wirbelsäule und Kopf immer als Ganzes und kann sich weder drehen noch beugen. Was war passiert? Aus den Unterlagen ergibt sich folgendes Bild: 1984 chronisches Lumbalsyndrom, 1985 Bandscheibenvorfall und Bandscheiben-Op. Anschließend persistieren starke Schmerzen. Es wird ein Postlaminektomiesyndrom diagnostiziert und 1986 eine ventrale Fusionsoperation von L4 bis S1 durchgeführt, die zur Versteifung dieser Wirbelabschnitte führt. 1987 kommt es zu einem unklaren Prozeß im 6. Halswirbelkörper der biopsiert wird, histologisch aber unauffällig ist. Da es auch hier ebenfalls zu heftigsten Schmerzen kommt, wird die untere Halswirbelsäule HWK 5–7 einer Verblockungsoperation unterzogen (Robinson-Spondylodese). Nun persistieren die Schmerzen. Der an der Halswirbelsäule und der Lendenwirbelsäule verblockte Patient äußert heftigste Beschwerden. Jetzt soll die Osteoporose die Ursache sein.

Es ist nicht schwierig, mit dem Patienten ins Gespräch zu kommen. Er ist aufgeschlossen und freundlich und sehr interessiert an Informationen über seine Erkrankungen und über Schmerzbewältigungsverfahren. Ich sehe ihn über eine Woche jeden Tag 20–30 min auf der Station. Im folgenden gebe ich nur die Äußerungen wieder, die sich auf die Einschränkung seiner Wirbelsäulenbeweglichkeit beziehen. Er erlebt diese Einschränkungen als einen Verlust seiner Eigenständigkeit. Er kann nicht mehr die Hosen anziehen, er kann sich auch kaum noch die Schuhe binden. Es ärgert ihn, daß er nicht auf eigenen Füßen stehen kann. Es sei genau so, wie man es ihm schon als kleines Kind gesagt hat: Er habe zwei linke Hände, er können sowieso nichts tun, man müsse ihn erst gar nicht fragen, ob er zupacken wolle, es ginge sowieso schief. Erst sehr viel später habe er festgestellt, daß das alles gar nicht stimme, daß er eigentlich doch ganz gut anpacken könne. Er habe ein Haus gebaut, die Wände tapeziert, die Decke eingezogen und auch sonst viele handwerkliche Tätigkeiten selbst ausgeführt. Nun sei er so versteift, daß er nichts mehr arbeiten könne, er sei unselbständig, die Ehefrau müsse ihm helfen.

Die mittlerweile eingetretene Verunsicherung ist jedoch so groß, daß eine Lockerung seiner Haltung nicht mehr möglich ist, 2 Jahre habe er schließlich im Gips liegen müssen. Nichts durfte er damals bewegen, sagt er vorwurfsvoll. Und nun sage man ihm, er könne ruhig etwas mehr wagen. Es könne nichts passieren. Er könne sich ruhig etwas zutrauen. Selbst der Orthopäde habe ihm damals gesagt, wenn er hinfalle, sei der Knochen gebrochen. Mit solchen Botschaften wird selbst ein Spaziergang auf der Neckarwiese in Heidelberg zu einem Alptraum, denn die Fahrradfahrer und die Kinder rempeln die Spaziergänger von allen Seiten, wie er behauptet.

Zuletzt kommen wir auf den Vater zu sprechen, der als Unteroffizier beim Reichsarbeitsdienst diente. Er selber wurde immer vorgeführt als der Sohn dieses Unteroffiziers. Er mußte die Hacken zusammenschlagen, militärisch grüßen, die Hände an die Hosennaht legen. So war seine Erziehung, wie er sagt, sehr streng, militärisch – wie ich es sage.

Die Auslösesituation für seine Beschwerden ist seine Einberufung zur neugegründeten Bundeswehr. Die jetzt aufgetretenen Schmerzen in der HWS führen dazu, daß er längere Zeit krank ist, ausgemustert wird und nicht zur Bundeswehr muß. Die weitere Geschichte der Generalisierung seiner Beschwerden von der HWS über die Lendenwirbelsäule, die rezidivierenden Schmerzattacken und die Operationen kennen wir schon und wurden uns schon in der ersten Kasuistik deutlich.

Die Geschichte dieses Patienten erlaubt erneut einige wichtige Bemerkungen:

1) Die Symptomatik ist nicht mehr nur aus einem aktuellen Konflikt heraus verstehbar, sondern sie ist tief in die Lebensgeschichte des Patienten verbunden und hat Anklänge bis in die Kindheit. Eine schnelle Lösung der Probleme ist nicht zu erwarten, eine langfristig begleitende Psychotherapie wäre optimalerweise indiziert. (Die adäquat zu realisierende Form war die Vermittlung in eine ambulant begleitende Psychotherapie bei einem Psychologen mit dem Fokus auf dem Schmerzerleben.)

2) Die Äußerung einer Intensitätszunahme des Schmerzes, so zeigt diese Geschichte überdeutlich, ist per se keine Indikation für eine zunehmend aggressivere Therapie. Wir haben gesehen, daß die zunehmenden HWS- und LWS-Beschwerden nach einer zunächst erfolgreichen Maßnahme immer wieder zu erneutem operativen Vorgehen Anlaß gaben, daß Schmerzäußerungen aber nicht immer einem somatisches Korrelat entsprechen, sondern daß sie auch Hinweise auf grundliegende persönliche Probleme sein können und als eine Art Signal zu werten sind. Die Tatsache, daß der Schmerz aber auch Signalfunktion hat und anzeigt, daß individuell Grenzen durchbrochen sind, die einer stützenden Aufrichtung bedürfen, ist im Alltag der Medizin oft verlorengegangen.

Beispiel 4: Der „unkomplizierte" Patient

In die Rheumaambulanz kommt ein 25jähriger Patient mit einem seit langem bekannten M. Bechterew, der jedoch nach einer aktiven Phase im frühen Erwachsenenalter seit Jahren stabil und blande verläuft. Der Student hat vor ca. 2 Jahren eine psychoanalytische Therapie begonnen und stellt sich einmal im Jahr in der Ambulanz vor. Diesmal kommt er mit Schmerzen unter dem Brustbein und vermehrt Gelenkbeschwerden. Bei der Untersuchung findet sich kein objektivierbarer Befund, keine Gelenkschwellung, keine Bewegungseinschränkung, keine Einschränkung der Atemexkursion. Das Labor zeigt keine entzündlichen Hinweise, die Schmerzen unter dem Xyphoid sind eher innen und nicht durch Druck auslösbar. Keine Hinweise auf *Veränderungen der* Sternoclaviculargelenke.

Was erzählt er? Die Analyse sei nun in der Endphase. Mit dem nächsten Semester müßte er nun allein, d. h. ohne Psychotherapeut, zurechtkommen, was ihm sehr schwerfalle. Es geht also um die Beendigung von jahrelangen intensiven therapeutischen Beziehungen, die dem Patienten nun erhebliche Trennungsschmerzen abverlangen. Mit der Versicherung, daß akut keine entzündlichen Veränderungen vorlägen und daß er weiterhin, wie bisher auch, einmal jährlich regelmäßig in die Rheumaambulanz kommen könne, verabschiede ich ihn und verweise ihn wieder in die Therapie. Der Patient ist erleichtert, wenn auch nicht restlos überzeugt, daß die Beschwerden lediglich auf diese Endphase zurückzuführen seien. Bei der nächsten ambulanten Vorstellung berichtet er nicht mehr über diese Schmerzen.

Zusammenfassung

Die klinische Rheumatologie hat es mit einer Vielzahl von komplizierten Krankheitsbildern des Bewegungsapparats zu tun. Die Patienten haben in der Regel eine längere Krankengeschichte und wiederholte Arzt-Patienten-Kontakte.

Die Einordnung der schmerzhaften Bewegungseinschränkung in solche entzündlicher, degenerativer oder funktioneller Genese gliedert das klinische Feld zunächst nur grob. Neben weiteren differentialdiagnostischen Überlegungen sollte dabei immer auch die allgemeine anthropologische und die individuelle psychosomatische Bedeutung der Bewegungseinschränkung erfaßt werden (Eich 1989). Nur dieses simultane Vorgehen gestattet es, die durch einseitige Betrachtungen hervorgerufenen unnützen Behandlungen und Operationen für den Patienten zu vermeiden.

Die subjektive Bedeutung einer Bewegungseinschränkung kann dabei selten im Erstgespräch erfaßt werden, sondern sie bedarf in der Regel einer langfristigen vertrauensvollen und sachkundig gestalteten Arzt-Patienten-Beziehung.

Im Verlauf einer solchen Behandlung nimmt in der Regel das diffuse und generalisierte Erscheinungsbild der Erkrankung ab und weicht einem lokalisierbaren Syndrom, das als Kernsyndrom die Konfliktlage des Patienten abbildet. Dieser Konflikt kann dann fokaltherapeutisch behandelt werden. Falls dies nicht möglich ist, muß entschieden werden, ob eine Psychotherapie indiziert ist und ob die Motivation und der Leidensdruck hierzu bestehen.

Literatur

Eich W (1989) Zugangswege zur Psychosomatik rheumatischer Erkrankungen: Video, Fallvorstellung, Selbsterfahrung. In: Bergmann G (Hrsg) Psychosomatische Grundversorgung. Springer, Berlin Heidelberg New York Tokyo
Hartmann F, Wittenborg A, Zeidler H (1989) Praktische Rheumatologie. Urban & Schwarzenberg, München Wien Baltimore
Raspe HH (1987) Zur Epidemiologie und Prävention rheumatischer Erkrankungen. In: Krasemann EO, Laaser U, Schach E (Hrsg) Sozialmedizin-Schwerpunkte: Rheuma und Krebs. Springer, Berlin Heidelberg New York Tokyo
Weintraub A (1983) Psychorheumatologie. Karger, Basel

Teil III: Therapie – „Behandeln"

Grundsätzliches zur Therapie rheumatischer Erkrankungen mit nichtsteroidalen Antiphlogistika. Der Zugang des Pharmakologen

Kay Brune

Einleitung

Nichtsteroidale Antiphlogistika (NSA) gehören zu den weltweit am meisten verschriebenen Pharmaka. So sind z. B. in Großbritannien Schmerzen im Bereich des Stütz- und Bewegungsapparates in über 20 % der Fälle der Grund für das Aufsuchen des Hausarztes (Nuki 1983). Schätzungen für die USA gehen davon aus, daß nahezu jeder 7. Einwohner jedes Jahr mit nichtsteroidalen Antiphlogistika behandelt wird (Clive u. Stoff 1984). Somit verdanken zweifellos Millionen von Menschen diesen Arzneimitteln zeitweilige Befreiung von Entzündung und Schmerzen. Trotzdem geraten gerade die nichtsteroidalen Antiphlogistika immer wieder in den Brennpunkt der öffentlichen Diskussion (Brune 1986a).

Zwei Gründe scheinen hierbei im Vordergrund zu stehen. Einerseits sind in dieser Gruppe wichtige Pharmaka für die alltägliche Schmerzlinderung enthalten (z. B. Azetylsalizylsäure, Ibuprofen). Andererseits wird fast jeder über 30jährige gelegentlich von Schmerzen entzündlicher Genese betroffen, und er erwartet dann eine risikoarme Befreiung von seinen Schmerzen durch nichtsteroidale Antiphlogistika. Leider gilt nach wie vor, daß eine sichere Wirksamkeit ohne ein gewisses Restrisiko, unerwünschte Nebeneffekte zu erleiden, nicht möglich ist.

Die im folgenden zu diskutierenden Pharmaka sind weltweit in Form vieler Milliarden Tagesdosen angewendet worden. Sie haben den Test der Zeit, wenn auch nicht ungeschoren, so doch ohne Rückruf, überstanden. Deshalb erscheint es dem Pharmakologen sinnvoll, durch den rationalen Gebrauch dieser Pharmaka die Inzidenz unerwünschter Wirkungen weiter zu vermindern. Im folgenden wird versucht, die 6 nach Ansicht des Autors am besten untersuchten nichtsteroidalen Antiphlogistika zu erläutern, um aus der Sicht des experimentellen Pharmakologen Hinweise für den bestmöglichen Gebrauch in der Praxis zu geben.

Pharmakodynamische Wirkungen

Die 6 im folgenden diskutierten nichtsteroidalen Antiphlogistika sind alle in der Lage, experimentelle Entzündungen im Tier zu unterdrücken (Swingle 1974; Shen u. Winter 1977; Otterness u. Bliven 1985). Dabei ist es aus klinischer Sicht unerheblich, ob einige dieser Substanzen bei bestimmten Modellen besonders wirksam sind. Ihnen gemein ist der heute etablierte Wirkungsmechanismus auf der Basis einer Hemmung der Prostaglandinsynthese im entzündeten Gewebe (Vane 1978). Hier erreichen sie bekanntlich besonders hohe Konzentrationen (Brune u. Lanz 1985). Ihre unterschiedliche Wirkungsstärke als Hemmer der Prostaglandinsynthese scheint daher von klinischer Bedeutung zu sein (Brune et al. 1981). Sie ist vereinfacht in Tabelle 1 zusammengestellt.

Die auf der Basis der Prostaglandinsynthesehemmung ermittelte Potenz nichtsteroidaler Antiphlogistika in pharmakologischen Modellen korreliert in groben Zügen mit der Wirksamkeit im Tierexperiment und in der Klinik. Das Korrelat der klinischen Potenz erhält man durch die mittlere effektive Tagesdosis zur Behandlung einer bestimmten Erkrankung, z. B. der chronischen Polyarthritis (cP). Trotzdem ist die Bedeutung dieser Daten relativ gering, denn grundsätzlich kann mit allen 6 Arzneistoffen eine vergleichbare Wirkung erzielt werden, vorausgesetzt, es werden entsprechende Dosen verwendet. Dies heißt, daß sich die vorgestellten nichtsteroidalen Antiphlogistika weniger qualitativ als quantitativ unterscheiden (Abb. 1). Streng genommen gibt es natürlich keine vergleichbaren Dosen. Jede Substanz hat ihre besonderen Eigenarten. Dem Kliniker ist hierbei sofort bewußt, daß diese „vergleichbaren Dosen" in der Praxis nicht zu einer Austauschbarkeit führen. So wird ein Patient eher 20 mg Piroxicam zur Behandlung seiner chronischen Polyarthritis einnehmen als 2400 mg Ibuprofen, das anstatt 1

Tabelle 1. Wirkungsstärke nichtsteroidaler Antiphlogistika im pharmakologischen Experiment

Arzneistoff (Handelsname, Beispiele)	In-vitro-Effekt PG-Synthesehemmung (IC_{50}, Molar) LT-Synthese Steigung (+)	In-vivo-Effekt Pfotenödem der Ratte (ED_{50}, mg/kg)
Diclofenac (z. B. Voltaren)	10^{-9}, +	~ 2,5
Indometacin (z. B. Amuno)	10^{-9}, +	~ 2,5
Ketoprofen (Alrheumun, Orudis)	10^{-8}, +	~ 9,0
Piroxicam (Felden)	10^{-7}, +	~ 4,0
Naproxen (z. B. Proxen)	10^{-6}, +	~ 2,0
Ibuprofen (z. B. Brufen, Imbun)	10^{-6}, +	~25,0

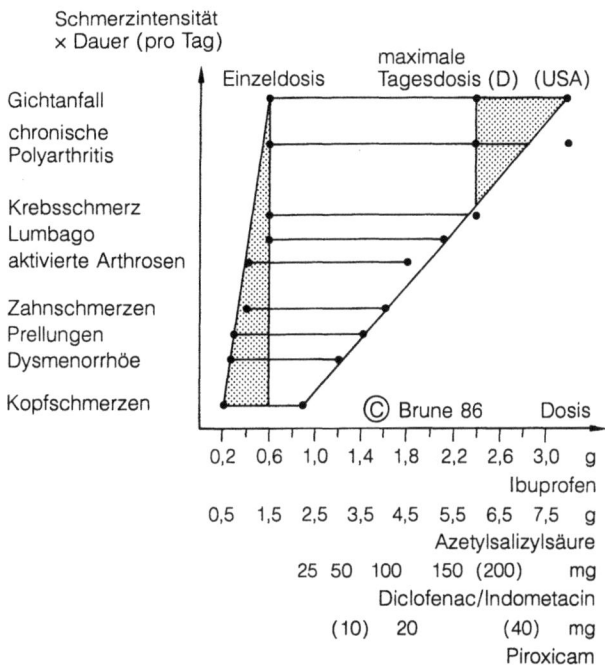

Abb. 1. Erklärungen zur Dosierungsgraphik „nichtsteroidale Antiphlogistika (NSA)". In dieser Abbildung wird versucht, eine Beziehung zwischen Schmerzintensität (mal Dauer) und den notwendigen Dosen nichtsteroidaler Antiphlogistika (Einzeldosen – Tagesdosen) herzustellen. Vom Arzt ist entsprechend der Schmerzintensität eine adäquate Einzeldosis (*Schraffur links*) und eine ausreichende Tagesdosis zu wählen, um therapeutische Erfolge zu erzielen. Dabei zeigt sich, daß die beiden wenig potenten nichtsteroidalen Antiphlogistika, Ibuprofen und Azetylsalizylsäure, aufgrund ihres großen Dosisbereichs eine sehr individuelle, auch an leichte, passagere Schmerzgeschehen adaptierbare Dosierung erlauben. Für schwere, chronische Schmerzen sind entsprechend hohe Einzel- und Tagesdosen notwendig; im Einzelfall bis zu Dosen, die in Deutschland entweder nicht zugelassen oder nicht üblich sind (*in Klammern*). Auf der anderen Seite gibt es hochpotente nichtsteroidale Antiphlogistika wie Diclofenac, Indometacin, Piroxicam u. a., die natürlich auch leichte Schmerzen hemmen können, aber weder in einer für die entsprechenden Dosierungen passenden Form angeboten werden, noch für die Therapie dieser Schmerzen geeignet sind, da sie eine dafür ungeeignete Pharmakokinetik oder besonders unerwünschte Arzneimittelwirkungen aufweisen (s. Text). Abbildung 1 zeigt außerdem, daß alle nichtsteroidalen Antiphlogistika beim Menschen in niedriger Dosierung bei entzündlichen Schmerzen analgetisch wirken. Hohe Dosen führen zu analgetischen *und* antiphlogistischen Wirkungen. Dieser doppelte Effekt ist bei Schüben entzündlicher Erkrankungen häufig therapeutisch nötig. Eine apodiktische Trennung zwischen Analgetika und Antiphlogistika besteht also bei nichtsteroidalen Antiphlogistika nicht, obwohl sie gelegentlich auch in Publikationen behauptet wird. (Aus Brune 1986 b)

doch 8 Tabletten erfordert. Dabei muß die niedrige Dosis des Piroxicams hinsichtlich Wirksamkeit und Nebeneffekten keineswegs grundsätzlich überlegen sein. Andererseits kann 1 Tablette Ibuprofen, z. B. bei Kopfschmerzen angewendet, zur Schmerzfreiheit führen.

In Tabelle 1 wird außerdem festgehalten, daß alle nichtsteroidalen Antiphlogistika in therapeutischen Dosierungen in der Lage sind, die Leukotriensynthese zumindest in Monozyten und Makrophagen zu erhöhen (Brune 1984). Diese Information mag erklären, warum alle diese Pharmaka bei Disponierten zu asthmaähnlichen Reaktionen führen können (Brune 1986a); denn Leukotriene bewirken eine Bronchokonstriktion und ihre vermehrte Bildung ist vor allem beim „Ektopiker" gefährlich.

Pharmakokinetische Eigenschaften

Ein wesentlicher Faktor für die quantitativen Unterschiede in der Therapie mit nichtsteroidalen Antiphogistika sind ihre pharmakokinetischen Eigenschaften, insbesondere die Resorption nach oraler Gabe und die Elimination. Die hierzu bekannten Daten sind in den Tabellen 2 und 3 zusammengestellt. Beide Tabellen basieren auf den in den vergangenen Jahren im Bundesanzeiger publizierten Monographien über nichtsteroidale Antiphlogistika sowie eigenen Untersuchungen (Brune u. Lanz 1985; Nürnberg et al. 1988). Tabelle 2 enthält die entscheidenden Parameter zur Resorption. Hieraus ergeben sich aus folgenden Eigenschaften der Substanzen sicherlich therapeutische Konsequenzen:

Bei allen in der Bundesrepublik Deutschland im Handel befindlichen, nicht retardierten Diclofenac-Präparaten kann es aufgrund eines magensäureresistenten Tablettenüberzuges zu einer verzögerten Freisetzung und Resorption kommen. Dies kann so ausgedehnt sein, daß Spitzenkonzentrationen im Blut erst nach ½ Tag oder noch später auftreten. Der Patient wird in solchen Fällen die Wirkung nicht mehr in einen Zusammenhang mit der Einnahme bringen und sich über die Wirkungslosigkeit beklagen. Hinzu kommt eine individuell unterschiedliche Bioverfügbarkeit. Im Mittel beträgt sie 50 %, doch sind Werte von etwa 25 % – 75 % beschrieben. Dies entspricht einer Wirksamkeit z. B. nach Einnahme von 100 mg Diclofenac/Tag von 25 – 75 mg Arzneistoff. Im ersten Fall wird wahrscheinlich keine Wirkung manifest, während im letzteren ein ausreichender Effekt erzielt würde.

Der Arzt sollte diese Besonderheiten – des im übrigen mit Recht viel verwendeten Diclofenacs – kennen, um bei Wirkungslosigkeit nicht automatisch das Präparat zu wechseln, sondern eine bessere Dosierung zu erproben.

Die Bioverfügbarkeiten von Ibuprofen und Naproxen liegen zwischen 80 % und 100 %. Im Falle des Ketoprofen ist eine Bioverfügbarkeit von über 95 % nachgewiesen. Von Indometacin und Piroxicam sind 100 %ige Biover-

Grundsätzliches zur Therapie rheumatischer Erkrankungen 139

Tabelle 2. Pharmakokinetische Parameter der Resorption nichtsteroidaler Antiphlogistika beim Menschen

Arzneistoff (Handelsname, Beispiele)	t_{max} nach p.o.-Gabe (h) Blutplasma	c_{max} (µg/ml) Blutplasma	Bioverfügbarkeit (% abs.)
50 mg Diclofenac (z. B. Voltaren)	0,5–16	1–3	~ 50
600 mg Ibuprofen (z. B. Brufen, Imbun)	1–3	30–60	> 90
25 mg Indometacin (z. B. Amuno)	1–2	1–2	~100
100 mg Ketoprofen (Alrheumun, Orudis)	1–2	5–10	~ 90
500 mg Naproxen (z. B. Proxen)	2–8	20–40	~ 90
20 mg Piroxicam (Felden)	1–4	2–7	~100

Tabelle 3. Pharmakokinetische Parameter der Elimination nichtsteroidaler Antiphlogistika beim Menschen; ➡ im wesentlichen unverändert

Arzneistoff (Handelsname, Beispiele)	Terminale Halbwertszeit (h)			
	Junge Freiwillige	Im Alter	Bei reduzierter Nierenfunktion	Bei reduzierter Leberfunktion
Diclofenac (z. B. Voltaren)	1–2	➡	➡	➡
Ibuprofen (z. B. Brufen, Imbun)	1–2,5	➡	➡	➡
Indometacin (z. B. Amuno)	1–6	Variabilität erhöht	Anstieg der Metabolitenkonzentrat	kompensatorisch erhöhte renale Elimination
Ketoprofen (Alrheumun, Orudis)	1–3 (8<?)	2–4	2–4	➡
Naproxen (z. B. Proxen)	10–17	Variabilität erhöht	Variabilität erhöht	verkürzt
Piroxicam (Felden)	31–57	Variabilität erhöht	➡	verkürzt

fügbarkeiten nach oraler Einnahme bekannt. Dies stimmt mit dem klinischen Bild überein, daß diese Pharmaka zuverlässig wirksam sind.

Hingegen weisen Besonderheiten bei der Elimination auf die kritischen Aspekte von Naproxen, Indometacin und Piroxicam hin. So ist nicht nur die mittlere Verweildauer im Organismus erheblich länger als bei Ibuprofen und Diclofenac (s. Tabelle 3), sondern es hat sich auch gezeigt, daß die Ausscheidung dieser Pharmaka im Alter bei eingeschränkter Nierenfunktion, wahrscheinlich aber auch bei eingeschränkter Leberfunktion allgemein variabler gestaltet ist als bei den beiden erstgenannten.

Es wird vermutet, daß die längere Eliminationshalbwertszeit von Indometacin, Naproxen und Piroxicam sowie die 100 %ige Bioverfügbarkeit von Indometacin und Piroxicam zumindest teilweise auf einer enterohepatischen Rezirkulation dieser Pharmaka beruht (Duggan et al. 1975; Schneider et al. 1990). Mit anderen Worten: Die genannten Pharmaka werden bei der Leberpassage z. T. mit Glukuronsäure, Schwefelsäure und anderen Konjugaten gekoppelt und über die Galle in den Dünndarm ausgeschieden. Dort werden diese Kopplungsprodukte durch Enzyme gespalten, und der ursprüngliche Arzneistoff steht für eine erneute Resorption zur Verfügung.

Das kann sich nun mehrfach wiederholen, was abhängig vom Ausmaß des enterohepatischen Kreislaufs, zu einer mehr oder minder starken Belastung der intestinalen Mukosa führt. Eine wichtige Ursache für den Befund mag sein, daß diese 3 nichtsteroidalen Antiphlogistika relativ häufiger mit intestinalen Perforationen einhergehen als Ibuprofen oder Diclofenac, die anscheinend nur zu einem kleinen Teil in reaktivierbarer Form über die Galle ausgeschieden werden (Schneider et al. 1990). Dennoch sind diese schwerwiegenden Nebenwirkungen insgesamt sehr selten (1–5 Fälle/Mio. Rezepte), und es bleibt festzuhalten, daß ein Unterschied zwischen den einzelnen Pharmaka hinsichtlich der Inzidenz dieser Nebenwirkung bisher mit adäquaten epidemiologischen Methoden nicht gesichert wurde (Somerville et al. 1986; Biour et al. 1987; Jick et al. 1987).

Tabelle 4 zeigt schließlich die wichtigsten Interaktionen der genannten nichtsteroidalen Antiphlogistika. Im Gegensatz zu den älteren Vertretern, Azetylsalizylsäure und Phenylbutazon, fehlen gravierende Interaktionen mit oralen Antikoagulanzien weitgehend. Dies betrifft insbesondere das in Deutschland vielfach verwendete Phenprocoumon (z. B. Marcumar). Eine verminderte Bioverfügbarkeit der vorgestellten nichtsteroidalen Antiphlogistika bei der gleichzeitigen Einnahme mit verschiedenen Antazida und Salizylaten wird kaum zu Problemen in der Praxis führen.

Die Verordnung von Probenecid ist in Deutschland weitgehend verlassen worden. Daß die Wirksamkeit und Elimination der Thiaziddiuretika beeinflußt werden können, ist meist bekannt, und daß die Wirksamkeit von Lithium verstärkt wird, sollte vor allen Dingen der Psychiater wissen.

Somit richtet sich die Aufmerksamkeit in der täglichen Praxis besonders auf mögliche Interaktionen mit Diuretika – auch im Rahmen der Bluthoch-

Tabelle 4. Interaktionen nichtsteroidaler Antiphlogistika beim Menschen (*A* Antazida, *D* Diuretika, *L* Lithium, *P* Probenicid, *S* Salizylate, *W* Warfarin)

Arzneistoff (Handelsname, Beispiele)	Ort der Interaktion			
	Pharmako-dynamik	Resorption	Verteilung	Elimination
Diclofenac (z. B. Voltaren)	D	A, S	–	D, L, P (?)
Ibuprofen (z. B. Brufen, Imbun)	D	(A), S	W (Einzelfälle)	D, L, P
Indometacin (z. B. Amuno)	D	A, S	–	D, L, P
Ketoprofen (Alrheumun, Orudis)	D	(A), S	–	D (?), L, P
Naproxen (z. B. Proxen)	D	A, S	W	D (?). L, P
Piroxicam (Felden)	D	(S)	W	L

drucktherapie – damit Störungen des Elektrolythaushalts bei gleichzeitiger Einnahme nichtsteroidaler Antiphlogistika und Diuretika rechtzeitig erkannt werden.

Toxikologische Besonderheiten

Es bleibt festzuhalten, daß nichtsteroidale Antiphlogistika gelegentlich, d. h. im Bereich von einem Fall auf 50000–1 Mio. Behandlungsperioden zu schweren lebensbedrohlichen Nebenwirkungen führen können. Im Vordergrund stehen nach wie vor die gastrointestinalen Erscheinungen, wobei lebensbedrohende intestinale Blutungen und Perforationen zum Glück sehr selten vorkommen. In Zukunft muß das Interesse der forschenden Pharmakologie und Rheumatologie noch mehr darauf gerichtet sein, gemeinsam mit Epidemiologen die Inzidenz dieser Ereignisse weiter einzugrenzen und Unterschiede zwischen den genannten nichtsteroidalen Antiphlogistika zu verifizieren (Furst 1988). Ein weiterer Forschungsschwerpunkt muß die Identifizierung derjenigen Bevölkerungsgruppen sein, in denen diese sehr gefährlichen überraschenden Nebenwirkungen häufiger auftreten als in anderen (Day u. Brooks 1987). Ein erster Schritt ist durch die Untersuchung der Arbeitsgruppe um Langman in Nottingham gemacht worden (Somerville et al. 1986). Außer gastrointestinalen Nebenwirkungen zeigen nichtsteroidale Antiphlogistika auch noch andere gravierende Effekte. So ist die

Frage unbeantwortet, ob nichtsteroidale Antiphlogistika mit langer Halbwertszeit häufiger zu kutanen allergischen Reaktionen führen können (Stevens-Johnson-Syndrom, Lyell-Syndrom) als solche mit kurzer Halbwertszeit. Auch andere sehr seltene, aber lebensbedrohliche Nebenwirkungen können durch die bekannten erprobten Pharmaka ausgelöst werden. Zwei kürzlich erschienene, durch ihre epidemiologische Qualität besonders wichtige Studien kamen zu dem Ergebnis, daß auch schwere Blut- und Knochenmarkveränderungen durch moderne nichtsteroidale Antiphlogistika ausgelöst werden (IAAAS 1986). Die Ergebnisse dieser Untersuchungen sind sehr vereinfacht in Tabelle 5 zusammengestellt. Hieraus wird deutlich, daß nicht nur die Butazone, sondern auch Indometacin und Diclofenac im Zusammenhang mit dem Auftreten letaler aplastischer Anämien gesehen werden müssen. Einerseits sind diese Ergebnisse noch seltener als die bereits diskutierten gastrointestinalen Blutungen und Perforationen (Levy et al. 1988), andererseits sind sie zumindest so häufig wie das Auftreten einer letalen Agranulozytose nach Einnahme von Metamizol, über das wir zur Zeit so viel reden.

Tabelle 5. Risiken schwerer Arzneimittelnebenwirkungen. (Nach IAAAS, 1986 u. Levy et al. 1988)

Arzneistoff	Inzidenz pro Mio. Behandlungsperioden[a]		
	Gastrointestinale Blutungen (GIT-Blutungen)	Agranulozytose	Aplastische Anämie
ASS gelegentlich[b]	25	n. s.	n. s
regelmäßig[c]	82	n. s.	n. s.
Butazone	(s. unten)	0,2	6,6
Diclofenac	(s. unten)	n. s.	6,8
Indometacin	(s. unten)	0,6	10,1
Metamizol[d]	–	1,1	n. s.
NSA	57	n. s.	n. s.

[a] Die Letalität beträgt 10% bei GIT-Blutungen, 10% bei Agranulozytose, ca. 50% bei aplastischer Anämie.
[b] Einnahme an weniger als 4 Tagen in der Woche vor Einlieferung.
[c] Einnahme an 4 und mehr Tagen in der Woche vor Einlieferung.
[d] Einnahme an 1–7 Tagen vor dem Auftreten von Symptomen.
n. s. keine Signifikanz nachgewiesen.

Schlußfolgerungen

Somit ergeben sich aus pharmakologischer Sicht folgende Vorschläge für eine rationale Therapie:

- Die Schmerzintensität und Dauer pro Tag und Erkrankungsschub bedingen Auswahl und Dosierung nichtsteroidaler Antiphlogistika. Zu bestimmten Tageszeiten auftretende entzündliche Schmerzen, die auch ohne Medikamente nicht unerträglich sind, sollten mit Hilfe von Ibuprofen oder Diclofenac in adäquater Dosierung kontrolliert werden. Vermutlich gilt für Ketoprofen die gleiche Indikation.
- Anhaltende und intensive Schmerzen sind die Indikation adäquat gewählter Dosen von Indometacin oder Piroxicam. Die eigene Erfahrung und die besondere Problematik des Patienten (z. B. ZNS-Beschwerden nach Indometacin, Flüssigkeits- und Elektrolytretention nach Piroxicam) sollten hier die Auswahl mit entscheiden.

Festzuhalten bleibt, daß keines der genannten Pharmaka ein Wundermittel ist und daß keines Schmerzlinderung ohne jede Gefahr vermitteln kann. Vielleicht ist es nützlich, dem Patienten klarzumachen, daß dieses Traumziel auch nicht durch die Vielzahl von auf obskuren Wegen vertriebenen Wundermedizinen möglich ist. Einige der auch gegen rheumatische Beschwerden empfohlenen, für viel Geld über Deckadressen käuflichen Mittel enthalten nicht nur Phenylbutazon und Indometacin in unkontrollierbaren Mengen, sondern auch Dexamethason und andere Steroide (Vulto u. Buurma 1986). Unerwünschte Effekte sind bei Verwendung dieser Mittel sicher ungleich häufiger als beim richtigen Gebrauch von chemisch definierten Pharmaka, denen allerdings das heute so populäre Gütesiegel „Natur..." fehlt.

Literatur

Biour M, Blanquart A, Moore N, Grange JD, Amiot X, Levy VG, Darnis F, Cheymol G (1987) Incidence of NSAID-related, severe gastrointestinal bleeding. Lancet I: 340–341
Brune K (1986a) Schmerzmittel auf dem Prüfstand. Fortschr Med 25: 483–488
Brune K (1986b) Pharmakologische Kenndaten als Basis einer Differentialtherapie mit nicht-steroidalen Antiphlogistika. Plenarvortrag anläßlich der 22. Tagung der Deutschen Gesellschaft für Rheumatologie in Freiburg
Brune K, Lanz R (1985) Pharmacokinetics of non-steroidal anti-inflammatory drugs. In: Bonta IL, Bray MA, Parnham MJ (eds) Handbook of inflammation, vol 5: The pharmacology of inflammation. Elsevier, Amsterdam, pp 413–450
Brune K, Rainsford KD, Wagner K, Peskar BA (1981) Inhibition by anti-inflammatory drugs of prostaglandin production in cultured macrophages. Naunyn Schmiedebergs Arch Pharmacol 315: 269–276

Brune K, Aehringhaus U, Peskar BA (1984) Pharmacological control of leukotriene and prostaglandin production from mouse peritoneal macrophages. Agents Actions 14:729–734

Clive D, Stoff JS (1984) Renal syndromes associated with non-steroidal anti-inflammatory drugs. New Engl J Med 310:563–572

Day RO, Brooks PM (1987) Variations in response to non-steroidal anti-inflammatory drugs. Br J Clin Pharmacol 23:655–658

Duggan DE, Hooke KF, Noll RM, Kwan KC (1975) Enterohepatic circulation of indomethacin and its role in intestinal irritation. Biochem Pharmacol 1749–1754

Furst DE (1988) Clinical evaluation of drugs in rheumatoid arthritis. In: Lewis A, Ackerman N, Otterness I (eds) Advances in inflammation research, vol 12. Raven Press, New York, pp 227–238

International Agranulocytosis and Aplastic Anemia Study (IAAAS) (1986) Risks of agranulocytosis and aplastic anemia. A first report of their relation to drug use with special reference to analgesics. JAMA 256:1749–1757

Jick SS, Perera DR, Walker AM, Jick H (1987) Non-steroidal anti-inflammatory drugs and hospital admission for perforated peptic ulcer. Lancet I:380–382

Levy M, Miller DR, Kaufman DW et al. (1988) Major upper gastrointestinal bleeding. Relation to the use of aspirin and other non-narcotic analgesics. Arch Intern Med 148:281–285

Nuki G (1963) Non-steroidal analgetic and anti-inflammatory agents. Br Med J 287:39–43

Nürnberg B, Schneider HT, Dietzel K, Geisslinger G, Köhler G, Furst DE, Brune K (1988) Unterschiedliche Pharmakokinetik von Analgetika/Antirheumatika bei Patienten und Probanden. Arch Pharm (Weinheim)

Otterness IG, Bliven ML (1985) Laboratory models for testing non-steroidal anti-inflammatory drugs. In: Lombardino JG (ed) Non-steroidal anti-inflammatory drugs. Wiley, New York, pp 114–252

Schneider HT, Nürnberg B, Dietzel K, Brune K (1990) Biliary elimination of non-steroidal anti-inflammatory drugs in patients. Br J Clin Pharmac 29:127–131

Shen TY, Winter CA (1977) Chemical and biological studies on indomethacin, sulindac and their analogs. Adv Drug Res 12:89–245

Sommerville K, Faulkner G, Langman M (1986) Non-steroidal anti-inflammatory drugs and bleeding peptic ulcer. Lancet I:462–464

Swingle KF (1974) Evaluation for anti-inflammatory activity. In: Scherrer RA, Whitehouse MW (eds) Anti-inflammatory agents: Chemistry and pharmacology, part two. Academic Press, New York San Francisco, pp 34–122

Vane JR (1970) The mode of action of aspirin-like drugs. Agents Actions 8/4:430–431

Vulto AG, Buurma H (1986) Drugs used in non-orthodox medicine. In: Dukes MNG (ed) Meyler's side effects of drugs, 10. ed. Elsevier, Amsterdam New York Oxford, pp 886–907

Psychosomatische Schmerzsyndrome der Bewegungsorgane.
Der Zugang der Gestalttherapie

Hildegund Heinl

Ich überblicke 45 Jahre Orthopädie und 20 Jahre Psychotherapie. Meine orthopädische Lehrzeit war die Kriegs- und Nachkriegszeit. Wir waren auf den „Bewegungsapparat" ausgerichtet, auf die Architektur der Formen, das Material, auf Statik und Mechanik. Behandlungsmethodischer Ansatz waren Korrektur, Redression, Reparatur, Rekonstruktion, Restitution und künstlicher Ersatz. Wir beobachteten und behandelten nach mechanistischen Denkkategorien. Phänomene, die nicht in dieses Schema paßten, wurden nicht zur Kenntnis genommen, bestenfalls als Ausnahme von der Regel registriert. Wir hatten alle Hände voll zu tun. Die Trauer sahen wir nicht mehr. Vielleicht, weil wir unsere eigene nicht spüren wollten. Schmerzen mußten ausgehalten werden; wenn unsere Maßnahmen nichts halfen, resignierten wir.

Zwanzig Jahre später hatte sich das Bild in der Praxis gewandelt. Die Kriegswunden waren vernarbt, der Fortschritt in der medizinischen, operativen und technischen Versorgung der orthopädischen Patienten, in der Früherkennung und Frühbehandlung angeborener, perinatal und im Wachstum erworbener Leiden, in der Polio-, Rachitis- und Tbc-Prophylaxe war atemberaubend. In den Vordergrund waren Funktionsstörungen und Schmerzsyndrome der Bewegungsorgane getreten, die heute unter dem Begriff der Fibromyalgien, damals unter dem des „nicht-entzündlichen" Rheumatismus, des sog. „Weichteilrheumatismus", subsumiert werden, ätiologisch ein Sammelbegriff von Störungen am Weichteilmantel ganz unterschiedlicher und oft sehr komplexer Genese. Das orthopädische diagnostisch-therapeutische Instrumentarium versagte in bestimmten Formen des sog. Weichteilrheumatismus. Sie ließen sich nicht in das gewohnte orthopädische Raster von gestörter Statik und Biomechanik einordnen. Die Patienten klagten hartnäckig. Meine therapeutische Hilflosigkeit machte mich unruhig und neugierig. Mein Interesse an der Psychotherapie, dem ich durch die Kriegs- und Nachkriegsereignisse nicht hatte nachgehen können, erwachte wieder, und es waren die Patienten selbst, die mir die Augen für biopsychosoziale Zusammenhänge öffneten. Und ich begann, auf die Zwischentöne der Klagen zu hören. Ich nahm die Tränen in den Augen der Patienten wahr und verknüpfte Körperhaltung, Bewegungsmuster, Bewegungsrhythmus und erlebnisbezogene Aussagen der Patienten in einem

Wirkzusammenhang und versuchte, deren Sprache zu entschlüsseln. Während der körperlichen orthopädischen Untersuchung achtete ich auf Hinweise auf seelischen Ausdruck, auf vegetative und muskuläre Antworten auf Berührung, auf Haut- und Gefäßreaktionen, Angst- und Fluchtreaktionen, auf Angriffs- und Schutzhaltungen, wie Zittern, Zurückzucken, Ausweichen, Verspannungen und Erstarrung. Der Körper, den ich bis dahin objektiviert, naturwissenschaftlich exploriert und behandelt hatte, wurde beseelt und lebendig und begann mir, Episoden aus seiner Geschichte zu erzählen. Mein orthopädisches Denkkorsett lockerte sich, mein Wahrnehmungshorizont weitete sich. Und indem ich die reale und tiefe symbolische Bedeutung der Bewegungsorgane für den Menschen und sein In-der-Welt-sein erkannte, gaben mir die vielfältigen Erscheinungsformen der Funktionsstörungen, die Symptome auch Sinn.

Ich möchte Sie nun anhand von Fallbeispielen in die Praxis einführen.

Fallbeispiele

Die Auswahl erfolgte nach folgenden Gesichtspunkten:
- Es handelt sich um Kurztherapien. Anzahl der psychosomatischen Gespräche und körpertherapeutischen Sitzungen: 1–10 pro Fall, Dauer der Untersuchung und des Gesprächs: 20–50 min.
- Chronisch rezidivierende bis akute Schmerzzustände mit einer Krankheitsdauer vor dem Erstkontakt von 25 Jahren bis zu wenigen Monaten.
- Diagnostisch-therapeutischer Ansatzpunkt ist das Leitsymptom Schmerz.
- Veranschaulichung der Konzepte der leiblichen Prägung und des szenischen Leibgedächtnisses.
- Veranschaulichung neuer Konzepte zur individuellen Ausgestaltung des Symptoms und seiner Lokalisation im Zusammenhang mit der Lebensgeschichte und der aktuellen Lebenssituation.
- Es handelt sich um Patienten aus der orthopädischen Klinik und Praxis und der gestalttherapeutischen Gruppentherapie und psychosomatischen Weiterbildung.

Fall 1

Ich habe den Patienten wegen des interessanten diagnostischen und therapeutischen Verlaufs ausgewählt. Er war einer meiner ersten psychosomatischen Behandlungsfälle während meiner klinischen orthopädischen Assistententätigkeit (1972). Neben meiner Tätigkeit auf Station und im Op.

hatte ich Gelegenheit, Patienten mit chronischen Schmerzsyndromen der Bewegungsorgane gestalttherapeutisch zu behandeln und auf diese Weise Erfahrungen zu sammeln. Die Patienten wurden von mir in der Regel sowohl körperlich-orthopädisch als auch psychotherapeutisch betreut. Die Diagnose wurde im Sinne einer Ausschlußdiagnostik gestellt.
Es war November, im Sonntagsdienst. Der Patient war mir bis dahin nicht bekannt. Ich sehe den 62jährigen noch heute, den Kopf zurückliegend in den Kissen, die Haut fahlgrau, das schüttere Haar, der leidende Gesichtsausdruck. Er klagte über unerträgliche Rücken- und Gliederschmerzen. Er stand kurz vor der Entlassung. Trotz intensiver konventioneller 4wöchiger Behandlung hatte sich nichts gebessert. Er wirkte verzweifelt. Ich denke, es war meine medizinische Neugier und sein Lächeln, als ich ihn auf seinen heimatlichen Dialekt ansprach; daß ich ihm einen Gesprächstermin anbot. Ich hatte an seiner Sprache erkannt, daß er Heimatvertriebener war. Der Klinikaufenthalt wurde um 14 Tage verlängert. Ich sah den Patienten insgesamt 10mal. Zur Anamnese gab er an, daß er seit 25 Jahren, seit seiner Heimkehr aus der russischen Gefangenschaft, jeweils im Winter, an diesen Beschwerden leide, die dann im Sommer allmählich abklangen. Im Verlauf der Jahre seien sie wechselnd stärker oder schwächer aufgetreten, eine Reihe von Krankenhaus- und Klinikaufenthalten und Behandlungen waren erfolglos geblieben. Er habe schon vor Jahren die Rente einreichen wollen. Auf meine Frage nach dem Tag des Auftretens der Schmerzen in diesem Jahr erinnerte er sich, daß es der erste naßkalte Tag im Oktober war, als er aus der Haustür trat, Schneeflocken auf seinen Mantelkragen fielen und seine Wangen berührten, daß ihm Kälteschauer über den Rücken liefen und daß im Laufe des Tages die Beschwerden so an Intensität zunahmen, daß er sich kaum rühren konnte. Er mußte sich krankschreiben lassen. Im Verlauf der Therapiesitzungen konnte ich seinen Blick von der Suche nach körperlicher Krankheitsursache auf seelisch-körperliche Zusammenhänge lenken. Im Wiedererinnern der Erlebnisse in der russischen Gefangenschaft wurden die alten Körpererfahrungen von Hunger und Kälte, von existentieller Bedrohung aktiviert. Im Auftauchen der alten Szenen aus dem Gedächtnis tritt ein heftiges Zittern am ganzen Leib auf, unerträgliche Rücken- und Gliederschmerzen stellen sich ein, Ausdruck von Panik, Todesangst in seinem Gesicht. Er durchlebt und durchleidet körperlich und seelisch die in seinem Leibgedächtnis gespeicherten Szenen. Unter Wärme- und Ruhesuggestion, stützender Berührung und Einhüllen in eine warme Decke klingen die körperlichen Symptome ab. Er fühlt sich warm und gelöst. Die Medikamente werden abgesetzt, die physikalische Therapie wird auf Wärmetherapie umgestellt. Es werden alle physikalischen Anwendungen, die *Vorstellungen* von Gewalt oder Zwang in ihm auslösen, wie Unterwassermassage oder Extensionen, auf die eine akute Verschlechterung eintritt, abgesetzt. Er verläßt schon bald das Bett, Kältevorstellungen lösen noch Schauer über den Rücken aus.

Ich führe ihn in Wärmesuggestion ein durch Imagination von heimatlichen Szenen der Wärme und Geborgenheit: der Bauernstube mit dem Kachelofen, an dem er seinen Rücken wärmt und „desensibilisiere" ihn quasi gegen Kälteangst durch Zurückführung in die vertrauten Kinderszenen im Schnee. Seine Hautfarbe wird frisch, seine Gesichtszüge sind gelöst, er geht tags darauf im Schnee leicht bekleidet spazieren. Als in der letzten Sitzung eine Traumarbeit das Rätsel der für ihn immer noch geheimnisvollen Diagnose seiner Krankheit löst, er den Arzt, der ihn als „Verrückten ins Irrenhaus einweisen wollte", im Rollenspiel unter starkem Affekt mit „Idiot" beschimpfen kann und der Makel des Simulanten von ihm genommen ist, verläßt er schmerzfrei die Klinik. Drei Jahre später berichtet er mir, daß es ihm weiterhin gut geht, und er bedankt sich für mein Verständnis für seine Krankheit.

Analyse

Umfangreiche orthopädische und konsiliarische Untersuchungen waren vorausgegangen, mit dem Ergebnis: kein gravierender orthopädischer Befund. Meine Verdachtsdiagnose lautete: psychosomatischer Weichteilrheumatismus. Meine Arbeitshypothese nach dem anamnestischen Erstgespräch lautete: die chronisch rezidiverenden Rücken- und Gliederschmerzen stehen in ursprünglichem Zusammenhang mit den 25 Jahre zurückliegenden Leiberfahrungen von Kälte, Hunger und existentieller Bedrohung in der sibirischen Gefangenschaft. Gestützt wurde die Hypothese durch die Schmerzsymptomatik der Bewegungsorgane, der vegetativen und der mimischen Begleitsymptomatik während der körpertherapeutischen Arbeit. Die Bewegungsorgane reagieren schon auf *Kältevorstellung* mit Zittern, Muskelschmerzen und Steifigkeit, mit Blässe der Haut, so wie der Körper auf reale Kälteeinwirkung reagiert. Ein weiteres Kriterium für die Verdachtsdiagnose ist der jahreszeitliche Verlauf mit der die Schmerzsymptomatik auslösenden Situation: Der erste naßkalte Tag im Winter und Schneeflocken auf seiner Haut lösen Kälteschauer über den Rücken und Schmerzen und Steifigkeitsgefühl in Rücken und Gliedern aus.

Theoretischer Hintergrund der Arbeitshypothese ist das Konzept des szenischen Körpergedächtnisses, der leibtheoretischen Grundannahme, daß der Leib unsere Geschichte ist, daß die Körperphänomene, die Symptome auf eine konkrete Lebenserfahrung verweisen, die im Gedächtnis als Szene gespeichert ist, die durch situationsspezifische Stimuli spontan oder durch Körperintervention gezielt aktiviert werden kann. Der wechselwirksame diagnostisch-therapeutische Prozeß orientiert sich am Leitsymptom Schmerz, Zugang ist der Körper selbst. Auf der Basis einer tragfähigen therapeutischen Beziehung in einer Atmosphäre von Wärme, Vertrauen und Verständnis für den Patienten werden die vom Erleben abgespaltenen traumatischen Szenen evoziert und emotional, somatisch und kognitiv durchgearbeitet und integriert. Die therapeutische Arbeit ist je nach Indikation konfliktzentriert, aufdeckend oder auch nicht und stützend. Ziel der Wärmesuggestion war es, die Ich-stärkenden Anteile aus der Kindheit dem Patienten wieder erlebbar und bewußt zu machen, ihn zu stützen, um die Selbstheilungskräfte zu mobilisieren. Die Arbeit am Widerstand drehte sich um seine Zweifel an der Diagnose, um das Akzeptieren der psychosomatischen Genese seiner Krankheit, um die Ängste, „verrückt" zu werden, wenn die abgewehrten Gefühle freigesetzt und ihn überfluten würden.

Fall 2

Im Rahmen einer Arbeitsgruppe berichtet in der Vorstellungsrunde ein operativ tätiger orthopädischer Kollege: „Ich hatte eine sehr schmerzhafte Erfahrung, einen sehr hinderlichen schmerzhaften Tennisarm vor 1 Jahr, als ich aus dem Defensivspiel in ein Offensivspiel übergehen wollte. Immer, wenn ich offensiv spielte, trat ein heftiger Schmerz auf. Der Tennisarm trotzte jeder somatischen Behandlung und verschwand dann nach ½ Jahr von selbst." Auf meine gezielten Fragen kamen wir gemeinsam zu folgender Deutung des Geschehenen: In der Abschlußphase einer Therapie kommt es zu einem Konflikt mit dem Therapeuten. Diesen Konflikt trägt der Kollege auch auf der Handlungsebene – sozusagen „parallel verschoben" auf das Tennisspiel, aus. Wenn er offensiv spielt, schmerzt der Arm. Er sagt: „Es war ein *Exerzierfeld*. Der krasse Leistungsabfall wurde mir bewußt." Beachten Sie den Bedeutungshof des Wortes „Exerzierfeld" in diesem Zusammenhang.

Zwei Wochen später schreibt er mir. Ich lese den Brief verkürzt und mit seinem Einverständnis vor.

„Zum Schluß möchte ich Ihnen noch ein sehr wichtiges Erlebnis erzählen, das sich während und nach der Tennisstunde (nach dem Seminar) zugetragen hat. Ich spielte mit meinem Partner auf meine Anregung ein Match, bei dem es sehr schlecht für mich lief. Ich machte wohl 2 Punkte, aber typisch, in der Verteidigung. Aber das Grundgefühl war miserabel. Mir fiel schon während des Spiels auf, daß meine Bewegung beim Backhand keine Schlag-, sondern eine reine Schutzbewegung war. Auch bei der Vorhand fiel mir oft fast der Schläger aus der Hand; alles zusammen machte mich ziemlich wütend ... Während des vorletzten Games und des letzten hatte ich plötzlich das Bild vor Augen, zu Hause im Keller vor einer Schaumstoffmatratze zu knien, diese mit beiden Fäusten zu bearbeiten und in voller Lautstärke zu schreien." Ich will nicht mehr Euer Opfer sein. Ich will mich verteidigen können. Ich will auch angreifen können, und das immer wieder. Das Spiel war rasch vorbei, wir spielten dann noch 10 Minuten frei, wo es wieder ganz normal ging, auch schwierige Schläge. In der Dusche noch einmal ganz intensiv die gleiche Szene wie vorher im Spiel. Dann überlief es mich in der warmen Dusche eiskalt, und es tauchte plötzlich ein Bild auf aus dem Jahre 1945, wo ich als 5½jähriger mit meiner Familie aus W. in den Westen flüchtete und mit der Bahn 3 Tage unterwegs war. Wir mußten bei Tieffliegerangriffen immer wieder aus dem Zug und draußen in Deckung gehen. Es schüttelte mich förmlich. Zu Hause legte ich mich nach dem Abendessen gleich ins Bett und durchlebte diese Szenen, die Hilflosigkeit, das Zittern ganz intensiv körperlich weiter. Ich fror teilweise, dann fieberte ich richtig. Hatte auch dann etwas über 37° Temperatur; vorher und auch am nächsten Tag kein Infekt! Die Tennisbälle wandelten sich in Geschosse um, die auf mich zuflogen, und ich begann zu verstehen ... Und verstand auch, daß es mich nicht losließ, immer wieder ‚spielen‘ mußte und wollte. In der Zwischenzeit habe ich noch eine Stunde gespielt, das ‚Grundgefühl‘ war über weite Strecken ganz anders, auch wenn ich vorher verlor, und die ‚Schlaghand‘ arbeitete ganz anders. Der ‚Kleine‘ in mir fürchtete sich teilweise immer noch, aber ich konnte ihn trösten und mußte nicht mehr böse sein." Sechs Wochen später schreibt er: „Beim Tennisspielen geht es mir weiterhin viel besser. Natürlich meldet sich die Angst noch immer wieder einmal, aber ich verstehe sie. Sie ist nicht mehr so lähmend. Und vor allem kann ich den ‚Kleinen‘ in mir trösten. Es läuft ganz anders."

Die Reihe der Epikondylitiden kann ich beliebig verlängern. Vor 30 Jahren, als die Bauern ihre Obsthecken und Weinstöcke noch mit der Handschere geschnitten, die Schneiderinnen die Stoffe am Band zugeschnitten, die Sekretärinnen auf mechanischen Maschinen geschrieben und die Polsterer im Akkord gearbeitet haben, da schienen uns die Zusammenhänge ganz klar. Und heute?

Fall 3

Ein türkischer Glasformer, der an einer Epicondylitis medialis links leidet, kennt sein Problem klar. Wörtlich sagt er, und er begleitet seine Worte mit den entsprechenden Arbeitsbewegungen an der Maschine beim Glasformen: „Wenn ich mit der Arbeit befreundet bin und Spaß habe, dann geht das alles locker und leicht. Wenn ich Streß und Ärger habe, dann fasse ich fest zu und halte fest, und dann kommen die Schmerzen. Man muß Spaß an der Arbeit haben. Manchmal muß ich Arbeiten tun, die ich nicht gerne mache. Dann merke ich, wie ich so fest fasse, daß ich mehr Schmerzen habe."

Fall 4

Ich möchte noch ein Beispiel einer Epikondylitis herausgreifen, um zu zeigen, wie leicht uns das Symptom Schmerz in ausgetretene Denkpfade von geheimen Ängsten und Sehnsüchten wegführen kann.

Eine Kollegin leidet seit Monaten an einer therapieresistenten Epikondylitis rechts. Sie ist ungeduldig, berichtet, daß es ihr psychisch sehr gut geht, daß sie stabil ist, daß sie eine hohe Arbeitsbelastung ohne Schwierigkeiten in der Praxis durchgehalten hat. Die Genese ist ihr vollkommen unklar. Der Schmerzbeginn fällt zeitlich mit dem Beginn von sportlichen Aktivitäten – sie spielt Squash – zusammen. Wie naheliegend, das Spiel Squash verantwortlich zu machen! Wir einigen uns darauf, daß wir versuchen wollen, dem Schmerz auf die Spur zu gehen. Es war mit aufgefallen, daß sie an diesem Tage das Wort „Manipulation" des öfteren gebraucht hatte. Und weiter hatte sich mir eine eigenartige schraubenförmige Bewegung mit der rechten Hand als Begleitgestik eingeprägt. Ich greife das Wort Manipulation auf in der Annahme, daß dieses eine hohe symbolische Bedeutung in bezug zu ihrer Schmerzsymptomatik hat. Sie nimmt auf einem Stuhl Platz. Ich lasse sie mit dem Wort „Manipulation" in Gedanken spielen. Sie hat keine Einfälle. Dann fordere ich sie auf, dieses Wort mit ihrem rechten Arm in Bewegung auszudrücken. Es entwickelt sich eine Schraubenbewegung, in der sie in der Vorstellung ein großes Rad, das sie mit der rechten Hand gerade umfassen kann, nach rechts fest zudreht. Es entsteht vor ihr das Bild eines blauen Heizungskessels mit 2 Kammern, dessen Rad sie bedient. Der Kessel steht unter hohem Druck ohne Ventil. Sie dreht ihn ab. Da wird ihr der Zusammenhang klar. Sie hat seit 6 Monaten eine heimliche zarte Liebesbeziehung zu einem Mann, die in' ihrer Art neu für sie ist. Sie muß ihre Gefühle abdrehen aus Angst, abgewiesen und enttäuscht zu werden und den Freund zu verlieren.

In den darauffolgenden Wochen geht es ihr besser. Der Schmerz tritt nur immer dann auf, wenn sie Angst davor hat „manipuliert" zu werden, und Angst hat, ihren Gefühlen Ausdruck zu geben.

Fall 5

Im nächsten Fallbeispiel möchte ich Ihnen aufzeigen, wie verhaltene Trauer zur muskulären Erstarrung und damit zu einer intensiven Schmerzsymptomatik und Funktionseinschränkung der Wirbelsäule führen kann.

Im Rahmen der psychosomatischen Weiterbildung klagt ein Kollege, ein sehr erfahrener Manualtherapeut, ein auch in psychosomatische Zusammenhänge Eingeweihter, über quälende Rücken- und Nackenschmerzen seit Monaten. Die Schmerzen sind kontinuierlich in allen Körperlagen, im Gehen, Stehen, Sitzen und Liegen. Der Schlaf ist gestört. Er kämpft durch aufrechte Haltung gegen den Schmerz – ohne Erfolg. Sein klinischer und röntgenologischer Wirbelsäulenbefund erkläre die Intensität der Schmerzen nicht. Er wolle sich nun auf eine körpertherapeutische Arbeit einlassen, um die Quelle seiner Schmerzen zu finden. Ich weiß, daß er über Monate einen väterlichen Freund, so wie damals seinen Vater, im qualvollen langsamen Sterben begleitet hatte. Er nimmt auf einem Stuhl Platz. Im Sitzen sinkt er in eine skoliotische Haltung zusammen, die rechte Schulter hängt tiefer als die linke, der Rumpf weicht nach links aus, der Kopf ist nach rechts geneigt.

Ich habe den Eindruck, als wenn er gerade noch das Gleichgewicht halten könne, das Bild eines Menschen, der im Schmerz seinen Kopf an eine Schulter anlehnen möchte. Meine Hypothese ist, daß er in der täglichen beruflichen Belastung und Verantwortung keinen Raum für seine Trauer um den Verlust des väterlichen Freundes gehabt hat, daß er den Wunsch und die Sehnsucht, sich anzulehnen, nicht spürt, nicht zuläßt und vor sich selbst auch nicht wahrhaben will. Mein Ziel ist es, ihn seine Kopfhaltung bewußt erleben zu lassen, in der Hoffnung, daß er dadurch in Kontakt mit seinen abgewehrten Gefühlen kommen kann. Es ist bekannt und unter Schauspielern sehr vertraut, daß bestimmte Körperhaltungen bestimmte Gefühle auslösen können – Haltung als eine Momentaufnahme eines Bewegungsvollzugs, eine innegehaltene Bewegung. Ich schlage ihm daher vor, seine Kopfhaltung in 2 gegensinnige Bewegungen überzuführen. Das gelingt ihm nicht, er blockiert. Um ihm diese Haltung, die Neigung des Kopfes nach rechts, bewußt zu machen, trete ich hinter ihn und nähere meine rechte Hand behutsam dem Kopf, so daß sie nur die Spitzen des üppigen Haupthaares an der rechten Kopfseite berührt. Er fühlt diese Fast-Berührung und nähert den Kopf nun aktiv, vorsichtig, etwas mißtrauisch meiner Hand, bis ein Kontakt zwischen meiner Hand und seinem Kopf entsteht. Als seine Anlehnbewegung deutlich wird, lege ich ein Kissen zwischen meine Hand und seinen Kopf. Jetzt wird die Tendenz, den Kopf auszuruhen, sichtbar und auch ihm bewußt. Seine Gesichtszüge, die düster von Schmerz und Trauer verschlossen waren, lösen sich langsam, die Entspannung erfaßt den ganzen Körper, und indem er sich meinen Händen anvertraut, bricht sich ein tiefes Schluchzen und Weinen Bahn. Es verebbt langsam. Ich ermuntere ihn, sich auszuruhen, und er legt seinen Kopf in die Hände einer Gruppenteilnehmerin. In der Nachbesprechung gehen wir nochmals auf die für ihn in bestimmten Lebenssituationen charakteristische Sitzhaltung ein. In sehr vielen körpertherapeutischen Behandlungen psychosomatischer Störungen an den Bewegungsorganen habe ich wechselseitige Wirkzusammenhänge zwischen Körper, Raum und Beziehungserleben in der Ursprungsfamilie finden können. Es ist, als wenn die frühen Beziehungsmuster mit ihrer emotionalen Qualität, ihren Wünschen, Ängsten, Vorstellungen und Phantasien sich in den Körper eingravieren und, durch entsprechende Stimulierung, aktiviert und, je nach Qualität, pathogen wirken können. Von dieser Hypothese ausgehend, fordere ich ihn auf, die Sitzordnung am Familientisch hier im Raum aufzubauen. Er sitzt zwischen den Eltern, rechts der Vater, links die Mutter. Nach links, zur Mutter hin, fühlt er Belastung, Verantwortung; die Mutter weint sich bei ihm aus, und er muß sie trösten. Nach rechts spürt er Sehnsucht und gleichzeitig Mißtrauen. Er möchte sich an die Schulter des Vaters anlehnen, aber er mißtraut ihm. Also blickt er geradeaus und hält sich unter emotionaler Belastung starr und aufrecht. Seine Nacken- und Rückenschmerzen sind Ausdruck und Folge dieser Erstarrung zwischen Sehnsucht nach Anlehnung und Hingabe und Aufforderung zur Haltung, zur Übernahme von Verantwortung und Last. Er berichtet am nächsten Morgen, daß die seit Monaten anhaltenden therapieresistenten Rücken- und Nackenschmerzen verschwunden sind. Er bewegt sich frei und leicht, seine Augen sind noch gefüllt von Trauer, seine Gesichtszüge gelöst und entspannt.

Tonfiguren als Mittel gestalttherapeutischer Ausbildung

Bitte lassen Sie die folgenden Abbildungen auf sich wirken. Sie zeigen die Tonarbeiten von Ausbildungskandidaten im Rahmen eines Weiterbildungsseminars für Körpertherapie. Dieses Körperabbild formen Patienten und Kandidaten mit geschlossenen Augen, nachdem ich sie auf die Wahrnehmung ihres Körpers eingestimmt habe, mit geschlossenen Augen, damit die Kontrolle nach ästhetischen und Leistungsaspekten wegfällt und das Körper*erleben* in der Tonfigur seinen Ausdruck findet (Abb. 1).

Wie eindrucksvoll dieses Abbild! Wie sie um Form und Konturen ihres Körpers weiß, ohne zu „wissen", ohne Spiegelkontrolle, sich ihrem Erleben und ihren Händen überlassend. Sie ist sich der für uns Orthopäden deutlich sichtbaren lumbalen Kyphose mit der leichten Rechtsschwingung der Lendenwirbelsäule nicht bewußt – ihrer für sie typischen Sitzhaltung.

In Abb. 2 hat der Kandidat nicht den ganzen Körper geformt – nur einen Torso, *seinen Rücken*. Sie sehen es, abbildhaft, naturgetreu. Und doch, da ist noch etwas anderes, was mich damals beunruhigt hat: die Figur ist Ausdruck von körperlichem Schmerz. Sie gleicht dem Torso eines sich im Schmerz aufbäumenden, verwundeten griechischen Kriegers. Und an meinen Fragen tastet er sich vor in das Dunkel der Erinnerung; plötzlich erkennt er: es ist *auch* der Rücken seines verschollenen Vaters: in den letzten

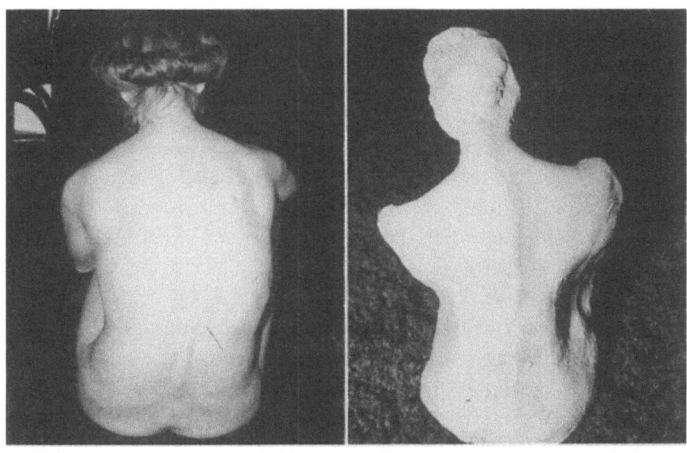

Abb. 1

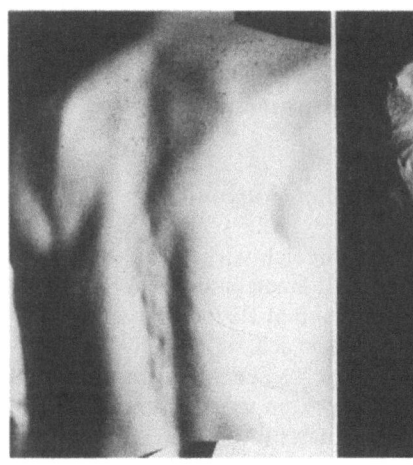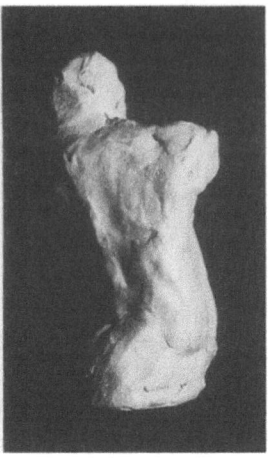

Abb. 2

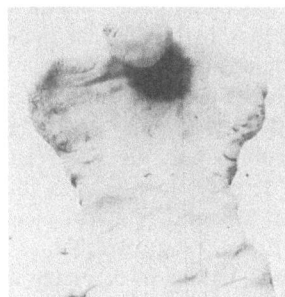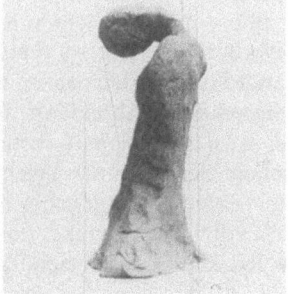

Abb. 3

Kriegstagen hatte dieser sich unter Lebensgefahr von der Truppe entfernt, war heimlich in der Nacht zu Hause aufgetaucht und leise wieder verschwunden. Die letzte Erinnerung des 4jährigen Knaben an seinen Vater ist der Schatten seines starken Rückens, als er aus der Tür für immer ins Dunkel der Nacht tritt. Und der erwachsene Mann verabschiedet sich 30 Jahre danach in tiefer Trauer endgültig von seinem verlorenen Vater.

In Abb. 3 sehen Sie die Tonfigur eines Ausbildungskandidaten. Ich kannte ihn und seine Geschichte nicht. Lassen Sie diese Gestalt auf sich wirken. Ein flacher, kniender Körper, der Kopf gesenkt, der Rumpf leicht nach hinten geneigt und gebeugt, die Arme fehlen. Er berichtet, daß er seit langem an Schmerzen im Bereich der rechten Schultermuskulatur mit Ausstrahlungen in den rechten Arm leidet. Seit Wochen habe er wiederholt Träume mit aggressiven Gefühlen, ohne konkrete Bilder, außer daß er mit einem Messer umgeht. Personen erschienen nicht. Im aktuellen Leben habe er keinen Bezug dazu. Die klinische Untersuchung ergibt frei bewegliche, unauffällige Gelenke der oberen Gliedmaßen, typische Schmerzdruckpunkte rechts am Schulterblattwinkel, am Ansatz des Schulterblatthebers, im Bereich der Schultergrätenmuskulatur und am Ursprung des M. triceps. Die Brustwirbelsäule ist abgeflacht mit einer leichten Linksbiegung im oberen Abschnitt, mit starker Prominenz des Dornfortsatzes von C7 und D1, sonst unauffällig und frei beweglich. Die auch in der Tonfigur dargestellte Prominenz der Dornfortsätze ist dem Kandidaten selbst nicht bekannt.

Aufgrund meiner langjährigen orthopädisch-psychosomatischen und körpertherapeutischen Praxiserfahrung gehe ich von folgender Arbeitshypothese aus: der Schmerz im Schultergürtel mit Ausstrahlung in den rechten Arm ohne Funktionseinschränkung eines Gelenks, die typischen Schmerzdruckpunkte an den Sehnenansätzen bzw. -ursprüngen der Kennmuskeln Trizeps, Levator scapulae und Rhombodei sprechen – eine körperliche Überlastung des Schultergürtels ist anamnestisch nicht zu eruieren – für eine psychomotorische Blockierung eines Handlungsvollzugs, eines unbewußt gebliebenen Bewegungsentwurfes. Die betroffene Muskelgruppe spricht für eine Bewegung aus dem Schultergelenk heraus mit gestrecktem Arm. Die Hypothese wird erhärtet durch sein Erleben des Körpers, wie es in der Tonfigur Ausdruck findet. Der gesenkte Kopf – ist er Ausdruck von Trauer, Resignation oder Demut? Und das Fehlen der Arme. Sie existieren nicht: darf er sie nicht benutzen? Und wozu darf er sie nicht benutzen? Vielleicht zum Schlagen oder zum Festhalten oder zum Streicheln? Und an wen richtet sich der Bewegungsentwurf? Wer ist der Mensch, dem dieser Bewegungsentwurf gilt, mit dem er vielleicht einen Konflikt nicht auszutragen wagt? Muß er den in die Handlung drängenden muskulären Impuls abwehren, vom Erleben abspalten, die Bewegung „einfrieren"? Die Innervation bleibt, die Handlung wird nicht ausgetragen. Es resultiert ein erhöhter Dauertonus der betreffenden Muskelgruppe, der zur Schmerzsymptomatik mit den typischen Insertionsdruckschmerzpunkten führt.

In der therapeutischen Arbeit gehe ich hier von der Haltung der Tonfigur und ihrem Ausdruck aus. Ich lasse ihn die Haltung der Tonfigur einnehmen. Der Patient steht, der Kopf fällt nach vorne, das Kinn auf die Brust. Die Arme hängen schlaff, leblos, wie abgeschaltet, am Rumpf, der Blick ist auf den Boden gerichtet. Aus dieser Position kann er seinem Gegenüber nicht ins Auge schauen. Er fühlt sich klein, ängstlich, ohnmächtig, bedrückt. Ob er sich vorstellen könne, wem er so gesenkten Hauptes gegenüber stehe. Ich ermuntere ihn, den Kopf zu heben, die Augen zu öffnen, um sein Gegenüber anzuschauen. Nur zögernd ängstlich hebt er den Kopf und öffnet langsam die Augen. Er sieht seinen Vater vor sich in wortloser Strenge. Der Versuch eines Dialogs mit dem Vater im Rollenspiel scheitert nach wenigen Sätzen, als er in der Rolle seines Vaters sagt: „Ich weiß, was für dich gut ist." Der Sohn ist wie paralysiert. Die aufkommende Wut auf den Vater richtet er gegen sich selbst. Ich greife seinen Traum mit dem Messer auf. Während er immer noch wortlos dem imaginierten Vater gegenübersteht, beobachte ich Muskelimpulse im rechten Arm. Ich fordere ihn auf, sich diesen Bewegungsimpulsen zu überlassen. Es entwickelt sich das Bewegungsmuster eines Messerwerfers mit dem Gesichtsausdruck eines traurigen 8jährigen Knaben. Der junge Mann überläßt sich den inneren Impulsen, dem Bewegungsentwurf. Er richtet sich auf, die Rückenmuskulatur spannt sich kräftig an, Trauer weicht Trotz und Entschlossenheit im Gesicht. Er stellt sich, seine Bewegungen werden gezielt, kräftig, drahtig, sein Gesicht wird lebendig, die Augen blitzen, und er wirft dem Vater die Worte wie Messer entgegen. Er hält befreit und erlöst inne. Seinen Arm erlebt er als lebendig, warm durchblutet. Die Schultergrätenmuskeln, die seit Wochen schmerzen, sind entspannt. Er berichtet, daß er noch nie gewagt habe, sich seinem Vater oder einem Vorgesetzten zu widersetzen. Auf meine Frage, ob er sich erinnern könne, wann dieser aktive aggressive Körperausdruck blockiert worden und verschwunden ist, taucht eine Szene aus dem 1. Schuljahr auf. Er besucht die Schule bei katholischen Patres. Die Kinder müssen aufrecht, gespannt, mit verschränkten Armen, die Hände in der Achselhöhle, sitzen. Wer sich rührt, kriegt rechts und links Ohrfeigen und Schläge. Jeglicher Impuls wird im Keim erstickt. Einmal wöchentlich Beichte – die gleiche Körperhaltung wie in der Tonfigur, kniend und mit gesenktem Kopf.

Sechs Wochen später schickt er mir das Foto dieser Tonfigur und schreibt dazu: „Die Arbeit hat mir Spaß gemacht. Ich fühle mich gut in und mit meinem Rücken. Und der Schmerz ist noch kaum spürbar. Ich habe ein Holzbrett geschenkt bekommen, wo ich Pfeilchen hereinwerfen kann, und es gibt schon viele Löcher im Holz. Die Arbeit mit Ihnen wird immer in meinem Gedächtnis bleiben!"

Heute, ein Jahr danach, geht es ihm weiterhin gut, er hat keine Schmerzen mehr. Er setzt sich erfolgreich kämpfend am Arbeitsplatz auseinander.

Schlußfolgerung

Heute erscheint mir alles so klar und einfach. Und dennoch, es hat viele Jahre intensiver psychotherapeutischer Arbeit bedurft, bis ich die vielfältigen Phänomene wahrzunehmen und sie in einem neuen Bedeutungs-, Wirk- und Sinnzusammenhang zu sehen und begreifen lernte.

Meine Erfahrungen lassen die Schlußfolgerung zu, daß es sinnvoll und notwendig erscheint, innerhalb des integrierten orthopädischen und leibtherapeutischen Ansatzes das Leitsymptom Schmerz sehr differenziert aus anatomisch-orthopädischer Sicht, aus funktionaler, aus körpersymbolischer und interaktioneller Sicht zu analysieren. Das Leitsymptom Schmerz ist in diesen Fällen mehr als nur ein Symptom, das konventionell orthopädisch behandelt werden soll. Im integrativen Ansatz stellt es das Endresultat einer komplexen anatomisch funktionalen vegetativ-symbolischen und interaktionellen Entwicklungskette dar. Der Schmerz bietet sich somit als Ende des Ariadnefadens an. Der diagnostisch-therapeutische Prozeß besteht darin, den Weg vom Phänomen Schmerz und der Funktionsstörung durch das komplexe ätiologische Labyrinth wie an einem Ariadnefaden bis zum Konfliktherd zu verfolgen.

Theoretische Konzepte, Methodik und Technik in Diagnostik und Therapie habe ich nur andeutungsweise anhand der Fallbeispiele streifen können. Ich möchte Ihnen aber zum Schluß den neuen Denkansatz, das Paradigma für die psychosomatische Orthopädie formulieren. Es scheint sinnvoll, gleichermaßen von dem gewohnten klinisch-orthopädischen Ordnungssystem wie auch von folgenden Grundgedanken auszugehen: die Bewegungsorgane haben nicht nur die Funktion als Stütz- und Bewegungsorgane im körperlichen Sinne. Sie sind nicht autonom und getrennt von der seelischen Befindlichkeit zu betrachten, sondern in enger Wechselwirkung mit ihr verwoben. Sie sind Schutzmantel für die lebensnotwendigen und lebenserhaltenden Organe. Durch sie erfahren wir die Leibgrenze zwischen Innen- und Außenwelt. Sie vermitteln und ermöglichen uns Kontakt und den Bezug zum „Du", zum „Euch", zu den Dingen, zur Natur, zur Welt. Sie drücken unsere augenblickliche Befindlichkeit aus, sie teilen uns geheime Wünsche, Gedanken und Ängste mit, wenn wir ihre Sprache verstehen. Sie sind Bewahrer unserer realen Existenz und unserer Autonomie. Sie konfrontieren uns mit unseren verdrängten Konflikten, unseren Vermeidungen, den unterdrückten Bedürfnissen, Gefühlen und Ängsten, unserer Haltung zur Lebenswelt. Die individuelle Ausgestaltung des Symptoms, der Zeitpunkt des Auftretens und die Lokalisation sind Ausdruck und Ergebnis der jeweiligen Lebenssituation im Hier und Jetzt und der Befindlichkeit in der jeweiligen Wirklichkeit auf dem Hintergrund der individuellen und kollektiven Geschichte.

Über die Notwendigkeit der Ergänzung psychoanalytischer Therapie durch Körpererfahrung bei Patienten mit chronischen Rückenschmerzen

Peter Canzler

> Denn die Menge ist selbst bequem, verlangt zur Erklärung nicht mehr als einen Grund, dankt der Wissenschaft nicht für ihre Weitläufigkeiten, will einfache Lösungen haben und Probleme erledigt wissen.
>
> *S. Freud* (1932) Neue Folge der Vorlesungen zur Einführung in die Psychoanalyse, GW Bd. 15

Einleitung

Obwohl sich in wissenschaftlichen Arbeiten zu dem Thema chronische Rückenschmerzen in den letzten beiden Jahrzehnten eine multifaktorielle bzw. ganzheitliche Sicht der Ätiologie durchzusetzen scheint, einigen sich in der Praxis der hilfesuchende Patient und der konsultierte Arzt immer noch vorwiegend auf monokausale Entstehungszusammenhänge. Dies hat natürlich vielfache Ursachen, wie die menschliche Grundeigenschaft zur Bequemlichkeit und Vereinfachung, das immer schwierigere Sichzurechtfinden des mit dem Kranken konfrontierten Arztes in einer in Spezialisierungen sich zersplitternden Medizin und nicht zuletzt die oft unbewußte Abneigung des Patienten, komplexe Zusammenhänge und Hintergründe seiner Rückenerkrankung sich selbst und einem anderen preiszugeben.

Nicht selten wird ein Teilaspekt der Erkrankung, z. B. ins linke Bein ziehende Lumboischialgien als vermutete Folge eines lateralen Bandscheibenvorfalls zur alleinigen Ursache erklärt und darauf eine entsprechende einseitige Therapie gebaut. Ihr Erfolg wird Arzt und Patient verweigert bleiben, wenn sie trotz richtiger körperlicher Diagnostik wesentliche krankheitsverursachende Faktoren, wie etwa familiären oder beruflichen Streß, jahrelange Fehlhaltungen, den falschen Gebrauch des Körpers und unbewältigte, unverarbeitete Konflikte ausgeklammert haben. Letztere können eben nicht durch schmerzlindernde Medikamente, eine mehrwöchige Liegekur in Stufenlagerung, Schlingenbettbehandlung oder gar eine Bandscheibenoperation grundlegend behandelt und verändert werden. Hier liegt der Hauptgrund für die entmutigenden Erfolgsstatistiken in der Behandlung von chronischen Rückenpatienten, die nicht nur sich selbst und ihrer familiären Umgebung, sondern auch der Sozialgemeinschaft zu einer Hauptlast geworden sind.

Oft haben chronische Rückenschmerzpatienten mit ihrer Krankheit und Heilungsversuchen Irrfahrten hinter sich, auf denen sie mit Ärzten, Orthopäden, Neurologen, Krankengymnasten, Homöopathen und anderen oft recht widersprüchliche Erfahrungen machten, die nicht selten an Kuriosität bezüglich Krankheitserklärung und Behandlungsvorschlägen den Erlebnissen des Odysseus in wenigem nachstehen. Dabei hat meist jeder der Konsultierten und der Behandler auch etwas Richtiges gesehen, verstanden und geraten, die komplexen ätiologischen Zusammenhänge aber meist nur zum Teil und weniger oder gar nicht berücksichtigt. Dies fördert ja auch ein immer akribischer werdendes Spezialistentum in der Medizin, wobei der Blick fürs Ganze immer mehr verlorenzugehen droht, wenn außerdem noch die Kooperation der die entsprechende Krankheit betreffenden Spezialisten durch Unkenntnis, Rivalitäten und insgeheime Abwertung anderer gestört ist.

Um sich nicht auf die Schliche, d. h. die wirklichen Verursachungswege und -zusammenhänge ihrer im Rücken liegenden Erkrankung, kommen zu lassen, nützen Patienten die für sie eigentlich fatalen Verzettelungen und Störungen in einem kooperativen Behandlungsplan. Hier bedarf es nun nicht nur der fruchtbaren Zusammenarbeit professioneller Behandler, sondern einer progressiven, aber grundlegenden Änderung des Patienten: Vom passiven, oft auf körperliche Symptome und Beschwerden eingeengten Behandlungsobjekt zum Behandlungssubjekt, das die therapeutische Fremdhilfe zunehmend zur Selbsthilfe verwandelt, d. h. sich selbst behandeln und Gesundheitsvorsorge erlernt.

Psychosomatik des Wirbelsäulenpatienten

Die Psychosomatik des Haltungs- und Bewegungsapparates, insbesondere der Wirbelsäule und des Rückens, hat, von Ausnahmen und Außenseitern abgesehen, bisher kaum Einlaß in die Behandlung von Rückenpatienten gefunden. So räumen Eder u. Tilscher (1988) in ihrer Monographie *Schmerzsyndrome der Wirbelsäule* dem Thema Psyche und Wirbelsäule ganze 3 Seiten ein, mit der Ermutigung zu medikamentöser Therapie. In ihrer anderen Monographie über den Wirbelsäulenpatienten (Eder u. Tilscher 1989), die sie ganzheitlich nennen, sprechen die Autoren bei der multifaktoriellen Ätiologie vom Faktor M (Mensch), womit sie das für sie unberechenbare Psychische meinen. Im Gegensatz zu ihren qualifizierten somatisch-funktionellen Erörterungen zu Wirbelsäulenerkrankungen und deren Folgen wird eine fast fehlende psychische und soziale Betrachtungsweise der klinischen Erfahrung und einem ganzheitlichen Anspruch nicht gerecht. Eine ganzheitliche psychosomatische Konzeption der Rückenerkrankungen und ihrer Behandlung muß sich hingegen genauso ernsthaft um die sozialen und psychischen Hintergründe des Krankheitsbildes kümmern wie um dessen körperliche Aspekte.

Zur Spezifität der Psychosomatik des Rückens

Gibt es nun eine spezifische Psychosomatik des Rückens und seiner Erkrankungen? Die Antwort aus der Sicht unseres heutigen Wissens könnte lauten: aus topographischer Sicht ja, aus ätiologischer eher nein. Topologisch bzw. topographisch wie auch genetisch hat der Rücken des Menschen ein besonderes psychophysisches Schicksal, das ihn zum bevorzugten Austragungsort häufiger Beschwerden macht. Dies geschieht insbesondere dann, wenn die natürliche aufrechte Körperhaltung beeinträchtigt ist. Der Rücken, nämlich die Rückseite unseres Körpers, entbehrt der vielfältigen Erfahrungen und Wahrnehmungen, die wir im Vorderraum unseres Körpers zu machen gewohnt sind. Der Rücken ist vorwiegend für das Gehaltenwerden und das Sichselbsthalten zuständig. Schon intrauterin legt sich der Fötus rücklings an die Bauchwand und das Becken der Mutter an, um dort Halt zu finden. Nach der Geburt wird das Baby ebenfalls dort beim Stillakt und im Liegen vorwiegend rücklings gehalten. Während nun im Vorderraum unseres Körpers durch sicherheitsgebende und bedürfnisbefriedigende Interaktionen mit der Mutter über verschiedene Entwicklungsstadien hin eine zunehmende Differenzierung der psychophysischen Einheit des eigenen Körpers und seine Besitznahme stattfinden, erfolgt dies im Rückenbereich aufgrund der dort im gleichen Umfang fehlenden Erfahrungen nicht. Paradoxerweise könnte man sagen, daß der Rücken einerseits die früheste und konstanteste Erfahrung der Körpergrenze ist, andererseits die haltungsgebende Kontaktstelle der symbiotischen Entwicklungsphase, auf die wir auch als Erwachsene im wohltuenden Ausruhen und Schlafen gern regredieren.

Der Rücken spielt aber auch in der darauffolgenden anal-sadistischen Entwicklungsstufe mit Übungs- und Wiederannäherungsphase eine vornehmliche Rolle in der dabei stattfindenden typischen Sichaufrichtung und Verselbständigung des Kleinkindes. Die mit der Entwicklung von Eigenständigkeit verbundenen Affekte wie Trotz, Wut, Vernichtungslust und Trauer werden nicht selten somatisch im Rücken verdrängt, wenn sie aufgrund von Traumatisierungen nicht genügend psychisch integriert werden konnten.

Trotzdem können wir, ätiologisch gesehen, nicht von einer spezifischen Psychosomatik von funktionellen Rückenerkrankungen sprechen, wenn auch in der Literatur immer wieder von Zusammenhängen zwischen Willkürmuskulatur, insbesondere des Rumpfes, Analität und Aggression geschrieben wird (Freud 1924, Cremerius 1957, Schulz-Henke 1951 etc.). Obwohl sich diese Zusammenhänge klinisch häufig bewahrheiten, wäre eine zwingende pathogenetische Zuordnung im Einzelfall falsch. Statt dessen bedarf es einer kontinuierlichen psychosomatischen Untersuchung, während der Patient seinen Körper hinsichtlich seiner Einschränkungen und Möglichkeiten kennenlernt. Dies wird genauer im dem nächsten Kapitel über die Orthotonie als psychosomatische Behandlungsmethode beschrieben. Bei solchen diagnostischen und therapeutischen Vorgehensweisen erweist sich z. B., daß ein Patient neben seinem HWS-Syndrom und seiner Haltungsdeformierung bei Übungen in seiner immer stärker schmerzenden rechten Hand 2 unbewältigte Seiten seiner Persönlichkeit entdeckt: eine kleine Kinderhand, die verzweifelt versucht, sich anzuklammern und nicht loslassen kann, sowie eine geballte Faust, die losschlagen möchte.

Ein Symptom im oder aus dem Rückenbereich ist – um in einem Bild Freuds zu bleiben – die Spitze eines Eisbergs. Wenn wir, wie leider so oft in der Medizin, auf reine Symptombeseitigung (z. B. durch Medikamente oder chirurgische Eingriffe) bestehen, beseitigen wir nur die sichtbare Spitze, aber eben nicht den Eisberg selbst. Schmerzen und Beschwerden sind bei genauerer Untersuchung nie die Krankheit selbst, sondern deren signalhafter Ausdruck. Leider wird jedoch der Signalcharakter von Beschwerden und Symptomen nicht als solcher wahrgenommen, sondern als lästige Störung zu beseitigen versucht – und dies sowohl von Seiten der Patienten als auch der Ärzte. Mit ihren Versuchen, die Beschwerden möglichst schnell loszuwerden, verhalten sie sich wie jemand, der das Heulen einer Sirene möglichst schnell abzustellen versucht, ohne den Ursachen der Alarmauslösung und deren Beseitigung nachzugehen. Ein anderes Verhalten setzt jedoch ein wesentliches Umlernen bei Ärzten und Patienten voraus, die heutzutage meist auf schnelle Effizienz und einfache Erklärungen von Krankheitsentstehung aus sind.

Wenn wir Symptome im Rücken hingegen als Signale komplexer somatischer, psychischer und sozialer Krankheitsbedingungen nutzen, kommen wir der Wirklichkeit von Schmerzentstehung näher, wie sie z. B. in der Gate-control-Theorie (Melzack u. Wall 1982) unter Berücksichtigung unterschiedlichster klinischer Realitäten beschrieben wird. Dabei wird außer der wissenschaftlich noch umstrittenen Filter- und Regulationsfunktion der Substantia gelatinosa des Rückenmarks, neben dem sensoriellen afferenten System, dem zentralen kortikalen, ebenbürtig ein emotionales, motivationales zur Seite gestellt. Daraus ergibt sich auch für die psychosomatische Klinik der Rückenerkrankung neben der genauen Erforschung funktional körperlicher Zusammenhänge die Notwendigkeit, in der aktuellen wie der vergangenen Lebensgeschichte eines Menschen und in seinen Lebenszielen nach Krankheitsbedingungen zu suchen und sie zu behandeln.

Theoretische Konzepte in der Psychosomatik von Wirbelsäulenpatienten

Obwohl es keine spezifische Psychosomatik des Rückens mit sich streng wiederholenden ätiologischen Zuordnungen von Ursachen zu Symptomen gibt, können einige theoretische Konzepte zu Erforschung, Verständnis und Behandlung psychosomatischer Rückenpathologie angeführt werden. Hierzu gehört zunächst die *Konversion*. Freud (1895) entdeckte und beschrieb sie zunächst bei der Hysterie als Verlagerung eines psychischen Konfliktes in den Körper und den damit verbundenen Versuch, diesen in körperlichen, d. h. motorischen oder sensorischen Symptomen zu lösen. Aus ökonomischer Sicht wird dabei den Vorstellungen die Libido entzogen und in körperliche Erregung verwandelt. So entstandene körperliche Symptome haben dann symbolische Bedeutung, d. h. sie drücken über den Körper die verdrängten Vorstellungen aus. Dieser bei der Hysterie entdeckte und auf sie zunächst beschränkte psychophysische Wirkungsmechanismus findet heute viel weitere Anwendung und wird dann meist Somatisierung genannt. Man könnte die Konversion meiner Meinung nach auch als nach innen auf den Körper gerichtete Projektion verstehen. Konversionssymptome im Rücken sind also körperlicher Ausdruck von durch Schuldgefühle und Scham verdrängten Triebwünschen innerhalb primärer Objektbeziehungen. Das Symptom ist sowohl Befriedigung als auch Strafe dafür. Dies ist der ebenfalls von Freud beschriebene „primäre Krankheitsgewinn", der dann durch Gratifikationen seitens der Umwelt wegen einer nun anerkannten objektiven, d. h. körperlichen Krankheit als „sekundärer" Krankheitsgewinn verstärkend wirkt. Gerade bei Rückenpatienten wird der Krankheitsgewinn oft zu einem dann ätiologisch wichtigen Faktor und harten Widerstand gegen verändernde Behandlung. So schreibt Freud (1926) scharfsinnig: „Das Symptom ist nun einmal da und kann nicht beseitigt werden ... Das Beste [ist], sich mit der Situation befreunden und den größtmöglichen Vorteil daraus ziehen." Und damit sind wir auf dem besten Weg zur Chronifizierung.

Als ebenfalls nützlich für das Verständnis und die Behandlung psychosomatischer Rückenpathologie erweist sich Wilhelm Reichs (1933) Konzept von *Charakter- und Muskelpanzer*. Es ist die konsequente Weiterentwicklung von Freuds aktualneurotischer Angsttheorie aufgrund von Libidostau. Reichs Entdeckung bestand darin, daß die Charakterpanzerung auch die quergestreifte Muskulatur betrifft, die er muskuläre Panzerung nannte. Gespeichert sind darin Sexualität, Angst, Wut und Haß, vornehmlich wiederum in der Muskulatur des Stammes und des Rückens. Für Reich ist Physisches und Psychisches eine reale funktionelle Identität bei gleichzeitiger Gegensätzlichkeit. Ergänzend zu Freuds erogenen Zonen postulierte Reich eine segmentäre Anordnung des muskulären Panzers, sozusagen den „Wurm im Menschen", ein phylogenetisches Erbe, das sich auch in der

Anordnung der Wirbel- und Nervenaustritte zeigt. Er unterscheidet insgesamt 7 Segmente: Augen-, Oral-, Hals-, Brust-, Zwerchfell-, Bauch- und Beckensegment. Die meisten dieser Segmente stehen nun mit dem Rücken in Verbindung bzw. sind selbst ein Teil von ihm. Von besonderer Bedeutung für die Rückenpathologie sind Hals-, Brust-, Zwerchfell- und Beckensegmente. Dort vorliegende Gefäß- und Muskelverspannungen bei Rückenbeschwerden und -erkrankungen werden als Energieblockaden bzw. libidinöser Stau verstanden. Ihre psychischen Äquivalente sind die jedem Segment eigentümlichen, eingeschlossenen aggressiven und sexuellen Emotionen sowie ihre Phantasien. Der Preis für die Panzerung ist innere und äußere Starre sowie Verlust an körperlicher Beweglichkeit und psychosozialer Lebendigkeit. Im Gegensatz zur psychoanalytischen Behandlung, jedoch als hilfreiche Ergänzung in der psychosomatischen Rückentherapie, bewirkt therapeutische Arbeit an Muskelpanzer und Körper eine Befreiung dort verborgener Emotionen und Phantasien und eine Wiederherstellung des freien Fließens vegetativer Energie. Diese von der Bioenergetik übernommenen Vorstellungen haben auch ihre Entsprechung in der chinesischen Medizin, wo mit Hilfe von Akupunktur oder Tai-Chi Blockaden der Lebensenergie Chi aufgehoben werden.

Zu dem konversionsneurotischen und bioenergetischen Aspekt der psychosomatischen Rückenbehandlung kommt meiner Meinung nach als unentbehrliches Drittes die *Objektbeziehungstheorie,* einschließlich neuerer Forschungsergebnisse aus der Säuglings- und Kleinkindbeobachtung, besonders zur Entwicklung der frühkindlichen Interaktionen zwischen Mutter und Kind. Dabei geht es zunächst um Spannungs- und Entspannungsregulierung vorwiegend körperlicher Prozesse, also biologischer Regelkreise. Das hierbei notwendige „Holding" (Winnicott 1971) der Mutter dient der progressiven Aneignung der subjektiven Körperlichkeit, d. h. einer emotionalen und symbolischen Besetzung des Körpers, und der affektiv-körperlichen Gestaltung von Objektbeziehungen. „Holding" legt auch die Basis für Empathie und Vertrauen. Rückenverspannungen sind oft durch fehlende Spannungsregulierung als Folge ungenügenden Holdings verursacht. Dies erstaunt nicht, da viele Menschen auf ihren Körper die frühe Mutter übertragen haben und von ihm eine selbstlose, von parasitären Ansprüchen getragene Versorgung erwarten. Selten beobachtet man ein partnerschaftliches Verhältnis zum Körper, das oft erst nach körperlicher Krankheit und einem psychophysischen Reifungsprozeß erreicht wird. Gerade der kranke Körper bedarf dringend des spannungsregulierenden Holdings, nicht nur seitens der behandelnden und pflegenden Umwelt, sondern vor allem durch das selbstverantwortliche Subjekt.

Psychosomatische Rückenpathologie ist jedoch neben ihrer Verankerung in inneren sowie äußeren Objektbeziehungen oft auch Folge und Ausdruck einer Störung des *narzißtischen Gleichgewichtes.* Ursache hierfür sind verinnerlichte fehlende oder nicht genügend gute primäre Halteerfahrungen zur Spannungsregulierung und zu frühzeitige Autonomieentwicklungen. Dadurch mißlingt die für eine gelungene psychophysische Entwicklung notwendige Verschränkung von Triebansprüchen und Narzißmus. Störungen des Selbstwertgefühls, wie übersteigerter Ehrgeiz und Anerkennungssucht oder Minderwertigkeitsgefühle, schlagen sich jedoch nicht nur in der inneren Haltung eines Menschen nieder, sondern auch in äußeren Haltungsdeformierungen, wie z. B. in Dauerkontraktur des Nackens beim typischen „Mit-dem-Kopf-durch-die-Wand-gehen-Wollen" und beim Einziehen von Hals und Kopf des sich schamhaft vor anderen Versteckenwollens. Da Narzißmus nicht nur die Beziehung zu sich selbst bedeutet, sondern auch zum eigenen Körper, liegt auf der Hand, daß automatisches, achtloses und liebloses Umgehen mit dem eigenen Körper nicht nur primär an Rückenerkrankungen mitwirkt, sondern sie v. a. sekundär mit aufrechterhält. Deshalb ist bei psychosomatischer Rückentherapie sowohl das Augenmerk auf die psychische Dimension des Narzißmus, insbesondere in seiner destruktiven Form, zu lenken, wie auch die körpernarzißtische Seite zu beachten und zu behandeln. Neben der Wahrnehmungsschulung kommen hierbei Entspannungs- und meditativen Methoden eine zentrale Bedeutung zu.

Wenn wir anstelle einer Körpermedizin ohne Seele oder einer Seelenmedizin ohne Körper ganzheitlich psychosomatisch behandeln wollen, brauchen wir statt einseitiger, monokausaler Erklärungs- und Behandlungsmodelle wesentlich komplexere und umfassendere Konzepte. Dabei sind neben den zunächst einmal offensichtlichen und ins Auge springenden Körpersymptomen die damit verbundenen und hinter ihnen liegenden psychischen und sozialen Seiten der Gesamterkrankung zu beachten. Die ärztliche Aufgabe hierbei besteht im behutsamen Heranführen des Patienten an den komplexen Sachverhalt seiner Beschwerden, um ihn zu entdeckerischer Neugier und Übernahme von Selbstverantwortung zu ermutigen, statt ihn durch einseitige Krankheitserklärungen iatrogen zu fixieren. Diagnostisch einseitige Fixierungen wirken deshalb iatrogen als „idée fixe", wie eine Art Mikrowahn, weil sich der Patient, gestützt auf die vermeintliche Allwissenheit seines Arztes, dadurch vor einer tiefgehenderen Krankheitserkundigung schützt. Könnten dabei doch alte Lebenslügen, uneingestandene Wünsche, versäumte Trauer und unerträgliche Schuldgefühle zutage treten, um nur einiges zu nennen. Stünde damit nicht auch die Gefahr ins Haus, manches am eigenen Leben ändern zu müssen, statt vom Arzt zu erwarten, daß er dank seiner vermeintlichen Allmacht die Symptome weg- und auf möglichst einfache und kostenfreie Weise Wohlbefinden herbeizaubert. Hier liegt denn auch die Crux psychosomatischer Betrachtungsweise und Behandlungsmöglichkeiten von Rückenpatienten, die ich nun im folgenden skizzieren werde.

Orthotonie – ein psychosomatisches Behandlungsmodell für Rückenpatienten

Wie kann man nun Rückenpatienten anders und erfolgreicher als bisher behandeln und ihrer Gesundung zuführen? Dazu werde ich ein multifaktorielles und integrierendes Konzept umreißen, das ich mit meiner Kollegin H. Gossmann, die aus der Heil- und Wirbelsäulengymnastik kommt, entwickelt habe und unter dem Namen „Orthotonie" mit ambulanten Patienten vorwiegend in Kleingruppen praktiziere. Der Name Orthotonie leitet sich aus dem Griechischen „orthos" ab, was aufrecht, richtig und wahr bedeutet. Die 2. Wortwurzel „tonie" stammt von „tenein", was soviel wie dehnen oder spannen heißt. Orthotonie besagt also richtiges psychophysisches Gespanntsein. Unser therapeutisches Ziel ist die Wiedergewinnung einer schmerzfreien, aufrechten, wohlgespannten, dynamischen Körperhaltung als Spiegel eines analogen inneren Zustands.

Schematisch lassen sich in Anlehnung an das Entwicklungskonzept des Psychosomatikers J. Ruesch (1948) 3 verschiedene Therapieebenen unterscheiden:

1) Erleben und Wahrnehmen von Körperausdruck insbesondere im Bereich des Rückens,
2) Ausdruck von Emotionen und Phantasien durch Handlungen,
3) symbolisch-sprachliche Verarbeitung des Körper- und Handlungsausdrucks, also der beiden Ebenen 1 und 2.

Wenn ich mich nun bemühe, die 3 verschiedenen Therapieebenen der Orthotonie zu veranschaulichen, ergibt sich eine Schwierigkeit. Ich befürchte, daß es mir dabei so ergeht wie einem Analytiker, der jemanden über Pschoanalyse aufklären will, ohne die dabei unersetzliche Selbsterfahrung mitvermitteln zu können.

Die *Ebene 1 des Körperausdrucks* umfaßt zunächst das Wahrnehmen und Bewußtmachen der Körperform und Körperhaltung. Dies erfolgt auf visuellem und taktilem Wege, aber auch durch identifikatorische Spiegelung über die Therapeuten. Die identifikatorische Körperhaltungsspiegelung spielt außerdem eine wesentliche Rolle beim Erlernen der therapeutischen Wiederaufrichtung. Zur Therapieebene 1 des Körperausdrucks gehören weiterhin Übungen aus der Heilgymnastik, dem chinesischen Tai-Chi-Chuan, Bewegungsmeditationen und improvisiertes Tanzen. In dieser Ebene wie auch in der folgenden 2. sind die Hauptmethoden der seelisch-körperlichen Integration „playing" und „holding" (Winnicott 1971).

In der *2. Therapieebene*, der des *Gefühls- und Handlungsausdrucks*, verwenden wir hauptsächlich dynamisierende Massage- und Atemtechniken sowie bioenergetische Übungen, um Spannungen, Affekte, Phantasien und Erlebnisse in der Muskulatur bewußt zu machen und zu befreien. Ähnlich wirkende Gesundheitsübungen aus anderen Kulturkreisen finden hier ebenfalls ihre hilfreiche Anwendung. Auf dieser Stufe geht es um die Öffnung des Muskelpanzers. Körperlich äußert sich dies durch stärkere Durchblutung, Auflösung von Muskelspannungen, Lockerung der Bänder und Vertiefung der Atmung. Psychisch werden dabei starke Emotionen und häufig traumatische Erinnerungen nicht selten mit Übertragungsqualität freigesetzt. Danach kommt es meist zu einem psychophysischen Wohlbefinden, das wie ein Neu- oder Wiedergeborensein erlebt wird. Es führt über die differenzierte Aneignung einer „subjektiven Rückenkörperlichkeit" zur Vervollkommnung der Identitätsbildung.

Das auf Stufe 1 und 2 Erlebte wird dann in der *Therapieebene 3 der symbolisch-sprachlichen Verarbeitung* zugeführt. Zu dieser gehört das Berichten von Symptomen und Beschwerden im Gruppengespräch mit zunehmender Selbst- und Konfliktdarstellung. Außerdem das Aus- und Durchsprechen von Erlebnissen, Phantasien, Gefühlen und Erinnerungen aus den Übungen der Ebenen 1 und 2. Das heißt, es findet ein regelmäßiger Erfahrungsaustausch nach den Übungen statt, und zwar zwischen den Übungspartnern und in der Gruppe. Die zyklisch wiederkehrende Arbeit in der Gruppe hat 2 Hauptaspekte: Unterrichten und Aufklären über Grundaspekte der aufrechten Körperhaltung und ihrer Zusammenhänge (also Anatomie, Physiologie, Biomechanik, Psychodynamik und Soziologie). Weiterhin präventive Aufklärung über gesundes Liegen, dynamisches Sitzen, Stehen und Gehen sowie verschiedene Wege der Haltungsvorsorge. Das Hauptgewicht der Gruppenarbeit liegt jedoch auf der analytischen Selbsterfahrung, also deutendes Begleiten des Gruppenprozesses einerseits und der Entwicklungsprozesse einzelner Gruppenmitglieder andererseits. Es geht dabei um ein ständiges Bemühen, die Symptomatik und die aus Muskelpanzer und hinter Schmerzen hervortretenden Emotionen und Phantasien mit Erinnerungen verdrängter traumatischer Ereignisse zu verbinden. Wie in der Gruppenanalyse wird versucht, Widerstände und Übertragungen (insbesondere negative) und Kritik zu bearbeiten, wobei der Körperwahrnehmung und dem Körpererleben besondere Aufmerksamkeit geschenkt wird.

Den orthotonischen Behandlungsweg kann man sich bildlich wie eine Spirale vorstellen. Auf ihren kreisförmigen Windungen sind jeweils die 3 erwähnten Therapieebenen von Körperausdruck, Konflikt- und Handlungsausdruck sowie symbolisch-verbalem Ausdruck zirkulär angeordnet. Diese werden nun mehrmals, oft in Form neuer Übungen und Themen, spiralförmig durchlaufen. Durch und während dieses Prozesses findet, sozusagen im Zentrum der Spirale, die progressive Wiederaufrichtung des Patienten statt. Durch den Aufrichtungsprozeß werden Rücken und Wirbelsäule frei von dort eingeschlossenen Traumata, verdrängten Affekten und Phantasien und frei für ihre eigentlichen Haltungsfunktionen. Unter dem Schutz des therapeutischen Gruppensettings können vorher festgeschriebene Diagnosen ganz ähnlich wie in der Psychoanalyse ihren oft magisch wirkenden, entwicklungshemmenden Einfluß verlieren. Die im körperlichen Kranksein abgespaltenen Repräsentanzen und Objektbeziehungen, einschließlich ihrer häufig wilden, archaischen Affekte, werden allmählich dadurch integriert, daß sie im therapeutischen Schutz der Gruppe psychosoziale Bedeutung und Akzeptanz erhalten. Eine fortwährende Umwandlung von Körperschmerzen in seelische Schmerzen, aber auch in Kraft und Lebenslust gibt wichtige Anstöße für das innere Wachstum der Teilnehmer, welches das äußere Wachsen in Form der Wiederaufrichtung begleitet. Wenn es gelingt, daß die in den kolonisierten Bereichen des Rückens eingeschlossenen, oft symbiotischen Bindungen mit ihren Affekten, Phantasien und Symptomen her- und freigegeben werden, kann die volle Aufrichtung stattfinden. Wenn ins Körperliche abgespaltene und verdrängte Objektbeziehungen im Hier und Jetzt reinszeniert und bearbeitet werden, kommt es auch oft zu Wiedergutmachung und Versöhnung hinsichtlich der betreffenden Konflikte.

Durch die Orthotoniebehandlung wird eine Verbindung von psychosomatischer Integrität und sozialer Identität (Berger u. Luckmann 1971), insbesondere hinsichtlich der aufrechten Haltung eingeleitet, die in der Selbstverantwortung und eigenen Fürsorge eine lebenslange Aufgabe bleibt.

Patientenauswahl und vorläufige Ergebnisse

Da die Orthotonie eine relativ neue psychosomatische Behandlungsmethode ist und bisher nicht in den Rahmen der kassenärztlichen Versorgung gehört, fand die Auswahl der Patienten bislang großzügig und vorwiegend nach dem Prinzip von Angebot und Nachfrage statt. Die seither über 100 kurzfristig oder längerfristig behandelten Patienten hatten meist eine mehrmonatige bis mehrjährige Krankheitsgeschichte im Rückenbereich hinter sich und waren körperlich mehrfach voruntersucht. Diagnostisch wählten wir vorwiegend funktionell bedingte bzw. postoperative Erkrankungen aus: HWS-, LWS-Syndrom, Lumbago, Lumboischialgie, lumbaler und zervikaler Bandscheibenvorfall, Skoliose und generalisierte Tendomyopathie. Schwer degenerative und infektiöse Prozesse sowie akute traumatische Einwirkungen im Wirbelsäulen- und Hüftbereich hielten wir für kontraindiziert. Desgleichen Patienten mit schwerwiegender psychopathologischer Symptomatik wie Psychosen und Borderlinestörungen. Das Alter der Patienten ging von 20 bis 70 Jahren, wobei sich die Mehrzahl in der Altersgruppe von 30 bis 50 Jahren befand. Das Verhältnis Frauen zu Männern lag bei 60 : 40. Wegen der hohen Komplexität des Behandlunggsgeschehens und damit verbundenen Schwierigkeiten bei der Evaluierung sind statistische Erhebungen z. Z. noch nicht möglich. Statt dessen können vorläufige Ergebnisse aufgrund immer wiederkehrender Aussagen von Patienten und Beobachtungen der Therapeuten wie folgt dargestellt werden:

1) Aufhebung von Fixierungen. Dies betraf zunächst an bestimmten Körperstellen festsitzende Schmerzsymptome, die unter der Behandlung zu wandern begannen und sich dann später oft auflösten. Die Veränderung seelischer Fixierungen betraf einerseits meist unumstößliche, oft falsche und iatrogen verstärkte Vorstellungen über die Krankheitszusammenhänge, andererseits neurotische, infantile Fixierungen, die durch psychoanalytische Gruppenarbeit bisweilen Ich- und realitätsgerechteren Lösungen zugeführt werden konnten.
2) Wechsel von passivem Sichbehandelnlassen zu aktiver Auseinandersetzung mit der Krankheit. Dies wurde einerseits gefördert durch vielseitiges Erforschen der Symptomatik und andererseits durch häufiger stattfindenden Wechsel in den Partnerübungen vom Behandelten zum Behandler. Dadurch wurden eigene kreative und therapeutische Fähigkeiten angeregt, die als Modell zur Selbsthilfe weiterwirkten.
3) Mut und Kraft aufgrund der in der Gruppe erlebten sozialen Akzeptanz, sich bisher verdrängten und vermiedenen unangenehmen Lebensproblemen zu stellen und sie zu lösen versuchen. Besonders hilfreich war dabei das Durchleben oft in Schmerzen und Körperverspannung eingeschlossener traumatischer Lebensereignisse, verbunden mit intensiven Affekten wie Wut, Haß, Sehnsucht, Trauer u.a.
4) Wiederherstellung einer gesunden aufrechten Körperhaltung. Diese wurde erst möglich, wenn durch innere und äußere Entspannung der übersteigerte Tonus aus der Rückenmuskulatur schwand und an die Aufrichtelust des Kleinkindes wieder angeknüpft werden konnte. Bei den meisten Patienten fand dabei eine Reharmonisierung der Doppel-S-Form der Wirbelsäule statt, eine Grundvoraussetzung für spannungs- und schmerzfreies Sich-Halten. Nicht selten fand dabei eine deutliche Harmonisierung der inneren und äußeren Haltung statt, die v. a. in Bewegungsabläufen sichtbar wurde.
5) Sorge und Verantwortung für den eigenen Körper. Veränderung der oft infantilen Einstellung von Patienten, ihr Körper müsse sie anspruchslos versorgen. Viele Patienten bekamen weiterhin Anstöße, ihren Körper nicht mehr nur als Quelle von Schmerz und Unlust zu erleben, sondern als Grundlage von Lust, Lebensfreude und Selbstbewußtsein. Als Gegenleistung dafür begannen zahlreiche Patienten mit regelmäßiger schonender Gymnastik oder anderen körperfreundlichen Betätigungen.
6) Lebensveränderungen wie Verbesserung oder Veränderung in den Partnerbeziehungen oder berufliche Neuorientierung.

Kasuistik

Um einen differenzierteren Einblick in die Orthotoniearbeit zu geben, sei noch ein Behandlungsverlauf über 2 Jahre an seinen wichtigen Drehpunkten dargestellt:

Kurz nach der Trennung von ihrem Freund kam die 25jährige Lehrerin zur Behandlung wegen jahrelanger Lumboischialgien. Weil der 4. und 5. Lendenwirbel ventral abgerutscht waren, mußte sie ein Korsett tragen. Freie Körperbewegungen wie Tanzen oder Sport waren ihr untersagt, und zur Vermeidung möglicher Lähmungen hatten ihr die Ärzte eine Operation in Aussicht gestellt. Ihr seelischer Zustand war eine Mischung aus Ängsten, Minderwertigkeitsgefühlen und depressiver Verzweiflung. Aufgrund von Erfahrungen mit Körpertherapien und 300 h Analyse (ohne wesentliche Besserung ihrer Kreuzschmerzen) war sie unserem Therapieangebot recht mißtrauisch gegenüber eingestellt. Erst nach mehreren Telefonaten, die viel Geduld seitens meiner Kollegin erforderten, entschloß sie sich zur Teilnahme an einem Behandlungsseminar.

Dementsprechend war ihre anfängliche Kooperation in der Therapie recht schwierig. Enttäuscht beklagte sie sich, nach einer der wesentlichen Partnerübungen zur Öffnung des Muskelpanzers nichts gefühlt und erlebt zu haben. Von ihrem Übungspartner hatte sie sich dabei nur widerwillig anfassen lassen. Nach Klärung ihrer Ambivalenzen wollte sie sich noch einmal mit dieser Übung in meine Hände begeben. Während der Arbeit an Haut und Muskulatur über den erkrankten Lendenwirbeln brach sie in heftiges Weinen und Schluchzen aus, so daß sie zunehmend den Halt beim Sitzen verlor. In meiner Gegenübertragung schmolz diese eher hagere, abweisende junge Frau zu einem kleinen, hilflosen Baby hin, das ich nun seelisch und körperlich zu halten hatte. Diese Aufgabe erschien mir in ihrer psychophysischen Gesamtheit so zwingend und notwendig, daß ich neben dem mir als Analytiker vertrauten emotionalen und intellektuellen Halten sie auch körperlich hielt, d. h. sie auch auf dem Hocker, auf der sie immer mehr zusammengesunken war, auf eine vorbereitete Decke trug und sie für kurze Zeit rücklings hielt. Nachdem wir so das bedürftige Baby in ihr entdeckt und angenommen hatten und darüber langsam ins Gespräch kamen, konnte ich es ihrer eigenen mütterlichen Obhut übergeben und mich behutsam von der Patientin wieder trennen.

Ich möchte diese Szene als eine „psychophysische Reintegration" bezeichnen, die in der Folge bei der Patientin grundlegende Veränderungen für ihr inneres und äußeres Wachstum auslöste. Aus ihrer Biographie erfuhr ich, daß sie im 1. Lebensjahr wegen einer Hüftluxation 7 Monate im Gipsbett liegen mußte und sich bis heute ähnlich eingegipst und eingeschränkt fühlte. Das Gipsbett hatte sie außerdem in ihrer abweisenden Gefühllosigkeit internalisiert und trug es verkörperlicht in ihrem Flachrücken weiter. Die Wiederbelebung des verzweifelten Babys hatte sie schon einmal während einer KBT-Erfahrung gemacht, als sie schreiend und strampelnd auf dem Rücken lag und von anderen Gruppenteilnehmern festgehalten wurde. Im Gegensatz zu jetzt habe damals niemand verstanden, in welcher Not sie sich fühlte und was sie benötigte.

Die Patientin erreichte in der 1. Behandlungssequenz genügend eigene innere und äußere Haltungsfähigkeiten, so daß sie den 2. Behandlungsabschnitt wesentlich beweglicher und ohne Stützkorsett aufsuchte. Diesmal kamen hinter ihrer schon etwas gebesserten Rücken- und Haltungspathologie andere Determinanten zum Vorschein und zur Bearbeitung. Einerseits grenzte sie sich trotzig und hochmütig von der Gruppe ab, andererseits stellte sie mir in einer Pause die verzweifelte Frage, ob sie aus alledem jemals herauskomme. Ihre Weigerung, bei bioenergetischen Übungen und Bewegungsmeditationen einen Laut herauszulassen, sowie ein aggressives Sich-Abschotten gegenüber körperfreundlichen Annäherungsversuchen eines männlichen Gruppenmitglieds legten die anal-sadistischen Auseinandersetzungen mit der Mutter ihrer Kindheit frei. Unter Tränen berichtete sie schließlich, wegen ihres Trotzes habe die Mutter mehrere Rohrstöcke auf ihrem Rücken zerschlagen und sie eine Ausgeburt des Satans genannt, weil sie im Gegensatz zu ihren Brüdern nie dabei weinte. Beim morgendlichen Aufwachen habe sie sich oft ängstlich an die Stirn gegriffen, ob ihr tatsächlich schon Teufelshörner gewachsen seien. Ihr jetziger Flachrücken mit der zu geraden, steifen Wirbelsäule enthielt sowohl die Leiden durch wie auch den Triumph über Mutters Stöcke, aber auch ihre Unbeugsamkeit und Kraft, die sie als Satanshorn fürchtete und beim als schwach erlebten Vater vermißte.

Diesen 2. Behandlungsabschnitt von einer Woche verließ sie schmerzfrei und erstaunlich beweglich, was besonders beim Ausdruckstanzen auffiel, wobei sie Kreativität und anmutige Weiblichkeit ausstrahlte. Auf ihrem Gesicht waren Lächeln und herzliches Lachen eingezogen, womit sie nun andere Gruppenmitglieder für sich gewann. Geschmack- und liebevoll begann sie sich auch um ihr Aussehen zu kümmern. Rückenschmerzen, Ischias und Korsett gehörten der Vergangenheit an.

Zum 3. Behandlungsabschnitt kam sie 1 Jahr später. Wir Therapeuten waren erstaunt, wie offen, freundlich und beweglich wir sie wiedersahen. Auch mit Enttäuschungen der Anreise war sie erstaunlich gut zurechtgekommen. In der 1. Gesprächsrunde berichtete sie über wesentliche Verbesserungen seit dem letzten Seminar. Auch habe sie, was sie früher nie geglaubt hätte, seit ½ Jahr keinerlei Rückenschmerzen mehr gehabt. Daneben fiel jedoch ihr trotziges Sich-Abgrenzen in der Gruppe auf. Auch beim Betrachten der Fotos kam sie auf den früheren Stock im LWS- und Brustbereich zu sprechen, der aber diesmal schon leicht geschwungen war. Ein Gruppenmitglied machte sie auf diese Veränderung aufmerksam, während sie noch in ihrer Vorstellung über ihre Röntgenbilder vor 2½ Jahren an der Stockwirbelsäule festzuhalten schien.

Bei Berührungsübungen wurde sie sehr weinerlich und suchte die Nähe der weiblichen Therapeutin. Schließlich kam sie über einen Traum, in dem ihr Vater ihr verfallene Geldscheine und Aktien vererbte und die Eltern sie mit billigem Plastikspielzeug abspeisten, auf unechte Gefühle und Enttäuschungen an den Eltern zu sprechen. Aufgewühlt berichtete sie dann über ein Erlebnis mit 17 Jahren, als sie den sonst ruhigen Vater so provozierte, daß er sie beinahe aus dem Fenster geworfen hätte. Eine Übertragungsangst in dieser Richtung versuchte sie zunächst durch einen mir zugeschobenen Zettel zu besänftigen, ob sie auch meine Deutungen richtig verstanden hätte. Beim folgenden Hautrollen neben der Wirbelsäule, einer psychosomatischen Anwendung der Kiblerschen Hautfalte in einer Partnerübung, gab sie zunächst vor, nichts zu spüren. Als dann bei stärkerem Druck über dem Thorakalbereich starke Schmerzen auftraten und sich ihre Atmung vertiefte, schrie sie schließlich: „Die sollen alle weg da, ihr haltet mich fest!" Ihr Gesicht war und erlebte sie dabei ganz starr und gefühllos, was sie mit Angst erfüllte. Schließlich steigerte sich ihre Wut in mörderische Ausrufe: „Ich bringe dich um!" Als ich zu diesem heftigen Gefühlsausbruch hinzueilte und sie fragte, wen sie denn umbringen wolle, meinte sie, sie brächte Vater und Mutter um. Danach brach sie in heftiges Schluchzen mit Äußerungen von Schuldgefühlen aus und dem Bekenntnis, Mutter habe keine Kinder mehr nach ihr bekommen, weil sie so schwierig gewesen sei. Nach Abflauen der heftigen Affekte fragte ich sie, ob sie mit ihrer bisherigen Kinderlosigkeit dafür bezahlen müsse, weil sie glaube, der Mutter das Kinderkriegen vereitelt zu haben. Nach dieser Deutung und dem Durchleben der Affekte, Phantasien sowie Erinnerungen wurde ihr Gesicht wieder sehr lebendig, was man nicht nur sehen konnte, sondern sie auch fühlte. Am Ende dieser Sequenz konnte sie sich schließlich freundlich im Spiegel betrachten. Im anschließenden Gruppengespräch wurde die Übertragungsqualität des „Ich bringe dich um!" deutlich, als sie von einer schrecklichen Angst sprach, als ich zu ihr eilte und sie glaubte, der Punkt sei nun erreicht, daß ich sie packe und rauswerfe, – wie der Vater damals, als sie 17 war.

Die anschließenden Wahrnehmungsübungen gelangen ihr diesmal wesentlich besser, und sie konnte sich dem Boden mehr überlassen und anschmiegen. Im Abschlußgespräch, nach einer Woche Behandlung, berichtete sie von ihrer Rivalität mit dem 2 Jahre älteren Bruder. Als die Mutter ihn wieder einmal nach Einkäufen bevorzugt hatte, schlug sie ihm wütend mit einem Schuhhacken in den Rücken, so daß dieser leichenblaß nach Luft rang und sie fürchtete, ihn getötet zu haben. Sie habe in der letzten Nacht Alpträume gehabt, worin ihr Bruder die Brust offen und statt eines Herzens eine Uhr hatte. Ich deute dies in der Übertragung als ihren Zweifel, inwieweit ich ihre verdeckte mörderische Rivalität ertragen könne, inwieweit die Uhr der Trennung – sowohl eine gefürchtete mörderische wie auch eine gewünschte versöhnliche – geschlagen habe und ich trotz allem ein Herz für sie und auch für mich dabei behalte. Dem konnte sie wie auch die Gruppe durch weitere Einfälle und Durcharbeiten zustimmen.

Wir Therapeuten bekamen den Eindruck, daß sie ein wichtiges Stück Weiterentwicklung geleistet hat, was sie sowohl beim freien Tanzen, dem liebevollen Sorgen für andere und durch eine herzliche Verabschiedung glaubhaft machte. Ihre wunderschön geschwungene S-förmige Wirbelsäule auf dem Abschlußfoto war die objektive Dokumentation dafür.

Ein dreiviertel Jahr später berichtete sie, daß es ihr weiterhin recht gut gehe, sie bestimmte Übungen weiter pflege wie ein wertvolles Geschenk und mit einem nächsten Seminarbesuch zunächst warte: „damit dies nicht zu einer lieben Gewohnheit" werde.

Diskussion und Zusammenfassung

Die bisherigen Erfahrungen in psychosomatischer Rückentherapie mit der Orthotonie belegen eindeutig die multikausale Genese von Erkrankungen im Rückenbereich. Sie zeugen auch vielfältig von Gefahren monokausaler Erklärungen und davon abgeleiteter isolierter Behandlungen im Hinblick auf Chronifizierung und Einschränkung der Lebensmöglichkeiten. Wie problematisch einseitige körperliche Erklärungsmodelle sein können, zeigen beispielsweise statistische Untersuchungen postmortal festgestellter Bandscheibenvorfälle, die zu 50 % den Patienten zu Lebzeiten keinerlei Beschwerden machten. Bedenklich hinsichtlich monokausaler Erklärungsmodelle dürften auch die wenig ermutigenden Ergebnisse von Bandscheibenoperationen und -verödungen sein, die in Wiederholungsfällen öfter zur Berentung der Patienten führen. Ganz zu schweigen vom bedenklichen Zustand vieler Patienten nach Operationen ohne jegliche Erfolge, in die sie ihre ganze Hoffnung gesetzt hatten. Die dann folgende Hoffnungslosigkeit führt meist zu Pattsituationen in der Arzt-Patienten-Beziehung, in der wegen versteckter gegenseitiger Schuldzuweisungen kaum noch neue Wege der Heilung begangen werden können. Auch führen materielle und narzißtisch begründete Ängste der Ärzte, ihre Patienten zu verlieren, dazu, andere, auch unkonventionelle Therapieformen zu ignorieren oder zu entwerten und damit die unbewußten Widerstände der Patienten gegen Veränderungen durch iatrogen wirkende Diagnosen und Behandlungsvorschläge zu verstärken.

Einseitigkeit herrscht jedoch nicht nur bei den rein am Körper orientierten Ärzten und Behandlern, sondern auch im Lager der Psychotherapeuten und Psychoanalytiker. Obwohl gerade die Psychoanalyse zur Psychosomatik von Rückenpatienten unentbehrliche Beiträge geleistet hat, geht sie fehl mit der Überschätzung, durch reines Analysieren, vielleicht begleitet von etwas Krankengymnastik, Rückenpathologien behandeln zu können. So fragte mich eine analytische Kollegin nach meinem Vortrag über psychosomatische Wirbelsäulenbehandlung, ob ich mich nicht von meinem eigenen Bandscheibenleiden auch durch eine 4. Analyse hätte heilen können. Ein anderer Kollege propagierte auf einem wissenschaftlichen Kongreß, daß man neben der Seele nicht auch noch den Körper therapeutisch vereinnahmen müsse, er ziehe statt körpertherapeutischer Arbeit wegen seiner Rückenbeschwerden lieber eine Bergwanderung vor. Solche und ähnliche Äußerungen drücken eine weit verbreitete Abneigung der Analytiker aus, sich außer mit Körperphantasien direkt mit dem Körper therapeutisch zu beschäftigen.

Obwohl die Psychoanalyse zunächst aus der körperlichen Behandlung hervorging, Freud (1895) seine Patientinnen, die er in den Studien über Hysterie beschrieb, noch mit Bädern und Massagen behandelte, dies aber nicht analytisch reflektierte und nutzbar machte, geriet sie in die typisch abendländische Spaltung von Körper und Seele, die ihren historischen Niederschlag mit dem Ausschluß Wilhelm Reichs, des Vaters der Körpertherapien, aus der Internationalen Psychoanalytischen Vereinigung in den 30er Jahren fand. Während sich seitdem die Psychoanalyse immer nur randständig mit Körper und Körperlichem beschäftigte, entwickelte sich von Reich ausgehend eine Vielfalt von Körper- und Affekttherapien. Dabei wurde ein reicher Erfahrungsschatz im therapeutischen Umgang mit Körper und Seele angesammelt, den Analytiker meist ignorieren, ja, eine Beschäftigung damit bislang als obsolet galt. Nur der konzentrativen Bewegungstherapie ist es bisher gelungen, salonfähiger zu werden und in psychosomatischen Kliniken Einzug zu halten. Hinter vorgehaltener Hand hört man jedoch auf Kongressen überraschend häufig, wie sich Analytiker in Körpertherapien um Selbsterfahrung oder therapeutische Hilfe bemühen.

Die psychoanalytische Couchbehandlung dürfte aus grundsätzlichen Erwägungen keine Therapie der Wahl für Rückenbeschwerden und Rückenerkrankungen sein, obwohl hin und wieder Rückensymptome in Analysen auftauchen und verschwinden und sich manchmal auch die Körperhaltung verbessert. Dies sind jedoch eher die Ausnahmen. In der Regel verändern sich durch reines Analysieren auf der Couch Körperhaltung und Rückenerkrankungen nicht, und es gibt wenige Analytiker, die nicht selbst unter Rückenbeschwerden bzw. -erkrankungen leiden. Die hauptsächlichen Gründe dafür dürften darin liegen, daß der Analytiker in körperlicher Ruhestellung tagtäglich viel aufgelastet bekommt, was er psychisch nicht vollständig verarbeiten und motorisch nicht abführen kann. Neben dem Bewegungsmangel spielen oft schlechte Sitzhaltung, fehlende Haltungskorrektur und Haltungsvorsorge bei der Arbeit eine weitere Rolle, sowie die Tatsache, daß Analysieren und Verstehen allein von Rückenbeschwerden nicht befreit. Das klassische Couchsetting mit dem auf dem Rücken liegenden Körper dient ja der Einschränkung seiner Bewegungs- und Ausdrucksmöglichkeiten zugunsten der Phantasietätigkeit und Verbalisierung. Diese Kunstsituation simuliert den im Schlafe ausruhenden Körper, wie denn auch treffend André Green (1983) die analytische Stunde mit dem Traum vergleicht. Die Aufmerksamkeit des Analysanden ganz auf seine Gedanken, Phantasien, Gefühle und das Sprechen gelenkt, streift nur selten Wahrnehmungen, Beobachtungen und Gefühle des ruhenden Körpers, schon gar nicht des sich bewegenden. Von daher sind die Erfahrungen in der klassischen analytischen Situation, aber auch im Gegenübersitzen, hinsichtlich der Psychosomatik des Rückens sehr eingeschränkt, wenn man die Vielfalt von Ausdrucksmöglichkeiten des menschlichen Körpers und seine auch durch Krankheit bedingten Einschränkungen bedenkt. Und funktionelle Rückenbeschwerden entstehen eben nicht beim Liegen, sondern sind Ausdruck und Folge von Haltungsproblemen, verbunden mit der dem Menschen typischen Aufrichtung.

In der Rückentherapie führt die bisherige Spaltung zwischen Orthopäden, Ärzten und Krankengymnasten auf der einen und Psychotherapeuten auf der anderen Seite zu enttäuschenden Therapieresultaten und der traurigen Tatsache, daß die Erkrankungen des Bewegungsapparats als Verursacher von Rentenbegehren an erster Stelle in der Bundesrepublik stehen. Institutionelle Spaltungen der Spezialisten, die wenig voneinander wissen und oft auch voneinander halten, verstärken meist Neigungen der Patienten, sich ihre Beschwerden einfach erklären und beseitigen lassen zu wollen. Für ganzheitliches psychosomatisches Denken und Handeln, das der Komplexität der Krankheitsentstehung und -bedingungen gerecht wird, ist zunächst ein Umdenken bei Therapeuten sowie Patienten erforderlich. Sicherlich gibt es dorthin unterschiedliche Wege. Die Orthotonie ist darunter nur einer, der nach unserer bisherigen Erfahrung und der unserer Patienten fruchtbar und sinnvoll erscheint.

Literatur

Berger PL, Luckmann T (1971) The social construction of reality. Penguin Univ Books, Harmondsworth
Cremerius J (1957) Freuds Konzept über die Entstehung psychogener Körpersymptome. Psyche 2:125–139
Eder M, Tilscher H (1988) Schmerzsyndrome der Wirbelsäule. Hippokrates, Stuttgart
Eder M, Tilscher H (1989) Der Wirbelsäulenpatient. Springer, Berlin Heidelberg New York Tokyo

Freud S (1895) Studien über Hysterie. Fischer, Frankfurt am Main (GW Bd. 1)
Freud S (1924) Das ökonomische Problem des Masochismus. GW Bd. 13
Freud S (1926) Hemmung, Symptom und Angst. GW Bd. 14
Green A (1983) Diskussionsbeitrag auf dem Congrès de Langues Romanes, Paris
Melzack R, Wall P (1982) The challenge of pain. Basic Books, New York
Reich W (1933, 1970) Charakteranalyse. Kippenheuer & Wisch, Köln Berlin
Ruesch J (1948) The infantile personality. Psychosom Med 10:134–144
Schulz-Henke H (1951) Lehrbuch der analytischen Psychotherapie. Thieme, Stuttgart
Winnicott DW (1971) Playing and reality. Tavistock, London

Streß und Coping im familiären Kontext von Patienten mit chronischer Polyarthritis

Rosmarie Welter-Enderlin

Meine Erfahrungen zum Thema stammen aus folgenden Quellen:
1) der 20jährigen Praxis als Paar- und Familientherapeutin und Supervisorin im psychosozialen und medizinischen Kontext,
2) den Erfahrungen im Forschungsprojekt (1) „Krankheitsverständnis und Alltagsbewältigung in Familien mit cP=chronischer Polyarthritis", auf das ich mich hier beziehe,
3) der Mitarbeit in einer schweizerischen Selbsthilfegruppe von Polyarthritikern, an der auch Angehörige teilnahmen.

Bei der Vorbereitung dieser Skizze ging es mir ähnlich wie beim Schreiben meines Buches zum Forschungsprojekt: Am liebsten würde ich die Betroffenen selber zu Worte kommen lassen und sie über ihr Krankheitsverständnis und ihre Alltagsbewältigung im familiären Kontext erzählen lassen. Denn die Erfahrung, wie gern Patientinnen und ihre Angehörigen bereit sind, die Barriere gegenüber den Unbeeinträchtigten, den Experten oder Interviewern also, zu überwinden und sie teilhaben zu lassen an ihren Erfahrungen, Gefühlen und Reflexionen, ist für mich immer wieder ein Erlebnis. Wenn es mir im folgenden gelingt, Ihre Neugier an dieser „Innenansicht" zu wecken und Ihnen ein paar Anregungen zu vermitteln, wie Sie in Ihrer Arbeit mit Betroffenen und deren Angehörigen dazu beitragen können, daß diese zwar nicht Heilung, aber eine verbesserte Lebensqualität erreichen, freue ich mich.

Ein kurzer Überblick über die Themen dieser Skizze:
1) Vermittlung einer ökosystemischen Perspektive chronischer Krankheit: Individuelle Adaptation erweitert um das systemische Copingpotential;
2) Vergleich zwischen ressourcen- und defizitorientierten Menschenbildern;
3) psychosoziale Beratung/Therapie im (ökosystemischen) Kontext:
   a) Grundannahmen des Verstehens, illustriert mit dem ABC-X-Modell von Streß und Coping,
   b) Grundannahmen beraterisch/therapeutischen Handelns.

Ökosystemische Perspektive chronischer Krankheit

Mit dem sog. „Systembild des Lebens" als Modell für das Verstehen und die Unterstützung von chronisch kranken Menschen im Kontext ihrer Alltagsbeziehungen und Alltagswelt sage ich kaum Neues. Der Begriff der „ganzheitlichen" Medizin und Psychotherapie ist längst Allgemeingut geworden. Bloß verstehen unterschiedliche Menschen, z. B. Experten und Patienten, den Begriff meist unterschiedlich, vor allem, wenn es an seine Umsetzung auf den Maßstab 1 : 1 im Alltag von Medizin, Familie und Arbeitswelt geht. Ich möchte darum kurz skizzieren, was ich mit einer ökosystemischen Perspektive als Erweiterung des individuellen Umgangs mit einer Krankheit meine.

Die Übertragung von Erkenntnissen aus den ökosystemischen Theorien resultierte im psychotherapeutischen Bereich in einem erweiterten Verständnis von menschlichen Störungen bzw. Erkrankungen. Einerseits wird der Fokus auf die heilende Wirkung kreativer Einflußnahme und Gestaltungsmöglichkeiten des Individuums gelegt, anderseits rückt der systemische Blick die Vernetzung des betroffenen Patienten mit seinem psychosozialen Kontext, z. B. Familie und familienähnliche Systeme, in den Vordergrund. Die Frage nach individueller Adaptation bzw. Umgang mit Krankheit wird also erweitert um den Begriff des systemischen Bewältigungs-Potentials, das eng verbunden ist mit dem Krankheitsverständnis der Betroffenen.

Zum Systembild des Lebens gehört maßgeblich die Frage, in welcher Art Patienten, Angehörige und das Expertensystem eine gemeinsame oder aber divergierende Sicht von Wirklichkeit erzeugen. Es handelt sich dabei um eine subjektive Sichtweise, die weder wertfrei noch rein rational ist (wobei natürlich wissenschaftliche Erkenntnis dazu gehört), sondern abhängig von Erkenntnisprozessen des „Ineinandergreifens" von privaten und theoretischen Konstrukten von Betroffenen und Helfern. Die Frage, ob und wie dabei immer wieder neu ein gemeinsamer Nenner der Problemdefinition und der angestrebten Lösungen unter den Systemmitgliedern gefunden werden kann – die Frage nach dem Konsens also – wird damit zum zentralen Anliegen von Therapie und Beratung. Der „synoptische Blick" auf unterschiedliche Ebenen des Erkennens und Verstehens ist dabei gerade im Umgang mit jenen Krankheiten und Störungen von Bedeutung, deren Ursachen bloß annähernd und nur multifaktoriell beschrieben werden können, wie das z. B. für Polyarthritis zutrifft.

In den letzten Jahren hat sich im Feld des ökosystemischen Erkennens und Handelns Wesentliches verändert. Die einseitige Betonung von Widerstand gegen Auseinandersetzung und Entwicklung bzw. die Suche nach Ursachen im psychosozialen Bereich (quasi als Ersatz für mangelnde spezifische medizinische Erklärungen), mit welcher implizit auch die Frage eigener oder fremder Schuld verbunden ist, wurde von der Frage abgelöst, wie

Menschen mit den Folgen kritischer Lebensereignisse umgehen. Damit wurde eine Brücke möglich zwischen vorbestehenden Streß- und Copingmodellen (z. B. Lazarus u. Folkman 1984) und den systemischen Theorien. Lassen Sie mich vorerst noch einen Blick auf die unterschiedlichen „Menschenbilder" werfen, welche unterschiedlichen Denk- und Handlungsmodellen zugrunde liegen.

Vergleich zwischen ressourcen- und defizitorientierten Menschenbildern

Mit Menschenbild oder geistigem Modell der Welt meine ich eine Art Vogelperspektive, von welcher, aus relativ hoher Abstraktionsebene, Menschen in ihren verschiedenen Lebenswelten betrachtet und Theorien des Erkennens und Handelns entwickelt werden. Ein Menschenbild bezieht sich nicht auf objektive Gesetze über die Natur des Menschen oder einer Krankheit, sondern auf die Frage, wie Menschen und ihre Lebensbedingungen in unseren Köpfen abgebildet werden. Darum der Begriff „Menschenbild". Darum auch der damit verbundene Begriff der Ethik: Die Frage nämlich, welche Perspektiven wir für unsere Theorien wählen und durch welche Linsen wir Menschen in ihrer Situation betrachten, ist eine Frage der persönlichen Entscheidung und Verantwortlichkeit. Eine Entscheidung mit Folgen, wie Abb. 1 über ein defizitorientiertes Menschenbild (A) und ein ressourcenorientiertes Menschenbild (B) zeigt.

Kommentar

Das defizitorientierte Menschenbild (A). Es entspricht dem „Maschinenmodell" des Menschen, also einer Spaltung zwischen Objekt und Subjekt, zwischen dem analysierenden Beobachter und der Beobachtungseinheit. Individuen werden hier als passive Elemente im Kräftespiel innerer und äußerer Ereignisse, als Opfer ihrer Natur oder ihres Milieus, gesehen. Daß diese Sicht Folgen hat für Medizin und Beratung, ergibt sich von selbst: Konzepte der Beeinflussung von außen, der Kontrolle und des Kämpfens, stehen hier im Vordergrund. Jedwelche menschliche Beeinträchtigung mit medizinischen oder psychotherapeutischen Mitteln in den Griff zu bekommen, ist das mehr oder weniger explizite Ziel von Expert/innen, die mit diesem Bild an ihre Patienten oder Klienten herantreten. Damit jedoch nicht Sündenböcke erschaffen werden: Es sind nicht einfach die Allmachtsphantasien der Helfer, sondern mindestens so sehr die Vorstellungen von Patienten und ihren Bezugspersonen, welche dieses Menschenbild unterstützen.

Das ressourcenorientierte Menschenbild (B). Es entspricht der Vorstellung, daß Menschen nicht bloß passive Empfänger von internalen und externalen

Theorie vom *negativen* Menschenbild (A)

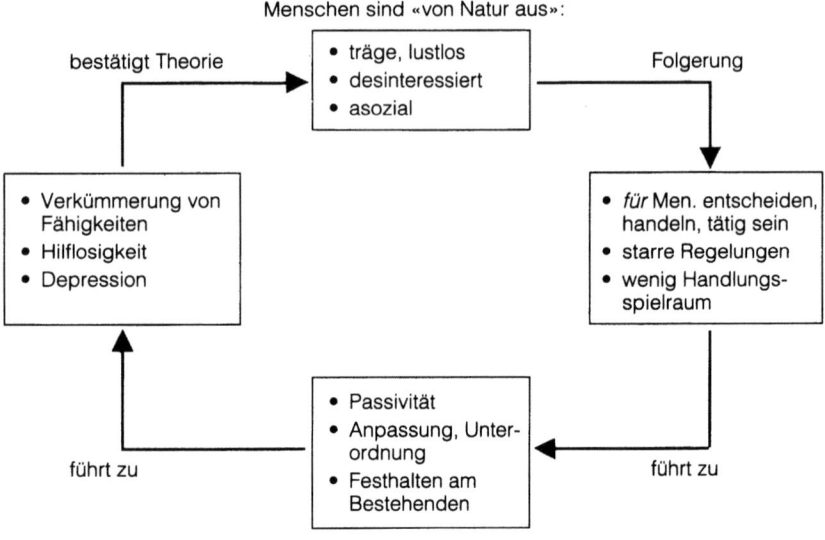

Theorie vom *positiven* Menschenbild (B)

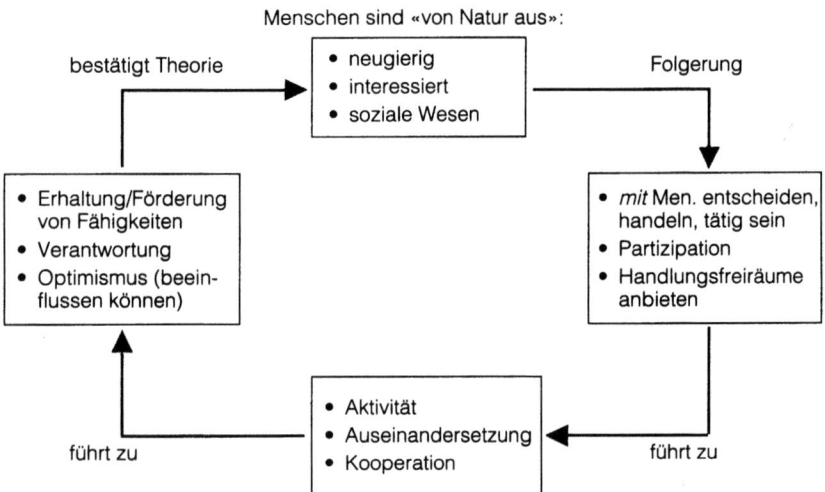

Abb. 1. Schema nach Rudolf Welter. (Aus Kemm u. Welter 1987)

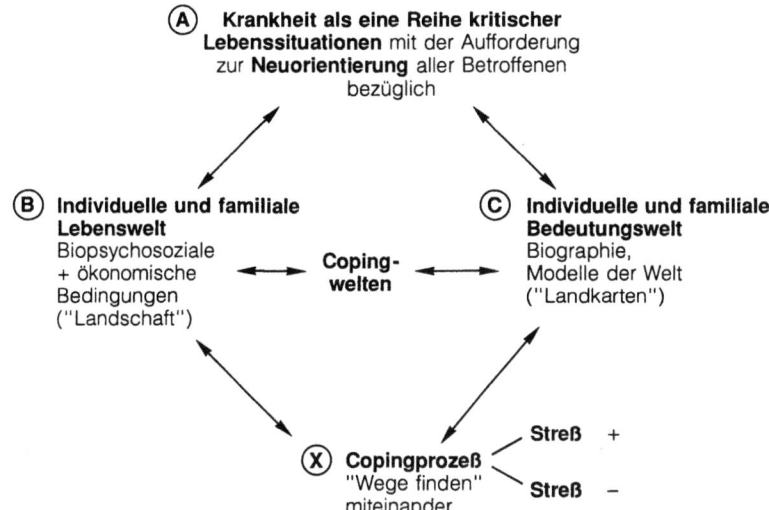

Abb. 2. ABC-X-Modell von Streß und Coping

Reizen sind, sondern „selbst aktivierte" Persönlichkeiten, welche ihre Innen- und Außenwelten beeinflussen und kreativ gestalten wollen. Menschen werden also nicht als Abbilder von Maschinen gesehen, die gesteuert, kontrolliert und repariert werden müssen. Menschen werden aber auch nicht als Helden gesehen, die einsam den Weg der Individuation ziehen, indem sie ihre Welt besiegen. Im Gegenteil: Der Mensch wird hier als Teil einer Welt (Individuum plus Umwelt) vorgestellt, in welcher kein Element Vorrang hat vor dem andern, weil alle voneinander abhängig und miteinander vernetzt sind. Menschen werden – im Gegensatz zu anderen lebenden Organismen – als symbolische Lebewesen gesehen, die über Sprache verfügen und mit dieser Sprache Wirklichkeiten erzeugen. Das heißt: es gibt nicht „die Krankheit" oder „die Störung" an sich, sondern die Art, wie Phänomene *wahrgenommen* und innerhalb von menschlichen Beziehungen *beschrieben* werden, ist entscheidend. Je nachdem, wie diese Beschreibungen geschehen, entstehen daraus Möglichkeiten zur Wahrnehmung von Handlungsfreiräumen und Selbstbestimmung, oder aber Abhängigkeit und Fremdbestimmung werden zementiert.

Wie Menschenbilder und die damit verbundenen positiven oder negativen Prophezeiungen nicht nur im System Patient–Experten, sondern mindestens so sehr im System Patient–Familie den Prozeß der Alltagsbewältigung beeinflussen, zeigt Abb. 2. Sie bezieht sich auf das bereits erwähnte Forschungsprojekt (Welter-Enderlin 1989) und wurde als Grundlage für die Auswertung der erhobenen Informationen entwickelt.

Psychosoziale Beratung/Therapie im ökosystemischen Kontext

Grundannahmen des Verstehens: Das ABC-X-Modell

Diesem Modell, welches in der Streßforschung bezüglich Familien vom amerikanischen Soziologen Reuben Hill in Minnesota schon in den 40er Jahren entwickelt wurde, habe ich als Auswertungsgrundlage für die Daten unserer Untersuchung mit cP-Patienten und ihren Angehörigen die Perspektive der Bedeutungswelt als wesentlichen Aspekt des Copingprozesses zugefügt. Hier eine kurze Erläuterung der einzelnen Perspektiven des ABC-X-Modells:

Kritische Ereignisse: Aufforderung zur Neuorientierung (A)

Kritische Lebensereignisse werden hier als Vorboten nötigen Wandels im Verständnis der eigenen Person und ihrer Lebenswelt gesehen. Es ist nicht der Ausbruch der cP oder der Schub an sich, welcher erträglich oder unerträglich ist, sondern die Art und Weise, wie die Ereignisse eingeschätzt und in Sprache gefaßt werden. Damit will ich nicht etwa behaupten, Krankheit und die damit verbundenen Erfahrungen von z. T. fürchterlichen Schmerzen und Behinderungen seien bloße Erfindungen der Patienten. Das ist die Gefahr einer sog. radikal konstruktivistischen Philosophie, wie sie gewisse neuere Tendenzen der Familientherapie beherrscht. Wie ich es sehe, sind Menschen nicht frei, „irgendeinen" Sinn zu finden in dem, was ihnen geschieht, weil sie eingebunden sind in Geschichte und Geschichten, vorab in Familiengeschichten. Diese ergeben den Rahmen dafür, daß sie sich mit dem, „was die Verhältnisse aus ihnen machen", auseinandersetzen. Das heißt, wenn wir verstehen wollen, warum Betroffene so und nicht anders auf das kritische Ereignis cP reagieren, müssen wir ihre Geschichten und ihre Biographie, in die sie verstrickt sind, kennen. Das bedeutet nicht, daß wir diese als unabänderlich hinnehmen und verfestigen müssen. Es bedeutet im Gegenteil, daß wir als Therapeutinnen bzw. Ärztinnen und Ärzte daran anknüpfen sollten, wenn wir mit den Patienten und, wenn möglich, ihren Angehörigen zusammen neue Sinnstrukturen entwickeln wollen, welche die kreative Auseinandersetzung mit der Krankheit erleichtern.

Individuelle familiale Bedeutungswelt (Biographie/Geschichte, C)

Sinngemäß wende ich mich hier zuerst dem Buchstaben C zu. Es geht um die Frage nach der Bedeutungswelt, also der Frage, wie aus individuellen und familialen Biographien „Landkarten", entstehen, mittels derer Menschen ihren Weg in der neuen „Landschaft" mit einer schweren Krankheit suchen. Jaspers (1958) braucht dafür den Begriff „Wirklichkeit" (im Gegensatz zu „Realität") und stellt mit ihm die Möglichkeit des Menschen, durch Besinnung und Erkennen die realen Dinge der Welt „kundig zu gestalten", ins Zentrum. Es geht also nicht bloß darum zu verstehen, warum Patienten und ihre Angehörigen so und nicht anders auf cP reagieren, sondern in erster Linie um den prospektiven Blick für die Möglichkeiten zur Gestaltung des Lebens mit Krankheit, also um die Ressourcen, welche in den Bedeutungswelten bzw. der Lebensgeschichte schlummern. Wenn Sie einen Moment an ihre eigene Biographie und die darin enthaltenen Mottos zur Krisenbewältigung denken, wissen Sie, wovon ich rede. Lebensmottos sind jedoch nicht an sich konstruktiv oder behindernd, weil sie eingebunden sind in die „Realität" der Lebenswelt von Beziehungen und Erfahrungen, der sie zugehören. So hat in unserer Untersuchung das Motto „jeder ist seines Glückes Schmied" bei einigen der Befragten den Stellenwert des Trostes und des Glaubens an Wahlmöglichkeiten, nämlich dort, wo es mit der entsprechenden Erfahrung von Unterstützung durch die Familie verbunden ist. Anderseits kann das gleiche Motto, wonach jeder seines Glückes Schmied sei, das Gegenteil von Trost und Sinnfindung bedeuten: Dort nämlich, wo es gekoppelt ist mit einem puritanischen Arbeitsethos und einer Lebenseinstellung, bei welcher Liebe mit Leistung verknüpft ist, bewirkt es im Fall einer chronischen Krankheit die Mobilisierung eigener Schuld oder das Suchen nach Sündenböcken.

Daß individuelle und partnerschaftliche Bedeutungswelten bzw. das je individuelle Verständnis von Krankheit auch bei lange andauernden Beziehungen oft weit auseinanderklaffen, zeigte sich in unserer Untersuchung v. a. in bezug auf das Geschlecht der Befragten. Der oft angetroffene „Marathonläufer" unter den cP-Patienten, der trotz Schmerzen verbissen weiterrennt, paßt zu männlichen Biographien. Die schreckliche Demut bzw. die starken Loyalitäten und Bindungen, wie wir sie bei cP-Patientinnen beobachten, ihre Überverantwortlichkeit für andere und Unterverantwortlichkeit für sich selber, passen zu weiblichen Sozialisationserfahrungen in Familie und Arbeitswelt. Sie auf bloße Persönlichkeitsmerkmale zu reduzieren, greift zu kurz und induziert (auch wenn die Zuschreibungen bloß im Kopf der Experten gemacht werden) immer Schuldgefühle bei den Betroffenen.

Die oft gestellte Frage, wie individuelle und familiale Bedeutungswelten erkannt werden, ist nicht einfach zu beantworten. Direkte Fragen an die Betroffenen sind weder harmlos noch neutral; sie teilen immer unsere Annahmen oder Vorurteile mit! So war es beispielsweise für das Forscherteam unseres Projektes eine unvergeßliche Erfahrung zu erleben, *wie* empfindlich die Befragten auf unsere mehr oder weniger subtilen Fragen zu ihrem persönlichen Krankheitsverständnis („was denken Sie, könnte cP Ihnen signalisieren") reagierten. Da wir als Helfer ohne Auftrag dankbar sein mußten, daß die von uns befragten 12 Familien regelmäßig zu Gesprächen zu uns kamen, wagten diese auch, uns Rückmeldung zu geben, sobald sie „die Nachtigall trapsen" hörten: Das heißt: sobald wir mit unsern Fragen das in unserer Kultur dominierende puritanische Schuldethos berührten, wonach

Krankheit die Quittung für nicht voll gelebtes Leben oder nicht richtig funktionierende Familienbeziehungen sein könnte. Dank der Rückmeldungen der Befragten hatten wir die Chance, weitverbreitete und festgefahrene Ideen über die subjektiven Bedeutungsmöglichkeiten von Krankheit zu revidieren. Ganz besonders mußten wir dabei unsere allzu simplen Vorstellungen von Krankheit „als Folge einer lieblosen Kindheit" oder als „Funktion" zur Stabilisierung gefährdeter Ehe- und Familienbeziehungen unter die Lupe nehmen. Das heißt nicht, daß solche Erklärungen falsch oder notwendigerweise schädlich sein müssen, aber es macht einen riesigen Unterschied aus, ob die Betroffenen selber die Verbindung zwischen Biographie und Krankheitsgeschehen herstellen, oder ob sie von Experten dazu aufgefordert werden, „doch endlich mal hinzugucken". Ich möchte später unter dem Aspekt des therapeutisch-beraterischen Handelns auf Möglichkeiten der Gesprächsführung zu diesem Thema eingehen, bei welcher keine „Nachtigallen trapsen", d. h. keine Schuld induziert wird.

Lebenswelt (B)

Was die Realität oder „Landschaft" bzw. die Lebenswelt betrifft, in welcher kritische Ereignisse wie eine chronische Krankheit erlebt werden, kann ich Ihnen kaum Neues sagen. Die biologischen, psychologischen, sozialen und ökonomischen Bedingungen von Patientinnen und Patienten in Familie und Umwelt zu kennen, gehört m. E. zu jeder einigermaßen zuverlässigen Krankheitsgeschichte. Erstaunlich ist jedoch, daß wir bei unserer Untersuchung kaum Krankheitsgeschichten fanden, in welchen Informationen über das kranke Individuum hinaus enthalten waren. Während Berater im psychosozialen Bereich sich oft intensiv mit den psychologischen und sozialen Verhältnissen auseinandersetzen, nicht selten aber den biologisch-technischen Bereich des Krankheitsgeschehens vernachlässigen, scheint es bei jenen, welche die medizinischen Geschichten unserer Patientengruppe schrieben, gerade umgekehrt zu sein!

Lassen Sie mich auf 2 unter vielen Aspekten zum Thema „Lebenswelt" verweisen, die mir wichtig scheinen:

1) Die Qualität von Paar- und Familienbeziehungen im Verlauf des Lebenszyklus mit seinen normativen Übergangskrisen,
2) die Qualität der Familien/Umweltbeziehungen.
1) Jede Paar- und Familienbeziehung ist geprägt von der Notwendigkeit, daß immer wieder neu eine Balance ausgehandelt wird zwischen den beiden Polen von Autonomie (Differenzierung) und Zugehörigkeit (Kohäsion) mit dem Ziel, eine auf Bezogenheit basierende Autonomie jedes Familienmitglieds zu gewährleisten. Durch den Ausbruch und die Folgen einer chronischen Krankheit, besonders in ihren schwierigsten Phasen der Diagnoseunsicherheit und der unvorhersehbaren Verschlechte-

rungen im Verlauf, werden Menschen stärker voneinander abhängig, als dies den Anliegen einer bestimmten Phase im individuellen und familiären Lebenszyklus entspricht. Ich denke an die oft angetroffene Vermischung normativer kritischer Übergänge von Familienmitgliedern (z. B. in der Lebensmitte der Eltern und der Adoleszenz der Kinder) in Verbindung mit dem nichtnormativen Ereignis des Ausbruchs von cP oder deren plötzlicher Verschlechterung. Beziehungsmuster, die schon vorher zur Verstrickung tendierten, verbunden mit den fehlenden Auseinandersetzungen zur Ablösung und Neuorientierung, werden oft durch den Ausbruch von cP starr komplementär. Es entsteht ein Oben und Unten, ein Beziehungsmuster von Helfer und Patient. Paare und Familie organisieren sich um die Krankheit, alles andere wird unwichtig. Das mag zu Zeiten hilfreich sein, doch kann diese Beziehungsform leicht zum Dauerzustand gefrieren, welcher Paare und Familien in einer Art „Dornröschenschlaf" gefangen hält. Ihr Beziehungsmodus ist dann geprägt von Idealen der Harmonie um jeden Preis, des Sich-opferns füreinander, wobei nicht nur die bald einmal ohnmächtigen Helfer, sondern auch der „unheilbare Patient" sich als Opfer fühlen und sich mehr und mehr selber aufgeben. Ein solcher „Dornröschenschlaf" kann zwar eine Zeitlang vor Streßüberflutung bewahren, aber schließlich zum größeren Problem werden als die Krankheit selber. Das tiefenpsychologische Konzept der Abwehrmechanismen bzw. der nicht erfolgten „Trauerarbeit" erklärt diesen Zustand relativ gut. Das damit geforderte Modell der „Durcharbeitung", welche vom Patienten oder von der Patientin individuell geleistet werden müsse, entspricht jedoch nicht einem ökosystemischen Verständnis. Beim letzten werden, im Sinne einer „Feldveränderung", gemeinsame Möglichkeiten für Patient und Angehörige angestrebt, damit sie ohne Schuldgefühle aus dem Dornröschenschloß ausbrechen und je eigene Nährböden kultivieren können. Aus der Distanz dann mag das verlassene „Dornröschenschloß" neu betrachtet und vielleicht offener rekonstruiert oder für immer verlassen werden. In unserer Untersuchung lebten jene Familien am besten mit cP, welche nach einer ursprünglich intensiven Bezogenheit auf die Krankheit diese als Teil, aber nicht als „Organisationsprinzip Nummer 1" in ihr Leben einbauten.

2) Die Qualität der Familien-Umweltbeziehungen hängt unmittelbar mit der Frage zusammen, wie dicht das Gestrüpp um das verwunschene Schloß der betroffenen Familie gezogen wurde. Aus unserer Untersuchung geht hervor, daß durchweg die Beziehungen zur gegenwärtigen Kernfamilie und zur Herkunftsfamilie von größerer Bedeutung waren als zu Freunden oder Nachbarn. Vielleicht ergab sich das aus dem bemerkenswerten Umstand, daß die befragten cP-Kranken aus überdurchschnittlich kinderreichen Familien kamen oder aber, nicht untypisch für moderne Kleinfamilien in städtischen Verhältnissen, auch *vor* Ausbruch der Krankheit wenig außerfamiliäre nahe Beziehungen hatten. Es scheint

darum auch nicht verwunderlich, daß bei Angehörigen der befragten cP-Patienten z. T. schwere psychosomatische Störungen auftraten, die aber häufig von ihnen bagatellisiert wurden. Erst bei unserer Nachuntersuchung 3 Jahre später erzählten einige Angehörige sehr offen von ihrer eigenen Verletzbarkeit, von häufigen Infektionskrankheiten und Spannungserscheinungen wie Migräne, aber auch einer inzwischen erfolgten Selbstöffnung. Wir erfuhren von einigen von ihnen, daß die gemeinsamen Familiengespräche sie ermutigt hätten, ihre Bedürfnisse nach eigener Entwicklung und Ablösung von der zu großen Familienkohäsion wieder ernster zu nehmen. Vor allem in jenen Situationen, in welchen anstehende Prozesse der Differenzierung von der Familie durch den Ausbruch der cP behindert worden waren, wie z. B. bei 3 jüngeren Männern, war nach 3 Jahren eine erfreuliche Öffnung und Vernetzung mit der Welt außerhalb der Familie zu beobachten. Das alles heißt, und damit möchte ich zum Thema des Copingprozesses und der damit verbundenen beraterischen Unterstützung überleiten: Die Einbeziehung von Angehörigen in den medizinischen und psychosozialen Beratungsprozeß kann weit über den Aspekt der Information für die Helfer und der Aufklärung der Bezugspersonen hinaus ermöglichen, daß die Familie oder das Paar behutsam begleitet werden beim Erwachen aus dem „Dornröschenschlaf" und daß aus der diffusen Familien-Ego-Masse unterschiedliche Individuen auftauchen, welche Schritt um Schritt verhandeln lernen, was sie geben und nehmen möchten. „Emancipare" (aus der Hand geben) kann so trotz Krankheit zu neuen Freiräumen für Patient und Angehörige führen.

Copingprozeß und Grundannahmen beraterisch-therapeutischen Handelns (X)
Ein chronisches Krankheitsgeschehen verändert – ich habe es schon angedeutet – sowohl die Beziehungsstrukturen als auch die eigene Stellung innerhalb von Zweier- und Familienbeziehungen und damit die persönliche Identität von Kranken und Angehörigen. Die Paar- und Familiengeschichte, aber auch die jeweilige persönliche Biographie, müssen Seite um Seite neu entworfen und geschrieben werden. Es gilt Abschied zu nehmen von alten Vorstellungen und Gewohnheiten und besonders vom bisherigen Begriff der Alltags- und Lebenszeit. Vieles wird verlangsamt für Patienten und Angehörige, und die effektive Organisation der Zeit wird zu einem primären Anliegen. Der damit verbundene Übergang von der anfänglich rein medizinischen zur psychosozialen Alltagsbewältigung kann am besten erfolgen, wenn auch die Experten aus dem medizinischen Bereich diesen Schritt mitvollziehen und begleiten, selbst dort, wo weder eine psychotherapeutische Vorbildung noch ein psychotherapeutischer Auftrag bestehen, wie dies in den meisten Situationen der Praxis der Fall ist.
Mit dem Konzept des Copingprozesses anstelle von Konzepten psychotherapeutischer Durcharbeitung oder konfliktorientierter Psychotherapie

sowie einem ressourcenorientierten Menschenbild können Mediziner und andere Helfer einen solchen Übergang sinnvoll begleiten. Gespräche, sensibles Fragen und das Erzählenlassen von Ideen zum Thema Krankheitsverständnis (Laientheorien) und Alltagserfahrungen strukturieren ja schon das Geschehen an sich. Sorgfältiges Hören auf die Sprache, in welcher die Krankheit und der Alltag beschrieben werden, und ebenso sorgfältiges Nachfragen nach den Ressourcen in individuellen und familiären Biographien, nach früheren Erfahrungen mit kritischen Ereignissen und ihrer Bewältigung, sind an sich hilfreich. Sensible, am Einzelfall orientierte Fragen sind immer auch Interventionen, die zum Nachdenken und zu Entscheidungen anregen können!

Noch ein Wort zur Qualität des Copingprozesses: Der Prozeß der Krankheitsbewältigung und Auseinandersetzung ist nie an sich gut oder schlecht, sondern kann nur bezüglich seiner Wirksamkeit eingeschätzt werden. Diese Wirksamkeit wiederum, d.h. die Frage, ob Streß zu- oder abnimmt, kennen die Patienten und ihre Angehörigen am besten, und es lohnt sich die Mühe, sie danach zu fragen.

Dabei mag es sinnvoll sein, auf 2 unterschiedliche Arten des Copingprozesses hinzuweisen, deren Verständnis einiges beiträgt zu einem akzeptierenden Umgang mit Betroffenen und ihren Familien:

1) die *konkrete* Art des Copingprozesses, welche identisch ist mit Julian Rotters Vorstellung von der „internalen Kontrollüberzeugung" (Rotter 1966),
2) die *symbolische* Art des Copingprozesses, identisch mit Rotters Vorstellung von der „externalen Kontrollüberzeugung".

Beide Denk- und Verhaltensformen stehen in einem komplementären Verhältnis zueinander. Sowohl die symbolische Art des Krankheitsverständnisses und des Copingprozesses, welche auf den Glauben an eine höhere Macht, auf den Ausdruck von Emotionen und die Frage nach dem Sinn der Krankheit bezogen ist, als auch die konkrete, problemlösungsorientierte Art, können Streß vermindern helfen, solange sie von Bezugspersonen und Experten akzeptiert und unterstützt werden. Kämpfen und Loslassen, beides hat seine Zeit und seine Bedeutung. Und in den meisten Biographien schlummern Vorstellungen und intuitives Wissen darüber, wann wofür die richtige Zeit sei. Es scheint, daß die von der Krankheit Betroffenen oft gerne über Sinn und Emotionen mit ihren Angehörigen reden würden, während diese sich wohler fühlen auf der konkreten Handlungsebene. Da ⅔ der Betroffenen weiblichen Geschlechts sind, mag diese Beobachtung verknüpft sein mit weiblicher Sozialisation. Es gab in unserer Untersuchung aber auch einige Männer, welche die symbolische Art des Copingprozesses vorgezogen hätten, sich aber – v. a. gegenüber Experten – manchmal dazu nicht trauten, wie sie später erzählten.

Interessant war übrigens, wie diese beiden Copingorientierungen sich im Beobachterteam unserer Untersuchung spiegelten. Es scheint, daß die Sozialisation von Medizinern sie dazu bewegt, eher auf die Seite der konkreten Problemlösungsorientierung zu gehen und sich mit dem symbolischen Aspekt hilflos zu fühlen, während psychotherapeutisch ausgebildete Menschen die eigentlich „richtige" Bewältigung vorwiegend im Ausdruck von Emotionen und der sog. Trauerarbeit sehen und dazu neigen, die konkreten, alltäglichen Problemlösungen zu vernachlässigen. Diese Kontroverse zwischen konkret orientierten, naturwissenschaftlich überzeugten Medizinern und den psychologisch orientierten Beraterinnen und Beratern, wie sie sich oft in Teams zeigt, müßte nicht sein, wenn

- Mediziner verstehen, daß Patienten und Angehörige (neben allem erworbenen Wissen über cP) ihr privates, *nicht* wissenschaftliches Erklärungsmodell haben, welches ihr Copingverhalten leitet, und
- Psychotherapeuten verstehen, daß psychologisierende Fragen oft mit der Zuweisung von Schuld verbunden sind und ersetzt werden sollten durch Neugier und Offenheit für die individuellen, einzigarten Erklärungen und Copingprozesse von Individuen und Familien.

Lassen Sie mich zum Schluß einige Ideen zu einer beraterisch-therapeutischen Grundhaltung skizzieren, welche nach meiner Erfahrung streßreduzierend wirken.

1) „Den Heilern das Heilen austreiben" heißt im Umgang mit chronisch Kranken und ihren Familien: die in Medizin und Psychotherapieformen versteckten Allmachtsphantasien als Gefahr zu erkennen, mittels eines defizitorientierten Menschenbildes alles „im Griff" haben zu wollen. Kontrolle über die Krankheit und über den Patienten samt seiner Familie haben zu wollen, kann einen Bewältigungsoptimismus erzeugen, der mehr den Experten als den Betroffenen dient.
2) Damit verbunden ist der Glaube an die fraglose Psychotherapiebedürftigkeit von chronisch Kranken und ihren Angehörigen, den wir am häufigsten dann sehen, wenn diese z.B. mit Jammern, Schimpfen oder gar Noncompliance auf medizinische Vorgehensweisen reagieren. Wenn Experten auch solche Verhaltensweisen als versuchte Copingprozesse statt unbedingt als neurotische Strategien verstehen können, müßten Betroffene weniger Angst haben, als Problemfall zum psychiatrischen Experten geschickt zu werden.
3) Die Angehörigen in den medizinischen und psychosozialen Beratungsprozeß miteinzubeziehen kann an sich schon „therapeutisch" wirken, wie ich erwähnt habe. Natürlich kann eine Familie oder Ehe durch eine cP-Erkrankung so belastet werden, daß eine Einzel-, Paar- oder Familientherapie indiziert ist. Die Regel ist das nach unserer Erfahrung aber nicht, entgegen unserer ursprünglichen Annahme. Sogenannte aufdek-

kende und konfrontierende Gespräche sind selten angezeigt und bewirken meist mehr Streß. Das heißt, die Indikationsstellung zur Therapie ist wesentlich die Sache der Betroffenen. Angebote zum therapeutischen Gespräch nicht zu ergreifen kann für sie sogar positiv sein.

4) Wichtig wäre, Modelle der Begleitung und Beratung zu entwickeln, die nicht an Akutkrankheiten orientiert sind, sondern für die spezifische Situation spezifischer Kranker und Familien maßgeschneidert werden. Das bedingt oft therapeutische Knochenarbeit anstelle brillanter Interventionen sowie einen langen Atem und die Bereitschaft, mit den Klienten in einen Lernprozeß einzusteigen, um den Weg ins unbekannte Land suchen zu helfen.

5) Daß zu dieser alltäglichen Knochenarbeit auch eine hohe Kooperationsbereitschaft im Umgang mit vielen Menschen (Laien und Experten), die an unterschiedlichen Systemen teilnehmen, gehört, versteht sich von selbst.

6) Und zum Schluß noch einmal: Unsere Sensibilität und Neugier für die immer wieder einmalige Lebens- und Bedeutungswelt der Betroffenen anstelle vorgefaßter therapeutischer Vorstellungen sowie der Fokus auf verbesserte Lebensqualität statt auf Überlistung der Krankheit, können diese Arbeit kreativ und spannend machen.

Literatur

Hill R (1949) Families under stress. Greenwood Press, Westport
Jaspers K (1958, 1986) Der Arzt im technischen Zeitalter. Piper, München
Kemm R, Welter R (1987) Coping mit kritischen Ereignissen im Leben Körperbehinderter. Edition Schindele, Heidelberg
Rotter JB (1966) Generalized expectancies for internal versus external control of reinforcement. Psychol Monogr 690 (whole)
Welter-Enderlin R (1989) Krankheitsverständnis und Alltagsbewältigung in Familien mit chronischer Polyarthritis. Psychologie Verlags Union, Weinheim

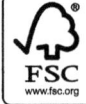

MIX
Papier aus verantwortungsvollen Quellen
Paper from responsible sources
FSC® C105338

If you have any concerns about our products,
you can contact us on
ProductSafety@springernature.com

In case Publisher is established outside the EU,
the EU authorized representative is:
**Springer Nature Customer Service Center GmbH
Europaplatz 3, 69115 Heidelberg, Germany**

Printed by Libri Plureos GmbH
in Hamburg, Germany